The theory & practice of Meridian

최신경락학

김광옥 · 김윤정 · 김 훈 · 김희진 · 양현옥 · 이승자
장예선 · 장정현 · 정은영 · 채순님 · 최은영 공 저

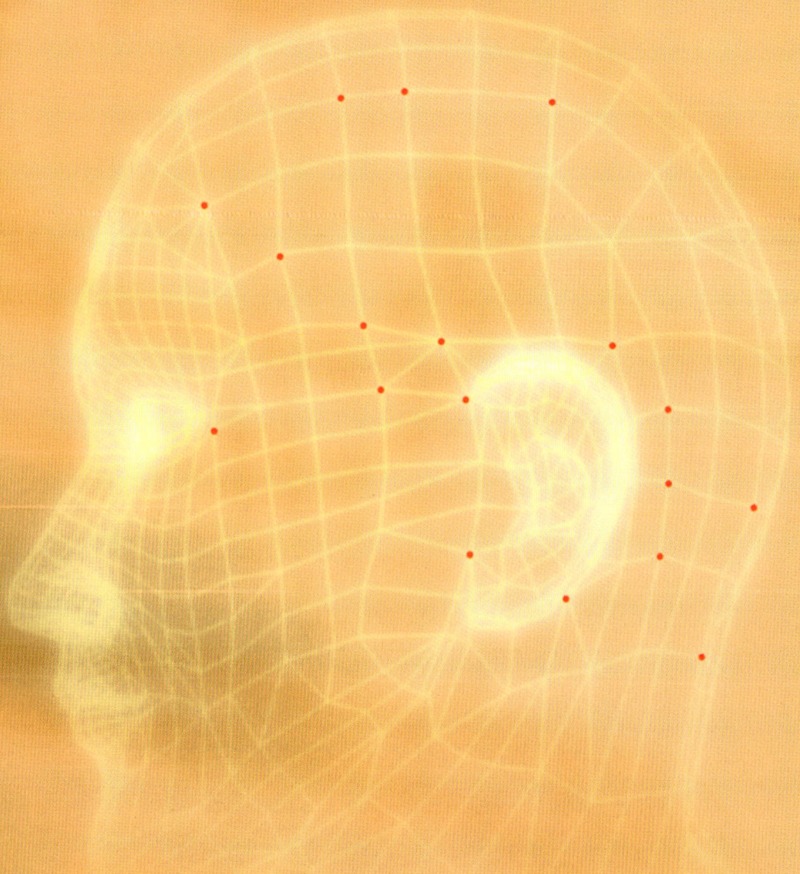

청구문화사

머리말

모든 사람들의 소망은 일생동안 아프지 않고 젊고 건강하게 사는 것일 겁니다. 다행히도 눈부신 의학의 발전과 식생활의 개선으로 질병관리와 영양공급이 원활해지면서 인류의 소망은 점차 현실화되어가고 있는 추세에 있습니다. 뿐만 아니라 질병에 걸리지 않는 것은 물론 최상의 컨디션으로 활력이 넘치는 생활을 유지하기 위한 여러 가지 대체의학과 요법들의 적절한 적용도 요구되고 있는 실정입니다. 이러한 차원에서 최근 들어 높아지고 있는 경락(經絡)에 관한 일반인들의 관심과 애정은 관련분야 전공자와 산업체 종사자들로 하여금 긍지를 갖게 하는 반면 책임감 또한 더 한층 느끼게 하고 있습니다.

인체는 지수화풍(地水火風)의 기(氣)로 형성된 일종의 작은 우주로써 음양오행(陰陽五行)의 원리에 의해 생명현상을 유지해 나가고 있습니다. 경락(經絡)은 생명현상의 기본이 되는 혈액순환을 이루는 심혈관계과 마찬가지로 인체의 세로를 관통하며 비교적 깊이 분포되어 있는 경맥(經脈)과 경맥에서 분지(分枝)하여 피부에 가깝게 분포되어 있는 경락맥(經絡脈)을 연결하여 기혈순환(氣血循環)을 이루는 생체반응계로서 내부로는 오장육부와 연결되고 외부로는 피부와 연관되는 통로를 말합니다.

그리고 인체내부 장기의 생리 또는 병리변화에 대하여 일정한 반응을 일으키며 침술, 뜸, 안마, 지압, 마사지 등의 각종 자극을 받아들여 체내의 기능을 조정하는 부위를 경혈(經穴) 또는 혈위(穴位), 혈도(穴道), 기혈(氣穴)이라고 합니다. 따라서 경락학은 경맥과 락맥의 순환을 원활하게 유지시켜주기 위한 경혈에 각종 자극을 가하여 일상생활의 피로와 스트레스를 풀고 원기를 회복하여 젊고 건강한 생활을 유지하도록 해주는 학문으로 경락마사지는 대체의학에 있어서 매우 중요한 방법 중의 하나라고 할 수 있습니다.

방대하고 난해한 경락학의 기본 원리를 이해하고 실제적인 적용에 많은 어려움이 있어 체계적이고 이론적인 접근이 용이하지 못하였습니다만 저자들의 강의경력과 임상경력을 총망라하여 보았습니다.

이 작은 책자로 인해 정확한 지식을 기초로 한 다양하면서도 원칙적인 경락건강관리방법을 터득하여 건강하고 아름다운 생활을 유지하길 바라며 앞으로도 지속적으로 이 분야의 연구를 통하여 관련 산업이 더욱 발전하기를 기대해 봅니다.

저자들이 한 마음으로 열심을 다하여 개정한 내용입니다만 아직도 두렵고 부족한 마음이 가시지 않습니다. 미흡하고 부족한 부분들은 앞으로 변함없이 공부하고 연구하여 수정·보완해 나가도록 하겠습니다. 여러분들의 각별하신 관심과 사랑을 기대해봅니다.

끝으로 출판을 맡아 수고하신 청구문화사 이상태 사장님과 임직원 여러분들께 감사의 마음을 전합니다.

저자일동

초판 머리말

안정되고 확실한 미래가 있는 피부미용에 대한 관심이 높아지면서, 학술적인 연구 분야에 있어서도 매우 활기를 띠고 있습니다. 이제 더 이상 '대강~' 또는 '아마~'라는 방법으로 피부미용 전공자들에게 접근하는 교육 지침서는 없을 것입니다.

저자들 역시 높아져 가는 피부관리 전공자들의 욕구에 한 걸음 가깝게 가는 마음과 열정으로 원고 정리를 시작하였습니다. 처음 시작한 마음 그대로 완성된 내용을 소개합니다.

과정마다 힘들었지만, 원칙을 중심으로 풀어서 이해하기 쉬운 미용경락 저서를 출간하기를 소망한 저자들의 합심된 마음이, 모든 것을 이겨낼 수 있는 끈기와 열정을 발휘하도록 하였습니다.

가슴 설레는 떨림과 조심스러움이 있습니다. 마무리가 된 지금도 미흡함에 겸연쩍은 마음은 여전합니다. 각별하신 애정과 성원을 바라며, 본 경락 저서가 많은 피부미용 전공자들에게 쉽고도 확실한 지침서가 되기를 소망해 봅니다.

끝으로 출간되기까지 물심양면으로 많은 도움을 아끼지 않으신 청구문화사 이상태 사장님과 편집실 디자이너들께 진심으로 감사를 드립니다.

2002년 여름 끝자락에서

저자 일동

CONTENTS

V. 경락과 경혈 / 119

VI. 12경맥 / 149

I

한방미용의 기본원리

제1장 한방미용의 기본원리

1. 한방미용의 특징

1) 한방미용의 개념

과학문명의 급속한 발전과 생활수준의 향상은 미용에 대한 개념을 건강학적인 차원으로 변화시켰다. 즉, 최적의 건강상태를 향한 움직임으로 생활방식 또는 삶의 양식의 변화라는 속성을 가진 건강증진학적인 범주로 발전하면서 미용의 개념은 단순하게 외적인 미를 꾸미는 개념에서 건강한 삶과 외적인 아름다움을 함께 성취할 수 있는 개념으로 변화되고 있다.

이러한 추세에 따라 한방미용은 우리 고유 한의학의 기본원리를 피부미용에 접목하여 발전시킨 분야로서 그 응용분야는 경락마사지, 발관리, 손관리, 스포츠 마사지, 한방재료를 이용한 피부관리, 두피관리, 비만관리, 대체요법 등 여러 분야에 영향을 미치고 있다.

2) 한방의 건강개념

한방의 건강개념은 흔히 서양의학에서 판단하는 질병의 개념과 비교하여 설명할 수 있다. 서양의학에서 질병을 판단하는 근거로 삼는 '객관적 증거'는 두 가지로 분류되는데 하나는 몸의 장기나 조직이 형태상으로 보통과 다르다고 판단하는 '형태학적 이상'으로 어떤 사람에게 암이라는 판정을 내리려면, 환자의 신체조직 일부를 떼내어 현미경으로 관찰했을 때 보통과 다르다는 소견이 나와야 한다. 또 하나의 객관적 증거는 장기나 조직이 움직이는 방식이 보통과 다르다

* : 부록용어 설명 참조

고 판단하는 '기능적 이상'으로 고혈압증이나 저혈압증은 심장이나 혈관의 움직임이 보통과 다르다고 판단하는 것이다.

이에 반해 한방에서 말하는 건강상태란 '각 장부간의 기능이 완전한 평형 상태를 이루고, 사람과 환경 사이에서도 완전한 평형 상태를 유지할 때'를 의미한다. 평형상태란 우리 몸 속 모든 장기의 '음적인 기능'과 '양적인 기능'이 시소처럼 평형을 이루는 상태를 말한다. 또한 한방에서 건강 상태와 질병 상태를 구분하는 근거는 환자 자신이 느끼는 자각 증세를 중요시한다. 한방은 어떤 병을 일으키는 원인 물질이 몸에 들어왔을 때 살아 있는 몸이 느끼는 '반응'을 중요시하기 때문이다. 이 반응은 병의 원인이 같다해도 각 개인마다 조금씩 다르게 나타난다.

2. 한방미용의 기본원리

1) 한의학의 특징

한의학이란 한국에서 고대부터 발달하여 내려온 의학이 중국, 일본 등 한자문화권 지역의 의약과 교류되면서 연구, 전승, 발전되어온 의학이라 할 수 있다. 서양의학에 대응하여 '동양의학'이라고도 한다.

한의학은 동양철학적인 방법에 근거를 두고 종합적인 생명현상의 동적(動的)인 관찰에 치중함으로써 내적 생명력을 근본적으로 배양하고 건강을 증진하는 데 특징이 있다. 이에 반하여 서양의학은 자연과학에 기 를 두어 분석적이며, 세포조직을 통한 정적(靜的)인 관찰에 치중하여 생명을 위협하는 외래적인 침해요소를 방어하고 제거하는 데 특징이 있다. 한의학의 특징을 서양의학과 비교하면 다음과 같다.

① 한의학은 종합치료의학이다.

질병을 국소적으로만 치료, 처치하지 않고, 생체(生體) 전체 내에 어떤 이상, 변화가 일어나 그와 같은 질병이 생겼는가를 밝혀 전신적, 생리적 이상, 변조를 조정해 줌으로써 질병이 낫게 하는 방법을 취한다. 예를 들어 '축농증'이라는 병을 볼 때 서양의학의 경우 이 병은 *부비강(副鼻腔)에 화농균이 번식해서 농즙이 생기는 데 있다고 해서 그 부분을 수술하는 국소적인 치료방법을 선택한다. 반면 한의학의 경우 그 원인을 코에서 찾지 않고 전체적으로 체질과 여러 가지 생리적인 변화를 관찰하고 종합하여 그 사람에게 축농증이 발생한 원인부터 규명하며 치료방법도 병난 곳에 직접 인공적인 처치를 하는 것이 아니라 전체적이고 자연적으로 생리적 변화를 조정하여 코의 질병 현상을 없애서 저항력을 감퇴시키는 종합적인 치료방법을 선택한다.

② 한의학은 자연치료의술이다.

한의학은 자연 치유력을 유도하고 조장하여 생체가 자체의 힘으로 질병을 제거하도록 하는 것을 목적으로 하며 반면 서양의학은 인공적으로 비상수단을 써서 질병을 제거한다.

③ 한의학은 현상(現象)의학이다.

한의학은 몸 속을 직접 보기보다는 그것이 외부로 나타나는 여러 현상들이 어떤 상관관계를 가지고 있는가를 종합적으로 파악하는 현상의학으로서 외부의 현상을 보고 내부의 상태를 파악한다. 즉, 겉을 보고 속을 유추하여 알아내는 방법을 쓰기 때문에 겉에 나타나는 증세들을 종합적으로 면밀하고 자세하게 분석한다. 그렇기 때문에 피부는 '오장육부의 거울'이라 할 수 있으며 외부의 자극을 받아들이는 관문인 동시에 몸과 마음의 상태를 그대로 보여주는 중요한 부위로서, 건강의 처음이자 마지막이라 할 수 있다. 반면 서양의학은 조직의학, 해부학을 토대로 질병의 원인을 생체조직 내의 이상으로 간주한다.

④ 한의학은 치본(治本)의학이다.

한의학은 근본을 다스리는 의학이며 서양의학은 두드러진 곳을 다스리는 치표(治表)의학이다. 근본치료에는 동양의학이 능하고 응급처치에는 서양의학이 능하다.

⑤ 한의학은 양생(養生)의술이다.

한의학은 내적인 생명력을 기르고 생리적인 조절을 균형있게 하여 질병에 대한 저항력을 강화하는 의술이며 서양의학은 살균, 소독, 혈청주사 등에 의해 밖으로부터 침범하는 병균들을 인공적으로 방지하는 방어(防禦) 의술이다.

⑥ 한의학은 응변(應辯)주의적이다.

한의학은 그때그때의 형편에 따라 알맞게 일을 처리해 나가는 임기응변적인 치료방법을 선택한다. 반면 서양의학은 병리학이라는 독립된 부문을 정하여 질병을 관찰할 때 항상 어떤 보편타당한 병리적 법칙의 틀 안에 집어넣으려고 하며, 치료에 있어서도 보편타당한 방법을 택하는 획일(劃一)주의적인 의학이다.

표 1-1. **한의학과 서양의학**

한의학	서양의학
종합적	분석적
내과적	외과적
임상적	기초적
내인(內因) 중시	외인(外因) 중시
체질 중시	질병중시
자각(주관적)증세 중시	타각(객관적)증세 중시

2) 음양오행설

음양오행설(陰陽五行說)은 한의학의 중요한 기초이론이다. 한의학의 자연관과 인체의 생리, 병리에 대한 원리, 진단, 치료, 약물 등에 대한 이론은 모두가 음양오행으로 설명된다.

겉으로 나타나는 증세를 분석하는 한의학의 이론은 음양론과 오행론이 뼈대를 이루고 있는데, 이 두 가지 이론은 옛날 사람들이 매우 오랜 시간 동안 자연을 관찰하고 그 관찰결과를 사람의 몸에 직접 시험해 보면서 정리해 낸 철학 이론이라 할 수 있다. 한의학을 철학적이라고 하는 것은 바로 이러한 배경에서 나온 것인데, 이 이론은 자연에 대한 관찰을 기초로 하는 것이기에 특히 '자연철학'이라고 한다.

(1) 음양론(陰陽論)

어떤 사물에 대한 인식체계로서, 모든 본질은 하나이나 양면(兩面)으로 관찰하여 상대적인 특징을 지니는 것을 표현하는 이원론적(二元論的) 기호라고 할 수 있다. 음양론에서는 모든 사물의 속성을 음(陰)과 양(陽) 두 가지로 분류한다.

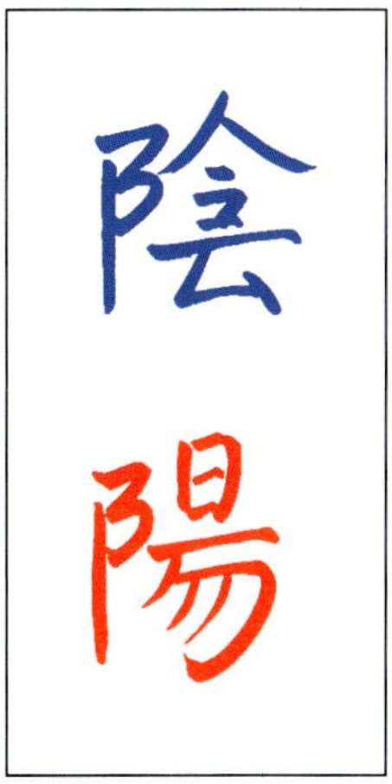

음양은 한자로 각각 언덕에 생기는 그림자 부분과 햇빛이 비치는 부분을 의미한다. 언덕은 존재(existence)를 나타내고 음양이 영원히 변화하고 상호 작용하는 근거이다.

그림 1-1. **음양**(陰陽)

사람이든 동물이든, 무생물이든 생물이든 상관없이 모든 사물을 음과 양으로 나누는 것이다. 양(陽)은 원래 햇볕이라는 뜻이고, 음(陰)은 그늘이라는 뜻이다. 음양론에서 말하는 햇볕과 그늘은 햇볕 자체나 그늘 자체만을 말하는 것이 아니라, '햇볕과 그늘의 관계'처럼 서로 대조적인 모든 사물을 대표한다고 할 수 있다. 세상의 모든 사물은 서로 대립적인 측면을 가지고 있다. 같은 사람이라고 해도 남자와 여자가 있고, 같은 하루일지라도 낮과 밤이 있고, 음푹 패인 곳이 있는가하면 위로 올라온 곳이 있다. 이처럼 사물을 두 가지로 구분할 때 한 가지는 활동적인 반면, 다른 한 가지는 조용하고 정적인 특성을 가지고 있다. 그 동적인 것을 양(陽)이라 하고, 반대되는 정적인 것을 음(陰)이라 한다.

표 1-2. **음양대조표**

음(陰)	양(陽)
땅[地]	하늘[天]
여자[女]	남자[男]
밤[夜]	낮[晝]
추위[寒]	더위[暑]
장[臟]	부[腑]
어두움[暗]	밝음[明]
내부[內]	외부[外]
아래[下]	위[上]
물[水]	불[火]

→

음(陰)	양(陽)
장	부
간[肝]	담[膽]
심[心]	소장[盖]
비[脾]	위[胃]
폐[肺]	대장[大腸]
신[腎]	방광[膀胱]
심포[心包]	삼초[三焦]

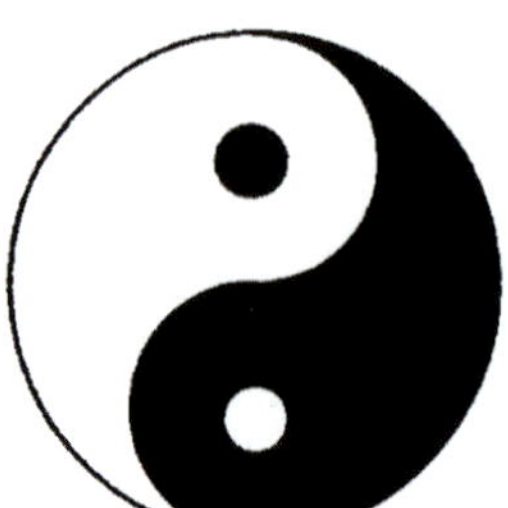

두 가지 상반된 기운의 의존관계와 상호작용을 의미한다. 음은 어두운 부분으로, 양은 밝은 부분으로 묘사된다. 음과 양을 구분하는 곡선은 두 기운이 서로 변하는 것을 나타내며 작은 원은 음과 양이 각각 다른 기운들을 포함하고 있다는 것을 의미한다.

그림 1-2. **음양(陰陽)을 상징하는 태극도**

(가) 음양의 속성

밝고 따뜻하게 느껴지는 양(陽)은 올라가고 외부지향적이며 동적인 상태로 인식하고, 어둡고 춥게 느껴지는 음(陰)은 내려가고 내부지향적이며 정적인 상태로 인식한다. 이렇게 인식된 음양의 속성이 어우러져 하나의 본질을 이루고, 우주를 구성하며, 인체를 형성하고 있다고 보는 것이 한의학의 관점이다. 따라서 한의학에서는 인체의 음양이 상대적인 평형을 유지해야 정상적인 생리상태가 유지될 수 있다고 본다. 양적 경향이나 음적 경향이 지나치게 많아지거나 부족하면 병이 생기게 된다. 음양의 조화를 살펴 부족한 쪽을 보(補)해주고, 과한 쪽을 사(瀉)해 음양의 균형을 되찾도록 하는 것이 한의학의 주요한 원리이다.

(나) 음양론(陰陽論)의 법칙

① 음양의 상대성

음과 양은 서로 대립적이면서도 상대적이라는 속성을 가지고 있다. 즉, 언덕의 음지와 양지처럼 현상계에 음이 존재하면 곧 양이 상대적으로 존재한다. 그와 동시에 그 속성 가운데 좀 더 음적인 속성을 가진 것이 어느 것이고, 좀 더 양적인 속성을 가진 것이 어느 것이냐를 구분하게 된다. 이러한 법칙을 '음양의 상대성'이라 한다.

예를 들면 여자와 여자는 서로 상대적이고 대립되는 존재이다. 그러나 남자와 여자는 서로 상대가 존재하지 않는다면 아무런 의미가 없다. 남자와 여자는 모든 측면에서 서로의 존재를 필요로 하며, 그것이 결국은 상대를 발생시키고 조장하는 것이다. 말하자면 남자는 여자가 있음으로써 더욱 자신의 존재가 강화되고, 여자는 남자가 있음으로써 자신의 존재가 강화되는 것이다.

② 음양의 일원성

음지와 양지로 나누어지는 것과 관계없이 음양이 실현되는 장(場)인 언덕은 하나이며 그 하나가 바로 태극(太極)이며 음양은 하나 속에 들어 있는 둘이라고 할 수 있다. 이와 같이 자연현상은 기본적으로 항상 서로 대립되는 측면이 균형을 유지하고 있으며, 그 균형이 깨졌을 때 자연 스스로 균형을 회복하기 위해 노력한다. 이러한 법칙을 개념적으로 '음양의 일원성'이라 한다. 이 법칙은 한의학에서 병의 원리나 치료의 원리를 세우는 데 많이 응용된다. 예를 들면 딱딱함과 부드러움은 서로 반대되는 성질로서 하나의 개체 속에 공존하고 있다. 이열치열(以熱治熱)의 원리는 바로 음양의 일원성에서 기인한 것으로 여름이 되어 날씨가 더워지면 몸의 표면은 뜨거워지나, 몸의 이면은 차가워진다. 그렇기 때문에 여름에는 삼계탕과 같은 뜨거운 음식을 반대로 겨울에는 냉면이나 동치미와 같은 차가운 음식을 먹는다. 여기서 말하는 뜨겁다, 차다는 뜻은 실제온도를 말하는 것이 아니고 한의학적인 한열(寒熱)의 개념이다.

③ 음양의 역동성

빛이 언덕을 비춤으로 음지와 양지가 생기는데 그 음지와 양지는 시간의 흐름에 따라 늘어나기도 하고 줄어들기도 하는 변화가 생기게 된다. 태극도 이면에 시간의 흐름을 뜻하는 곡선이 있는 것으로 보아 음양은 항상 변화가 일어나고 또 살아 있다는 것을 알 수 있다. 즉, 음과 양은 고정적인 것이 아니라 변화하는 것이다. 이를 '음양의 역동성'이라 한다.

(2) 오행론(五行論)

오행론은 자연과 사물의 근본적 속성을 다섯 가지로 분류하고, 그 다섯 가지[五]의 관계와 변화[行]에 대한 이론을 체계화한 것이다. 다섯 가지란 우주 만물

▷▶ **황제내경**

한의학에서 현존하는 가장 오래된 고전으로서 '소문'과 '영추' 각각 81편씩 162편으로 되어 있으며, 전한시대(기원전 202년~기원후 9년)에 걸쳐 저술된 것으로 알려져 있다. 저자는 불분명하지만, 전설적 인물인 황제(皇帝)가 6명의 명의들과 의학에 대해 토론한 내용을 싣고 있다. 음양오행을 바탕으로 사람과 자연은 서로 영향을 주고받으며, 끊임없이 운동·변화를 거치고, 오장육부와 경락을 통한 기혈의 순행으로 생명 활동을 유지해 나간다는 한의학의 기본 이론이 담겨 있다. 나아가 질병에 대한 설명, 진단방법, 치료원칙, 양생, 해부, 생리, 경락, 침구치료 등에 이르기까지 다양한 내용을 담고 있다.

표 1-3. **장부채색표(臟腑色體表)**

오 행	목(木)	화(火)	토(土)	금(金)	수(水)
장(臟)	간(肝)	심(心)	비(脾)	폐(肺)	신(腎)
부(臟)	담(膽)	소장(小腸)	위(胃)	대장(大腸)	방광(膀胱)
계 절	봄	여름	장마	가을	겨울
색 깔	청록	적색	황색	백색	흑색
발전과정	발생	성장	변화	수렴	저장
방 위	동(東)	남(南)	중(中)	서(西)	북(北)
기 후	바람	더위	습기	건조	추위
맛	신맛	쓴맛	단맛	매운맛	짠맛
주 관	근(筋)	맥(脈)	육(肉)	피모(皮毛)	뼈(骨)
상 태	눈	혀	입	코	귀
증 상	손톱	얼굴	입술	솜털	머리카락
감 정	분노(怒)	기쁨(喜)	생각(思)	비애(悲)	공포(恐)

을 형성하는 원기 즉 목(木), 화(火), 토(土), 금(金), 수(水)를 말하는 것이며, 더 나아가 우주만물이 생성 소멸하여 끊임없이 순환하는 과정을 의미하는 다섯가지 단계를 말한다. 행(行)은 고정되지 않고 변화한다는 뜻을 포함한다. 오행론은 다섯 가지 물질 자체만을 뜻하는 것이 아니라, 다섯 가지 기본 사물이 가지고 있는 여러 현상들을 종합적으로 파악하는 것이다.

오행론은 고대인들이 자연을 오랫동안 관찰하고 그 경험을 귀납하여 세운 일종의 자연 철학적 세계관이다. 음양론이 사물을 두 가지 종류로 분류하고 그 두 사물의 상대적 관계를 논한 것인데 비해, 오행론은 다섯 가지 사물의 종류가 연쇄적으로 어떤 관계에 있는가를 논하고 그 순환적인 변화에 대하여 논한 것이다.

한의학의 가장 오래된 고전인 『황제내경』은 전한시대(기원전 202년~기원후 9년)에 걸쳐 저술된 것으로 보이는데, 이 책에서는 음양오행론을 사람의 몸과 병의 원리를 설명하는 이론의 틀로서 응용하고 있다.

(가) 오행(五行)의 기본 속성

① 목(木)

목(木)은 봄에 풀이나 나무의 새싹이 굳은 땅을 뚫고 나오는 형상을 가리킨다. 목기(木氣)는 상승하는 기운이 주(主)가 된다. 겨울동안 얼어붙었던 땅이나 초목에서 새로운 생명을 탄생시키는 것은 목기의 힘이며, 그것은 강한 상승력을 갖는다.

목은 봄에 해당하며, 녹색이 바로 목기를 가진 색이다. 목은 양기가 시작하는 처음 단계이다. 겨울의 얼어붙었던 시기는 음기의 극치로서 그러한 음기 속에서 양기가 서서히 올라오는 시기가 바로 목의 상태이다.

② 화(火)

화(火)의 형상은 활활 타오르는 불을 나타낸다. 이는 양기(陽氣)가 극성한 상태로서 목기가 발전하여 나타나는 현상이다. 자연현상으로 보면 봄에 싹이 난 잎이 여름이 되어 무성하고 화려하게 그 위용을 자랑하고 있는 상태를 말한다. 화기(火氣)는 붉은 색을 나타낸다. 화려하고 무성한 초목들이나 활활 타오르는 불꽃이나 모두 어떤 기운이 최고조에 달해 극치의 상태를 이루고 있는 모습이며, 그 상태는 바로 붉은 색의 흥분된 형상과 비슷하다.

③ 토(土)

토(土)는 흙의 후덕하고 묵묵한 형상을 가리킨다. 흙은 초목이 나고 자라는 원천으로서 묵묵하면서도 중후한 모습을 보인다. 그러한 흙의 모습은 중재자의 형상을 나타낸다. 중재자란 양극단의 중간에 서서 둘을 싸우지 않게 하는 것으로서, 토기(土氣)는 목과 화의 양기와 금과 수라는 음기의 중간에서 중재자 역할을 하는 것이다. 초목은 봄에 싹을 틔워 여름까지 오직 외형적 확대만을 해 온 상태이다. 이러한 외형적 성장은 이제 내부적으로 채워져야만 올바른 발전을 하는 것이다. 토기는 봄, 여름의 외형적 성장[양의 작용]을 내부적 성숙[음의 작용]으로 전환하기 위한 중간 역할을 한다.

④ 금(金)

금(金)은 쇠와 같이 딱딱한 표면을 가진 형상을 나타낸다. 봄, 여름의 초목은 표면이 연하고, 내부는 수분이 충만한 상태이다. 그러나 가을의 초목은 껍질이 단단해지고 안으로는 수분이 적어지면서 열매가 여물어 가는 상태에 이른다. 이러한 초목의 변화는 외형적 성장을 멈추고 내부적으로 성숙하는 과정에 이르렀기 때문이다. 외부가 단단하다는 것은 외부를 향한 확장을 중지하고 내부적으로 성숙하겠다는 표현이다. 금기(金氣)는 음기를 나타낸다. 그러므로 가을의 기운은 서늘하고 차가운 기운이다. 그리고 가을은 모든 것을 정리하는 계절이다. 즉 봄, 여름의 성과들을 정리하고 심판한다는 의미를 내포한다.

⑤ 수(水)

수(水)는 겨울의 얼어붙은 물처럼 그 속에 모든 것을 간직하고 새봄을 준비하는 형상을 말한다. 얼어붙은 물은 차갑고 굳어 있지만 완전히 속까지 얼어붙은 것은 아니다. 그 속에는 봄을 준비하는 양의 기운이 남아 있다. 그 양기의 씨앗은 이제 새봄에 다시 싹을 틔우게 된다.

수의 기운은 모든 것을 간직하고 저장하는 속성을 가진다. 물은 가장 음적인 것이면서 활동적인 것들을 모두 흡수하고 간직한다. 또한 물은 위에서 아래로만 흐르는 속성을 가진 것으로, 불과는 반대로 강한 음의 속성을 가지고 있다.

(나) 오행간의 관계(정상적인 경우)

오행론의 또 다른 핵심은 각 오행간의 관계이다. 오행간의 관계는 정상적인 경우 상생(常生) 관계와 상극(相克) 관계가 있다.

① 상생(相生) 관계

서로를 북돋아주고 뒤를 적극 밀어주는 관계를 말한다. 생(生)은 '살게한다', '키운다', '생육(生育)한다'는 뜻이다. 예를 들면 어미와 자식간의 관계가 된다. 서로를 돕고 이해하며 서로 생각해 주며 '더불어 살아가는' 관계를 상생(相生)이라고 한다.

▷▶ **상생(相生) 관계**

· 목생화(木生火) : 나무는 불을 활활 타오르게 하는 원료가 된다.
· 화생토(火生土) : 불은 그 열기로 흙을 단단하게 한다.
· 토생금(土生金) : 흙은 그 속에서 광물을 추출하게 한다.
· 금생수(金生水) : 광물은 수분을 함유하고 있다.
· 수생목(水生木) : 물은 나무를 살아가게 하는 양식이 된다.

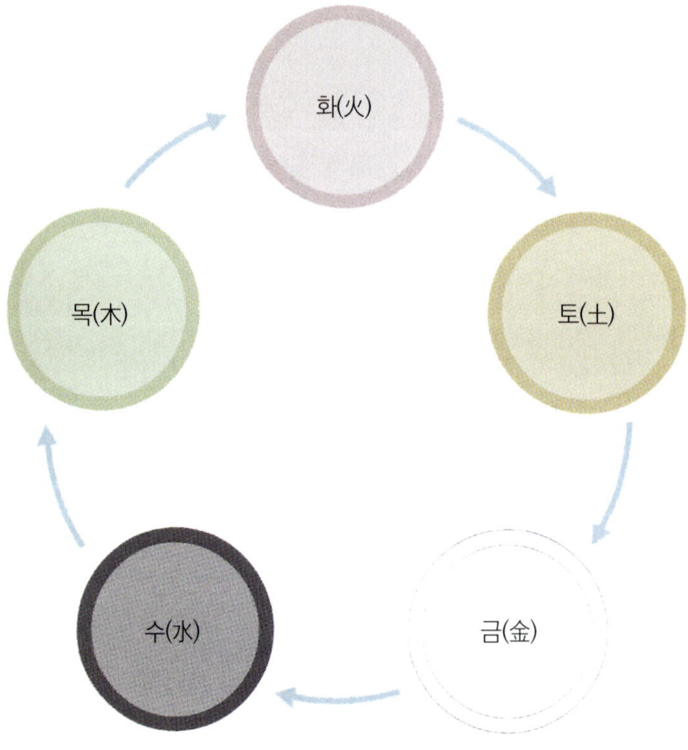

그림 1-3. **오행(五行)의 상생도**

② 상극(相克) 관계

서로 억제하고 견제하는 관계를 말한다. 극(克)은 '이긴다', '누른다', '견제한다'는 뜻이다.

▷▶ 상극(相克) 관계

· 목극토(木克土) : 나무는 흙의 양분을 빨아먹는다.
　　　　　　　　봄에 새싹이 흙을 뚫고 나오는 형상
· 토극수(土克水) : 흙은 물을 흡수해버린다.
　　　　　　　　물의 자연스러운 흐름이 흙으로 인해 막히고 단절되는 형상
· 수극화(水克火) : 물은 불을 끄는데 사용된다.
　　　　　　　　활활 타오르는 불이 물로 인해 꺼지는 형상
· 화극금(火克金) : 불은 광물을 녹인다.
　　　　　　　　불이 쇠를 녹이는 형상
· 금극목(金克木) : 광물은 나무를 자르고 베는 데 쓰인다.
　　　　　　　　쇠로 된 칼이나 톱으로 나무를 자르는 형상

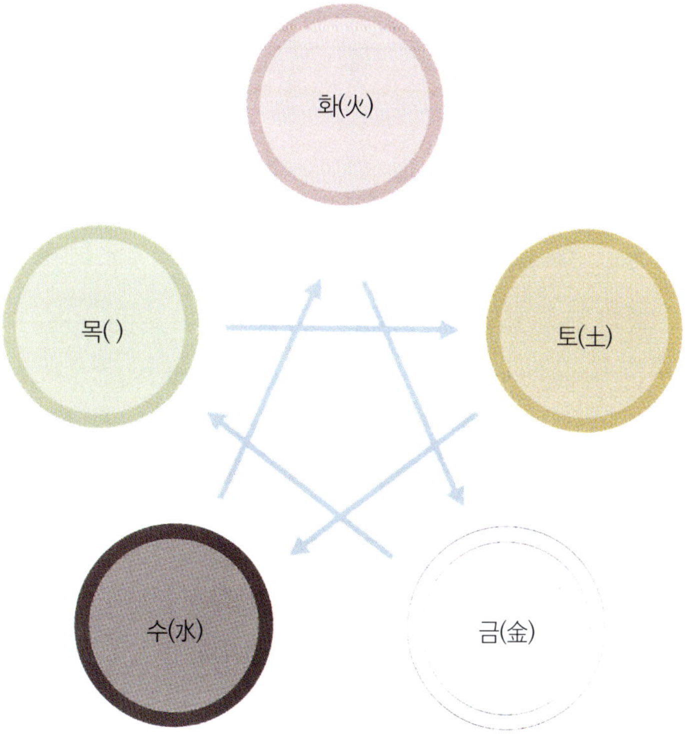

그림 1-4. 오행(五行)의 상극도

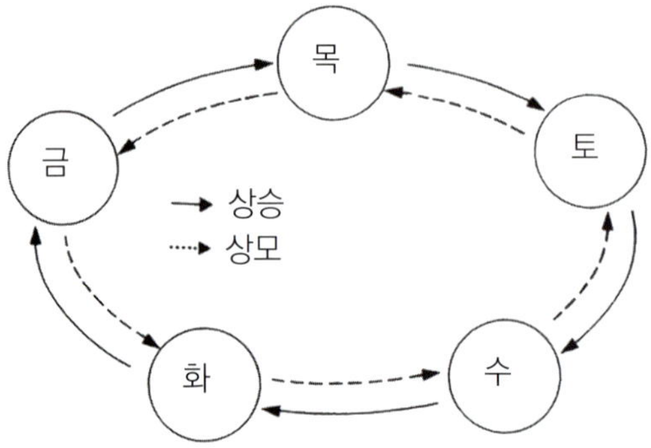

그림 1-5. **오행(五行)의 상승, 상모도**

(다) 오행간의 관계(병적인 경우)

병적인 상태에서 일어나는 오행간의 관계는 상승(相乘) 관계와 상모(相侮) 관계가 있다.

① 상승(相乘) 관계

승(乘)이란 '몰아넣고 쥐어박는다'는 뜻으로서, 원래 상극 관계가 병적으로 심해진 상황을 말한다. 예를 들어 '목극토'의 관계에서 목은 토를 억제하고 견제하는 역할을 하는데, 목기가 병적으로 커지게 되면 그 억제하는 기능이 과잉되어 목이 토를 구석에 몰아넣고 쥐어박는 식으로 심하게 억제하여 토기가 기를 못 펴게 만들어 버리는 것이다.

② 상모(相侮) 관계

모(侮)란 '업신여긴다, 무시한다'는 뜻으로 원래 자신을 억제하는 기에 대하여 도리어 대항하여 그 기를 무시해 버리는 상태를 말한다. 예를 들어 금이 본래는 목기를 억제하는 역할을 하는데, 병적으로 금기가 약해지거나 목기가 강해지면 금이 목을 억제하는 기능을 못하게 되고 오히려 목이 금을 업신여기는 상태로 변하는 것이다.

상승과 상모는 병적인 상황에서 동시에 일어나는 관계이다. 예를 들어 목기가 강해졌다고 할 때 목기는 토기에 대하여 상승하게 되고, 금기에 대해서는 상모하게 되는 것이다.

상승 관계는 상극 관계가 병적으로 강화된 상태이므로 상극 관계와 같이 이해하면 된다. 상모 관계는 너무 단단하고 큰 나무는 작은 칼이나 톱으로 잘라지지 않고 도리어 칼이나 톱이 부러지는 상황, 또한 불이 워낙 강할 때는 물을 조금 부어 봐야 끄떡도 하지 않고 오히려 물을 다 말려 버리는 상황, 물살이 세고 큰 물은 웬만한 흙더미를 모두 휩쓸어 버리는 상황 등을 생각할 수 있다.

(3)오행에 따른 체질구분

가. 목형(木形)

피부 : 청색계통	· 머리가 작고 얼굴이 길다. · 어깨폭이 넓고 등줄기가 뻗어있다. · 수족이 작다.
성격	· 만물을 생각하기 좋아한다. · 힘이 약하다. · 가을, 겨울에 몸이 악화된다. · 봄, 여름에는 건강하다.

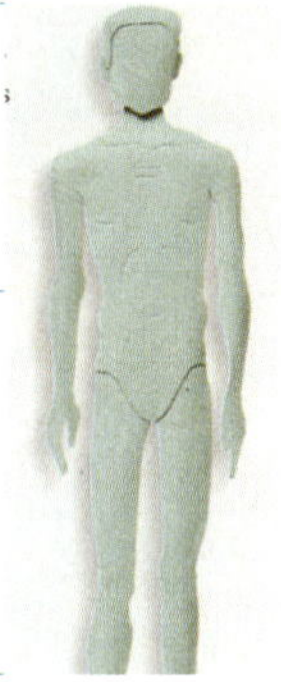

나. 화형(火形)

피부 : 붉은계통	· 머리가 작고 턱이 앞으로 나와있다. · 날카로운 느낌을 준다. · 어깨, 등, 허리, 배 등에 살이 많다. · 팔다리 균형이 잘 잡혀 있어 보행이 편하다.
성격	· 성급하고 어깨를 자주 흔든다. · 성질이 급하므로 사고가 잦다. · 봄, 여름에는 건강하다. · 가을, 겨울에 병이 나기쉽다.

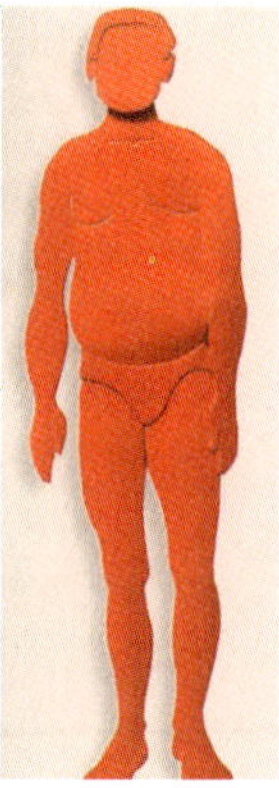

다. 토형(土形)

피부 : 노란색계통	· 얼굴이 동그랗고 머리가 크다. · 어깨 등줄기선이 곧고 배가 크며 다리도 알맞게 근육질이다. · 달리기를 잘한다.
성격	· 마음이 안정적이고 타인에 친절하며 권력을 좋아하지 않는다. · 타인의 의견을 잘 청취한다. · 가을, 겨울에 건강하다. · 봄, 여름에는 병나기 쉽다.

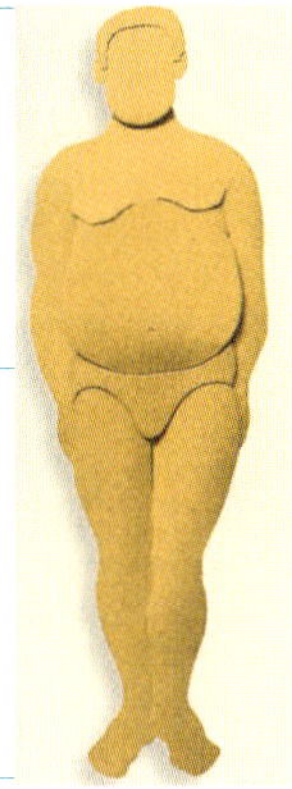

라. 금형(金形)

피부 : 흰색계통	· 얼굴이 작고 머리와 어깨, 등이 작다. · 배와 수족이 작다. · 전체적으로 체격이 작다.
성격	· 깨끗한 것을 좋아한다. · 마음은 조용한 것 같지만 급할 때는 민첩하게 행동한다. · 공무원이 어울리는 형이다. · 가을, 겨울에 건강하다. · 봄, 여름에는 병나기 쉽다.

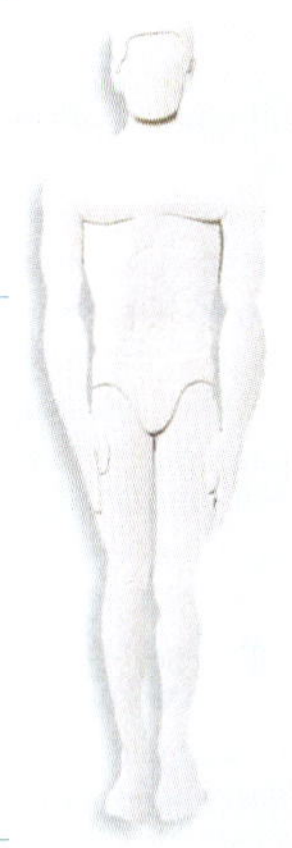

마. 수형(水形)

피부 : 검은색계통	· 머리가 크고 턱이 모가 난다. · 어깨가 작고 *배가 크다. · 동작이 민첩하고 재빠르다. · 키가 큰 편이다.
성격	· 연장자를 존경하지 않으며 거만하다. · 사람을 기만한다. · 공무원이 어울리는 형이다. · 가을, 겨울에 건강하다. · 봄, 여름에는 병나기 쉽다.

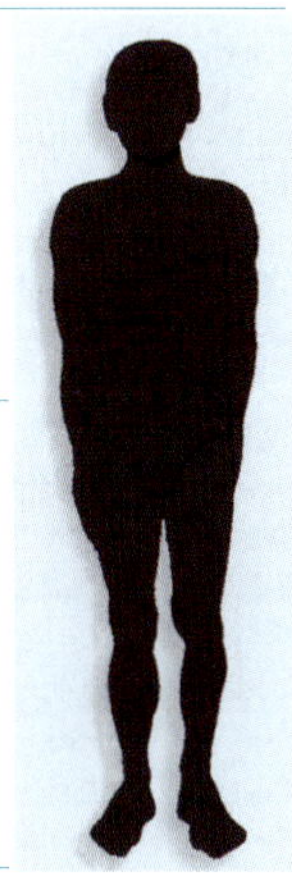

(4) 오행에 따른 피부미용

(가) 목(木)

목은 따스함으로 봄에 새싹이 푸른빛을 띠며 뻗어 나가는 기운을 가진다. 또한 따뜻한 바람이 불어 만물을 소생시키는 기운을 머금고 있어 목의 본질은 시작에 있으면 희망의 의미를 가지고 있다. 사방으로 흩어지는 것 이 아니라 한 방향으로 뻗어 나아가 강한 상승력, 시작, 녹색, 양의 기운을 나타내 준다.

① 목형인(木型人)의 형태와 성격

· 얼굴의 형태는 긴 사각형
· 성격은 부드럽고 따뜻하며 온화하고 인자함
· 육체적인 노동에 비해 정신적 노동이 많음
· 두뇌 회전이 빠르며 꾀가 많음
· 교육적이고 매사에 계획적이다.
· 칭찬을 잘하며 희망적이며 순수하다.
· 안색이 푸르고 머리가 작고 얼굴이 길다.
· 어깨와 등이 곧으며 손발이 작다.
· 재주가 많다.

② 단점

· 바람을 싫어하며 한숨을 잘 쉰다.
· 거만하고 화를 잘 낸다.
· 결단력이 부족하여 일의 마무리가 약하다.
· 근심이 많고 일에 대한 부담감을 늘 지닌다.
· 가을과 겨울에 질병이 잘 걸린다.
· 목기의 품성은 노기이다.

③ 지배부위 : 간장, 담낭, 눈, 목, *고관절, 편도선, 근육 등

④ 색 : 청색계열

⑤ 맛 : 신맛

⑥ 음식 : 귤, 딸기, 포도, 부추, 깻잎, 메밀, 밀, 보리, 동부, 팥, 계란, 닭고기, 땅콩

⑦ 주요 경락 : 족궐음간경, 족소양담경

⑧ 미용상의 문제

· 피부의 이상 색소인 빌리루빈의 색소 세포에 의해 눈 밑에 기미가 나타난다.
· 닭살은 주로 담경의 영향으로 목 부위나 턱 주변에 발생되는 경향을 보인다.
· 목이 굵어지기도 한다.
· 과다한 피지분비로 인해 모공이 넓어진다.
목형인 사람은 화를 잘 내는 경향이 있어서 노기가 발동할 때는 피부가 남성호르몬인 안드로겐(Androgen)의 자극을 받게 되는데 이 호르몬은 모공을 확대시키고 피지를 과다하게 분비하기 때문에 지루성 피부를 가진다.
· 피부의 탄력이 부족해진다.
목기의 저하로 인해서 근이 무력해져 피부의 탄력이 저하된다.

⑨ 체형의 문제

· 비만형으로 목과 발목이 대체로 굵고 옆구리가 비대하며 특히 우측비대의 경향이 짙고 하지 비대함이 특징이다.
과대 비만의 원인은 신(腎)과 함께 간 기능의 저하로 볼 수 있으며 담즙의 이상 분비로 기미와 발진이 잘 일어나고, 등이 굽고 우측이 좌측에 비해 비대하다. 복부의 측부가 비대하며 간담과 비, 신의 작용으로 발목이 굵어질 수 있다. 허벅지 내측은 대체로 말랑말랑하며 담경락 쪽은 딱딱한 결절형 비만을 이룬다.
· 피부의 탄력 저하 및 *부종
· 콧등이 파랗고 눈밑에 기미가 끼기 쉽다.

⑩ 목(木)과 미용적 증상

· 목의 기운과 생(生)하는 관계는 좋은 것도 있지만 좋지 않은 병변도 발생한다.
· 피부가 거칠고 눈이 쉽게 피로하다.
· 자외선에 약하여 피부 저항력이 떨어지므로 기미 등이 나타날 수 있다.
· 머리카락에 윤기가 없다.
· 눈 부위와 발목이 잘 부어 오른다.
· 발바닥의 용천 부위가 편평하다.
· 목선 특히 견정 부위가 경직되어 둥근어깨(round shoulder)가 된다.
· 얼굴의 턱선이 위축되고 경직되며 목이 짧아진다.
· 여성의 경우 생리 시 *대퇴부가 뻐근하고 아프며 기력이 없다.
· 근이 무력하다.
· 피부가 섬세하며 약하므로 세심함이 필요하다.
· 복부의 비만이 예측된다.

⑪ 관리방법

· 등의 흉추 옆선 방광경을 따라 쓸어 내리면서 마사지 한다.
· 앞면의 *늑골 사이사이를 손가락을 세워 쓸어 준다.
· 늑골 밑을 명치 부위에서 대맥까지 쓸어 내린다.
· 대퇴부 외측을 주먹을 쥐고 굴리면서 위에서 아래로 쓸어 내려 준다.
· 간경맥과 담경맥을 따라 쓸어준다.

(나) 화(火)

화의 본성은 밝음에 있다. 양의 기운이 최고조에 달한 상태로서 극치의 상태를 이룬 모습이며 목의 기(氣)가 화(火)로 변화하게 되면 화(火)의 특성은 소멸되어 가면서 분열과 성장이라는 새로운 형태로 탈바꿈해 간다. 여름은 봄의 화려한 발산을 통해 그 진가를 발휘하게 되므로 화(火)의 계절이 되고 불타오르는 화(火)는 주변을 밝혀 주고 사물의 이면까지 꿰뚫는데 훨훨 타오르는 강한 기세는 오행(五行) 중에서 가장 강한 것으로 취급한다. 화(火)는 염상(炎上)으로 표현(表現)되며 기력(氣力)의 왕성함과 정확한 판단력을 상징한다. 외면적으로는 화려해 보이나 내면은 어두운 면이 있다. 화(火)의 색은 붉고 맛으로는 쓴맛이 되며 오장육부로는 심장과 소장이 화에 배속되고 감정이 있어서는 기쁨이 화에 속하며, 화려한 청년기가 화의 상징이다.
화려함, 양 중 양, 여름, 붉은 색을 상징한다.

① 화형인(火型人)의 특성과 성격

· 두상이 작고 뾰족한 역삼각형으로 표현된다.
· 곱슬머리
· 예절이 바르고 질서를 중시 여기며 명랑하고 밝고 환하다.
· 아름답고 화려하며 탐구하고 용감하며 감각이 예민하다.
· 예술적이고 체육을 좋아하며 정열적이다.
· 남을 위한 희생정신이 강하고 의리가 있다.
· 화(火)의 기운이 허약할 때는 지나치게 잘 웃는 경향이 있다. 너무 지나친 기쁨은 심장에 무리를 가져올 수 있다.
· 안색이 붉으며 잇몸이 넓고 하관이 좁으며 머리가 작다.
· 어깨와 등 대퇴부와 복부의 발육이 좋다.
· 손발이 작고 빨리 걷는다.
· 사리가 분명하며 매사에 분별력이 정확하다.

② 단점

· 화(火)의 기(氣)가 상승하게 되면 신체의 상부에 열기를 느끼며 얼굴이 달아오른다.
· 심장이 두근거리는 느낌을 느낄 수 있다.
· 잘 놀라고 버릇이 없고 신경질적이며 딸꾹질을 자주 한다.
· 공격적이고 꿈이 많고 사치하며 교만해지기가 쉽다.
· 얼굴이 잘 붓거나 땀이 많고 갈증을 자주 호소한다.
· 심장의 통증, *주관절통, *3견갑골의 통증을 느낀다.
· 얼굴이 붉고 새끼손가락이 부자유하고 손바닥에 열이 나며 혀에 이상이 있다.

· 마음이 조급하며 공허하다.
· 의심과 걱정이 많다.

③ 지배 부위 : 소장, 심경, 소장경, 독맥, 주관절, 얼굴, *상완, 혀, 피, 혈관

④ 색 : 적색

⑤ 맛 : 쓴맛

⑥ 음식 : 동물의 염통, 술, 선지, 풋고추, 은행, 자몽, 쑥갓, 익모 , 도라지, 홍차, 커피

⑦ 화(火)에 배속된 경락 : 수소음심경, 수태양소장경

⑧ 미용상의 문제

: 화(火)에 해당하는 심장과 소장은 양 중 양(陽 中 陽)에 속하므로 미용적 트러블로는 다음을 들 수 있다.
· 여드름이 잘 발생한다. 얼굴의 측면 부분과 때로는 이마 부분에 좁쌀처럼 올라오는 여드름은 화(火)기의 부조화로 생각할 수 있다.
· 얼굴에 붉은 기운이 있다.
· 화(火)의 문제는 토(土)와 수(水)기운의 문제에 비해 비만이 직접적으로 영향을 주는 경우는 드물다. 다만 부종에 의한 비만이나 가슴부위가 유난히 부풀어오르거나 지나치게 발육이 미약할 경우 심경락의 영향을 받은 것으로 추정할 수 있다.

⑨ 화(火)와 미용적 증상

· 목과 화는 상승하며 발산한다.
· 지성 피부를 많이 나타내고 여드름이 생기기 쉽다.
· 얼굴이 붉고 특히 봄과 여름에 심하다.
· 피부 표면이 매끄럽지 못하다.
· 화(火)의 열기를 조절하지 못하면 습진이나 화농성 여드름 등이 생기기 쉽다.
· 수소음 심경은 장기 상의 심장만을 다스리는 것이 아니라 정신을 지배하기도 한다.

⑩ 관리방법

· 심의 모혈인 거궐에서 기문까지 쓸어내려 준다.
· 거궐→ 중완→ 관원으로 부드럽게 쓸어 내려 전체의 기운을 *하복부 쪽으로 모아 준다.
· 양(陽)의 기운을 하복부로 쓸어 내려 줌으로써 피부 트러블을 완화시키고 하복부의 문제를 해결한다
· 거궐, 중완, 관원, 천추는 복부 관리에 중요한 혈이므로 세밀하게 풀어서 막힘이 없도록 한다. 복부 근육을 강화하기 위해서는 경추, 흉추, *요추 부위도 섬세하게 관리한다.
· 폐유, 간유, 비유, 삼초유, 신유, 명문 등은 여드름에 깊이 관여하며 손목의 양로혈도 여드름에 주효하다.

(다) 토(土)

우주의 균형을 나타내는 오행(五行)으로 보면 토(土)는 중용이며 혼돈의 힘이라 하였다. 토의 기운은 몸체에 있으며 목, 화, 금, 수의 모든 부분에 관여하고 중재한다. 음양의 표면으로 두드러지지 않으면서 음양의 구석구석을 관여한다. 토의 기운이 지나치면 욕심이 많거나 생각이 많아 고독해질 수도 있다.

① 토형인(土型人)의 특성과 성격

· 형태상으로는 둥근형이다.
· 토형의 특징은 정확하고 철저하며 외곬수적인 성향이 있다.
· 신뢰성이 있고 화합하며 종교성이 짙다.
· 타인을 잘 이해하며 모성애적이다.
· 신의가 있고 거짓을 모른다.
· 움직이기를 싫어하며 게으르다.
· 안색이 노랗고 얼굴이 둥글다.
· 어깨와 등이 좁고 배가 나오며 다리와 정강이가 잘 생겼다.
· 손발이 작고 근육질이며 상하의 균형을 이룬다.
· 남을 위하며 권세에 현혹되지 않는다.

· 사람과 쉽게 친근해 진다.
· 봄과 여름에 발병한다.

② 단점

· 토(土)의 문제점으로는 트림을 잘하고 단것을 좋아한다.
· 생각하는 것을 좋아한다.
· *전두통, 발가락 1,2지 부자유, 발뒤꿈치 갈라짐 등의 증상을 나타낸다.
· 코끝이 빨갛고 코에 피지가 많다.
· 배가 불러도 절제하는 힘이 적어 식욕의 이상항진 등이 나타난다.

③ 지배 부위 : 비장, 췌장, *비경, 위경, 배, 무릎, 대퇴부, 입술부위

④ 맛 : 단맛

⑤ 음식 : 동물의 위장, 쇠고기, 고구마, 칡뿌리, 연근, 고구마줄기, 미나리, 시금치, 기장쌀

⑥ 토(土)에 배속된 경락 : 족양명위경, 족태음비경

⑦ 미용상의 문제

· 12경락 중 미용상의 문제를 가장 많이 가져올 수 있는 곳이 비장과 위경락이다.
· 토(土)의 체질은 대체로 어려 보이고 미인형이 많다.
· 경락의 흐름이 원활치 않으면 볼 부분이 쉽게 늘어지고 눈 주위에 반달 모양의 주름이 생기게 되어 갑자기 나이가 들어 보이는 현상을 가져온다.
· 입꼬리 부위의 지창혈에 부스럼이 생긴다면 위(胃)에 문제가 있는 적신호이며 심한 구취가 난다.
· *상복부의 이완, 허벅지 비만을 가져올 수 있다.
· 토(土)의 미용상 문제는 외부의 원인이기보다는 내부의 어떠한 요인에 의해 밖으로 표출되는 것이므로 세밀한 원인분석과 경락의 정확한 위치를 파악하여 올바른 수기요법을 실시하여야 한다.

⑧ 토(土)와 미용적 증상

· 얼굴의 T-존 부위에 피지가 많고 이마에 여드름이 많이 난다.
· 입이 마르며 입술 선이 분명하지 않다.
· 명치 밑이 단단하고 상복부의 비만이 많이 나타난다.
· 과음, 불면 등으로 피로감이 누적될 때 두통이 온다.
· *후두부 쪽으로 붉게 보이며 좁쌀 같은 여드름이 나타나는 수가 있다.
· 대복부위가 단단하고 아프며 소화가 잘 안되고 답답할 때 목과 토에 해당하는 경맥을 풀어줄 필요가 있다.

⑨ 관리방법

· 구미 거궐에서 중완, 관원, 곡골까지 쓸어내린다.
· 거궐에서 경문까지, 경문에서 곡골까지 엄지로 선을 따라 자극한다.
· 복부를 S자 형태로 쓸어준다.
· 족삼리 ~ 해계까지, 해계 ~ 여태까지 훑어 준다.
· 얼굴은 청명, 찬죽, 사죽공을 눌러주고 사백에서 함염, 화료에서 청궁 지창에서 예풍까지 방사형으로 마사지한다.
· 눈썹위의 양백혈과 곡빈, 두유 등의 혈에 앞, 좌우를 엄지를 이용해 지압한다.
· 화료에서 지창, 승장에서 지창, 승장에서 예풍까지 쓸어내린다.
· 방광경락상 간, 담, 비, 위의 유혈이 존재하는 9, 10, 11, 12 흉추를 위에서 아래로 향해 강하게 마사지를 통하여 풀어준다.

(라) 금(金)

오행에서의 금(金)기운은 강하고 견고함이다. 결실의 단단함을 가지고 있다.

가을에 내리는 한번의 서리는 초목을 초토화하여 낙엽으로 변모시킨다. 금은 음기에 속한다.

목(木)이 내부의 것을 외부로 분출하는 기운이라면 금(金)은 외부의 것을 내부로 끌어드리는 작용을 하는 성질을 가지고 있다. 내부의 응축, 귀환, 결실이다. 그러나 금은 단단한 것 같으나 안은 연하다. 금속은 열을 가해서 녹으면 부드러워지고 온순해져 인간이 생각하는 어떤 모양도 생각해 낼 수 있고 그대로 형태를 유지할 수도 있다. 그러므로 금에는 부드러움과 견고함이 동시에 존재하는 극단적인 성질이 있다.

① 금형인(金型人)의 특성과 성격

· 형태는 사각형을 이룬다.
· 성격은 형식이나 규율 안에 생활하고자 한다.
· 의지가 강하고 냉정하며 용감하고 추진력이 강하고 선·후배와 의리가 있고 준법정신이 강하며 자존심이 강하다.
· 안색이 희다. 몸이 청렴하며 마음이 급하고 고요하며 빠르다.
· 관리직이 적합하다.
· 봄과 여름에 발병하기 쉽다.

② 단점

· 비관적이고 슬퍼하며 우울하다.
· 가을철에 외로움을 많이 느낀다.
· 재채기를 잘하고 매운 것, 비린 것을 좋아하며 건조한 것을 싫어한다.
· 체취가 약간 비릿하다.

③ 지배부위 : 폐, 대장, 피부, 코, 체모, 손목, 하완, 가슴, *항문, 맹장, 직장

④ 색상 : 흰색

⑤ 맛 : 매운맛

⑥ 음식 : 현미, 율무, 배, 복숭아, 파, 마늘, 달래, 말고기, 생선, 조개류, 박하, 고추, 겨자, 생강, 녹차, 미나리, 무

⑦ 금(金)에 배속된 경락 : 수태음폐경, 수양명대장경

⑧ 미용상의 문제

폐기능에 문제가 발생하면 경추 1번에서 흉추 1, 2, 3, 4번에 걸친 부위가 딱딱하게 뭉치는 증세가 나타나는데 이것은 심경이 지배하는 흉추 4번과 함께

정신적 스트레스에 의한 것이다. 폐를 관장하는 대저, 풍문, 폐유 등에 문제가 발생하면 *승모근 부위의 비대와 함께 견통이 느껴지며 상완 쪽의 셀루라이트가 형성된다. 또한 어깨가 구부정해지고 상복부, 하복부에 비만을 초래할 수 있다. 폐와 대장은 표리 관계에 있다. 그러므로 폐에 의해 어깨 에 비만이 나타나는 사람은 하복부 비만도 초래하여 엉거주춤한 형태 즉, 옆모습이 S자 형태를 초래할 수 있다. 피부는 흰편이나 변비, 열증에 의한 여드름이 유발되거나 모세혈관의 예민함이 나타날 수 있다. 피부는 오행상 금(金)에 속하므로 금(金)에 속하는 계절인 가을철에는 여드름, 악건성 피부, 아토피성 피부 등 피부에 대한 변이가 특히 많이 나타날 수 있으므로 주의해서 관리해야 한다.

⑨ 금(金)과 미용적 증상

- 오행에 배속된 토의 습함이 금으로 전이되어 피부에 습진 등과 같은 문제를 나타낸다.
- 하복부가 냉하며 비대하다.
- 소화장기가 대체로 약하므로 대복과 소복이 모두 나오며, 천추혈 부위는 무력하다.
- 안면피부는 화기가 강하여 건조하며 거칠고 붉고 예민하여 열을 내려주는 방법이 필요하다.
- 성격이 급하게 표현되므로 상부의 열이 높다.

⑩ 관리방법

- 우선 등쪽의 방광 경락을 풀어준다.
- 방광경락에는 우리 인체의 모든 장기들이 배속되어 있어 전체의 흐름을 원활히 한다.(폐수, 간수, 신수, 삼초수)
- 팔 안쪽으로 흐르는 폐경락을 자극한다. 특히, 태연은 곡지 양지와 함께 팔다리를 길고 아름답게 연출시킬 수 있다. 또한 하복부가 쳐지는 경우 복부의 지방 축적 이외에 복부 근육이 무력한 원인에 있다.
- 방광경의 위수, 대장수와 독맥의 중완, 음교, 관원, 또 대장의 모혈인 천추를 지압한다.

· 대장경락 중 비노와 견우는 대장 이상으로 오는 상완의 비만(肥滿)에 좋다.

(마) 수(水)

수(水)는 생명창조의 기본으로 천지창조는 물에서 시작된다. 어머니 뱃속의 태아는 양수에서 보호를 받으며 자란다. 수(水)는 북과 겨울과 심야로 나타내는 한편 陰(음)의 극(極)이라 하여 검고 어두운 이미지를 주지만 겨울의 얼어붙은 눈 속에는 봄을 기다리며 준비하는 생명이 있다. 물은 정체되지 않고 항시 움직임이 있기에 한겨울을 나타내도 항시 봄을 기다리는 희망을 키우고 있다고 할 수 있다. 수(水)는 저장하고 간직한다. 계절로는 겨울에 속하며, 방위로는 북 을 나타내고 색은 검은 색이 된다. 맛으로는 짠맛이며, 오장육부로는 신장과 방광이 된다.

① 수형인(水型人)의 특성과 성격

· 형태는 삼각형이다.
· 인생으로서는 황혼기가 되며 머리의 회전이 빠르고 지성이 타인보다 높아서 학자로 대성하는 사람이 많다.
· 움직임이 활발하고 총명하고 적응력이 좋으며 이해심이 깊다.
· 기억력, 암기력, 지혜, 사고력이 좋으며 임기응변에도 능하다.
· 수(水)형의 특성은 저장성이 있고 지구력이 있다. 지혜롭고 과학적이며 정력이 강하고 양보하며 한발 물러서서 기다릴 줄 안다.

② 단점

· 수(水)는 지(知)에 해당되며 심해지면 우울증, 두통 등을 느끼는 경우가 많다.
· 수(水)가 지배하는 장기는 신장과 방광인데 칠정(七情)에 있어서 놀람과 공포감은 수(水)기능을 상하게 할 수 있다.
· 밤과 겨울에 특히 심하게 증세가 나타나며, 하품을 잘하고 얼굴이 검고 귓속말하기를 좋아한다.
· 소변이 자주 마렵고, 눈이 뻐근하고 아프며 중이염, 부종, 골수염 등이 잘 나타난다.

③ **지배부위** : 신장, 방광, 뼈 골수 힘줄(*인대), 귀, 허리, 이빨, 체모(體毛) 등

④ **색상** : 검정색, 보라색

⑤ **맛** : 짠맛

⑥ **음식** : 수박, 밤, 미역, 다시마, 김, 파래, 각종 해 류, 해삼, 멸치, 각종 젓갈 등 해조류, 콩, 서먹태, 동부, 마, 녹용 등이 있다.

⑦ **수(水)에 배속된 경락** : 족소음신경, 족태양방광경

⑧ 미용상의 문제

· 얼굴의 미용상 문제는 위경락(胃經絡)과 함께 방광경락도 많은 영향을 준다.
· 삼초 경락의 사죽공과 담경락의 동자료와 함께 정명, 찬죽은 얼굴의 주름과 관계가 깊다.
· 수(水)기능에 문제가 있으면 부종에 의한 살이 찌기 쉽다.
· 아침에 자고 일어나면 얼굴이 푸석푸석하고 손발이 부으며 다리가 무겁다.
· 발목이 굵어지고 새끼발가락에 티눈이 생긴다.
· 오행상 수(水)는 냉한 성질이 있으며 항상 뼈마디가 쑤시고 뼛속에 냉기를 느낀다.

⑨ 수(水)와 미용적 증상

· 주로 코밑에 굵고 단단한 여드름이 발생하거나 피부색이 검게 착색된다.
· 턱밑에 주름이 있고 검다.
· 눈밑이 검고 늘어진다.
· 볼에 핏기가 없다.
· 입술 선이 선명하지 않고 입술 라인에 주름이 진다.
· 볼이 건조하거나 무릎이 약하다.

⑩ 관리방법

· *척추 양옆 1.5촌 간격에 있는 방광 제 1선을 위에서 아래로 쓸어내려 준다.
· 신경락을 아래에서 위로 쓸어 올려 준다. 이때 삼음교를 자극한다.

· 미골 부위를 강하게 마찰한다. 팔료혈 부위는 여성기 질환에서 오는 비만에 좋으며 생리통에도 좋다. 중료혈은 습진이나 피부염에도 좋다.
· 위경락의 사백, 양백, 두유, 지창과 함께 자극한다. 기미나 주근깨, 여드름 등은 근원적인 관리가 필요하다. 피부에 마사지하기 이전에 원인을 먼저 파악하여야 한다. 간 수, 신수, 명문 등은 간이나 부신기능의 이상으로 오는 색소 침착에 좋으나 직사광선이나 정신적인 스트레스는 색소를 확산시킬 우려가 있다.
· 간수, 비수는 여드름에 좋으며 변비에 의한 여드름은 대장수, 소장수 또 복부 쪽의 중완, 천추, 대거를 함께 자극한다.

II

장 상

제2장 장 상

장(藏)이란 장의 장(臟)을 말하는 것으로 인체 내의 각 장기를 가리키며, 상(象)이란 밖에 나타난 각종 현상을 말한다. 따라서 장상(藏象)의 두 글자를 간단히 설명하면 인체내의 각 장기가 체외에 나타나는 각종 현상을 가리키는 말이다. 장(藏)이란 몸 속에 감추어진 오장을 의미하며 상(象)이란 겉에 나타나는 현상으로 우리 몸 속에 들어 있는 장부가 외부로 나타나는 여러 가지 생리적, 병리적 현상을 말한다.

동양의학에서 일반적으로 말하고 있는 장기(臟器)는 현대의학에서 말하는 장기의 뜻을 포함하고 있으나 더 중요한 것은 장기 그 자체를 가리키는 것이 아니라 체내의 장기가 체외에 나타내는 각종 현상을 가리키고 있다는 점이다.

오장(五臟)이란 간(肝), 심(心), 비(脾), 폐(肺), 신(腎)이며 육부(六腑)란 담(膽), 위(胃), 대장(大腸), 소장(小腸), 방광(膀胱)과 삼초(三焦)를 말한다. 오장 외에는 심포(心包)가 있어 육장육부로 구분하기도 한다. 이것은 심장과 관계가 매우 밀접하기 때문에 흔히 오장과 함께 논하게 되거나 육장육부로 분류되기도 한다.

영(營), 위(衛), 기(氣), 혈(血), 정(精), 신(神), 진액(津液)은 그 자체가 장기는 아니나 생리적인 범위 안에서 중요한 부분이다.

* : 부록용어 설명 참조

1. 장부(臟腑)의 표리(表裏)관계

장과 부는 어느 편이나 모두 인체의 내장이지만 거기에는 일정한 구별이 있다. 즉, 표리관계란 동전의 앞면과 뒷면의 관계처럼 장부의 위치나 기능은 다르지만, 그 기능이 항상 바늘과 실처럼 서로 연속적으로 나타나는 관계를 말한다.

「소문(素問)」의 오장별론에서는 「이른바 오장이란 정기를 저장하여 밖으로 배설시키지 않게 한다. 그래서 가득 차 있긴 해도 실한 것이 못된다. 육부란 물질을 옮겨 소화시켜서는 저장하지 않는다. 그래서 실하긴 해도 가득 채워져 있는 것이 아니다」고 했다. 다시말해 모든 음식물을 출입 이동시키고 소화하는 기능을 갖춘 기관은 부(腑)의 부류에 속한다. 정기를 저장하는 기능을 갖춘 기관은 장(臟)의 부류에 귀속한다.

장과 부 사이는 표리(表裏)의 관계이다. 「소문」의 혈기형지편(血氣形志篇)에서는 「족(足)의 태양(방광)과 소음(신)은 표리를 이루고, 소양(담)과 궐음(간)은 표리를 이루며, 양명(위)과 태음(비)은 표리를 이룬다. 이것이 곧 족의 음양이다. 수의 태양(소장)과 소음(심)은 표리를 이루고, 소양(삼초)과 궐음(심포경)은 표리를 이루며, 양명(대장)과 태음(폐)은 표리를 이룬다. 이것이 곧 수의 음양이다」

표 2-1. 12장부의 한의학적 기능

장부	기관	특징
오장(五臟)	간, 심, 비, 폐 신[심포]	· 우리 몸에서 만들어져 생명의 에너지가 되는 기를 저장하는 기능(음적인 기능) · 음식물의 영양물질을 저장 · 사람의 생명이 있는 동안 쉬지 않고 활동
육부(六腑)	담, 소장, 위 대장, 방광, 삼초	· 음식물을 전달하고 배설하는 통로가 되는 것(양적인 기능) · 음식물을 소화하여 인체에 이롭고 해가 되는 것을 분별하며 음식물을 수용하되 영양물질을 저장하지는 않는다. · 필요에 따라 때때로 활동

고 언급하였다. 따라서 표리배합의 이론은 주로 12경맥의 연계를 통해서 생리 병리상의 상호관계를 설명하는 것이다.

몸 속의 기관을 이렇게 장과 부로 구분하는 것은 그 기능적 차이에 따른 것이다. 여섯 개의 장은 우리 몸에서 만들어져 생명의 에너지가 되는 기를 저장하는 기능을 하고[음적인 기능], 부는 음식물을 전달하고 배설하는 통로가 되는 것이다[양적인 기능].

육장과 육부는 서로 일대일 대응을 하며 그 기능이 서로 밀접한 관계를 가지고 있다는 것이다.

표 2-2. **장부의 표리관계**

음 장 리	간	심	비	폐	신
양 부 표	담	소장	위	대장	방광
오행	목	화	토	금	수
역할	운동	순환	소화	호흡	배설, 생식
기능	발생기능	추진기능	통합기능	억제기능	침정기능
주관	근[筋]	맥[脈]	육[肉]	피모[皮毛]	뼈[骨]
상태를 알 수 있는 부위	눈	혀	입	코	귀
증상이 나타나는 부위	손톱	얼굴	입술	솜털	머리카락

▷▶ 표리(表裏)

개요 : 질병의 내외(內外), 병세의 심천(深淺), 병증의 경중 등을 판별하는 2개의 강령(綱領).

내용 : 내외의 구분은 인체의 피모(皮毛)·경락(經絡)이 외(外)가 되고 표(表)에 속하며, 장부(臟腑)는 내(內)가 되고 이(裏)에 속한다. 이를테면 외감(外 의 온열병(溫熱病)에서 사기(邪氣)가 위분(衛分)에 있는 것은 표에 속하며, 병세가 비교적 얕고 가볍다. 만약 사기가 기분(氣分)이나 영분(營分)·혈분(血分)으로 전입하면 이(裏)에 속하며, 병세가 비교적 중하고 깊다.

▷▶ 표리관계(겉과 안의 관계)

동전의 앞면과 뒷면의 관계처럼 장부의 위치나 기능은 다르지만, 그 기능이 항상 바늘과 실처럼 서로 연속적으로 나타난다.

이러한 관계를 '표리관계(겉과 안의 관계)'라고 한다. 예를 들어 심과 소장은 오행으로 똑같이 화에 속하면서 하는 일이나 위치가 다르지만, 심의 이상은 소장의 이상으로 연결되고, 반대로 소장의 이상은 심의 이상으로 연결될 수 있다는 것이다. 또 병을 치료할 때에도 심의 이상을 소장에서 치료하기도 하고, 소장의 이상을 심에서 치료하기도 하는 식이다.

이와 같이 육체의 육장육부는 오운육기의 운행법칙에 따라 외부자극과 내부자극에 반응하면서 서로 협조하여 기능상의 평형을 유지하므로 생명력을 지속하게 된다. 이러한 작용에 체질의 강약과 환경의 영향으로 평형을 잃을 때 질병이 발생하게 된다.

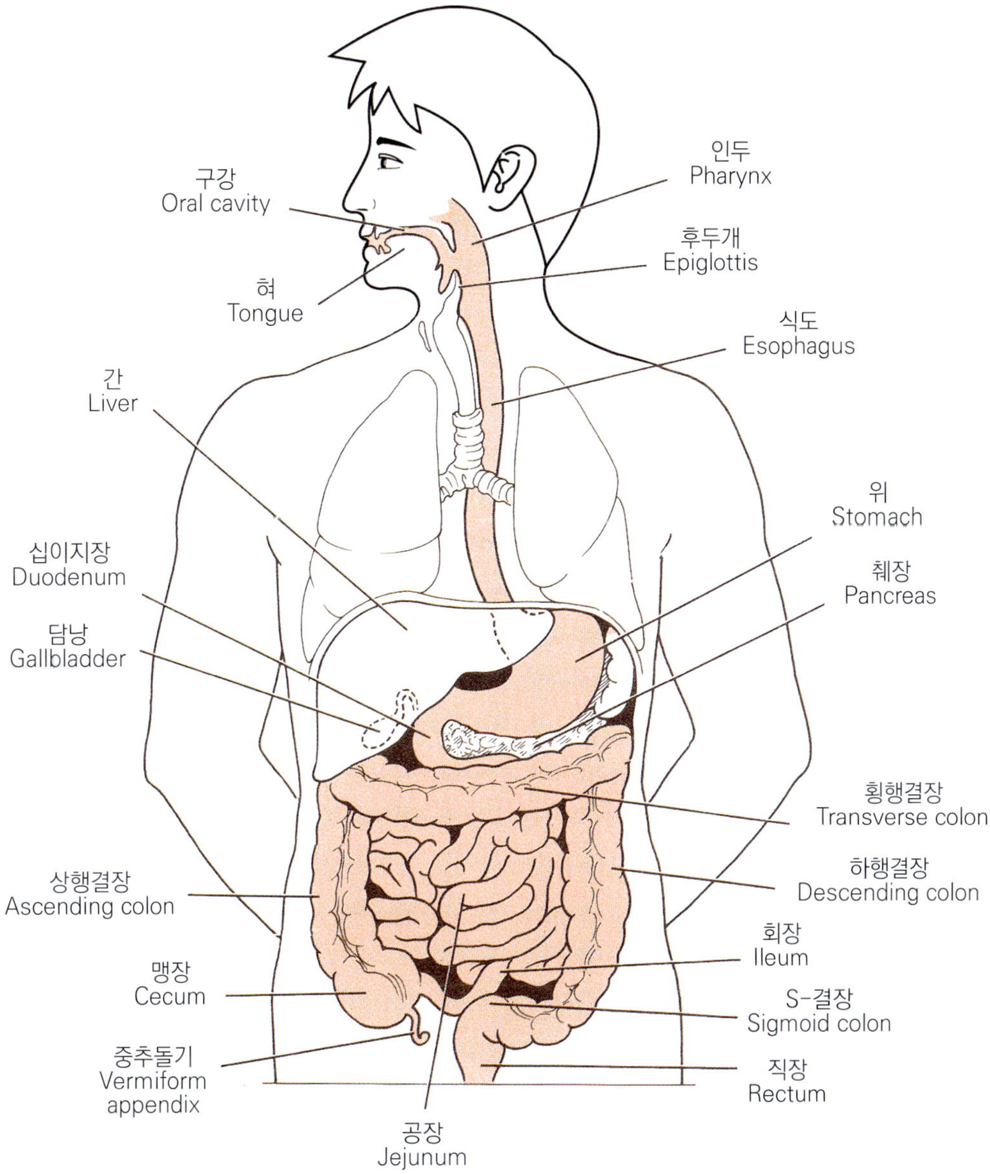

그림 2-1. **오장육부 분포도(전면)**

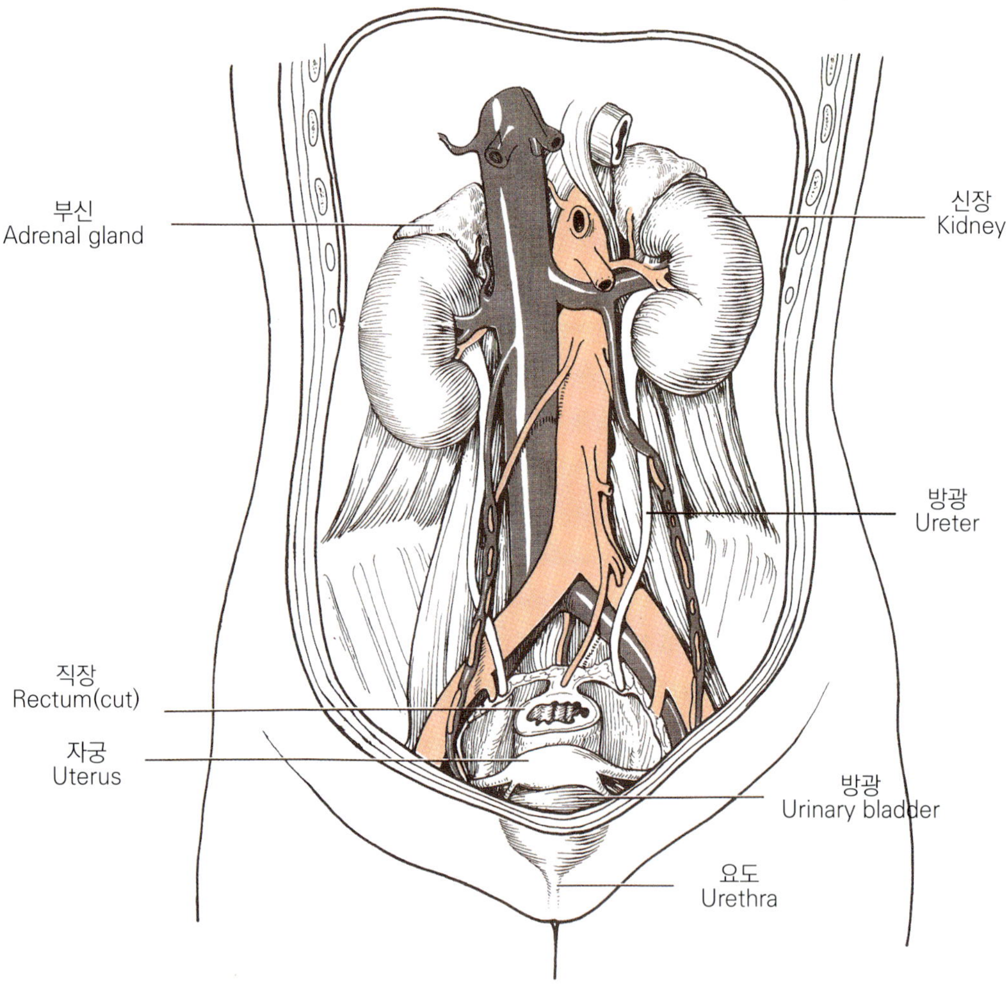

그림 2-2. **오장육부 분포도(후면)**

2. 오장육부(五臟六腑)

1) 오장(五臟)

(1) 간(肝)

① 간은 혈(血)을 저장한다.

「영추(靈樞)」의 본신편(本神篇)에는 「간은 혈을 저장한다」고 했다. 「소문」의 오장생성론에서도 「사람이 잠들 때 혈은 간으로 돌아간다」고 했다.

왕빙(王冰)은 「사람이 움직이면 곧 혈은 제경(諸經)으로 운반되며, 사람이 정지하면 곧 간장으로 돌아간다」고 한다. 이것은 모두 간은 혈을 저장하고 혈량을 조절하는 기능을 갖추고 있다는 것을 설명한 것이다. 따라서 임상에서 별안간 뷰노했기 때문에 일어난 토혈(吐血)이 있으면 간의 이상으로 인한 것으로 간주하는데, 그 이론은 「노(怒)는 간을 상한다」와 「간은 혈을 저장한다」를 근거로 하고 있다. 왜냐하면 큰 분노가 일어날 경우에는 정신상 격렬한 자극을 받아 간의 정상적인 기능에 영향을 주어 혈을 저장하지 못하고 혈액은 밖으로 유출되어 토혈을 일으키기 때문이다.

② 간은 장군(將軍)의 관(官)이며 *모려(謀慮)를 주재(主宰)한다.

간은 외부로부터의 침입을 막고 대책을 생각하며 병사(病邪)에 저항하는 기능이 있다. 따라서 「소문」의 영란비전론은 「간은 장군의 관, 모려를 생성한다」고 했다. 즉, 한 나라의 장군과 같이 외부로부터 들어오는 병을 막고 저항하며 여러 독소물질을 해독시키는 작용을 한다. 간은 투쟁을 맡은 장기라고 할 수 있다. 우리는 '간이 부었다, '대담(大膽)하다' 같은 말을 하는데 이것은 모두 투쟁과 간이 밀접하게 연관되어 있다는 것을 밝히는 표현이다. 실제로 투쟁의 원동력이 되는 분노의 감정은 간에 속한다.

'모려'란 일종의 사유(思維)활동을 말한다. 다시 말해 간은 어떤 일을 계획하고 작전을 짜서 결단하는 작용을 한다. 간과 표리관계에 있는 담의 실증은 흥분하거나 술을 마시거나 하면 일시적으로 판단력이 흐려지고 평소보다 과격해진다.

③ 간과 근(筋), 조갑(爪甲)과의 관계

근은 간이 관장하는 것이다. 「소문」의 음양응상대론(陰陽應象大論)은 「간은 근을 낳는다」고 했고, 「소문」의 오장생성편은 「간의 합(合)은 근이다」고 논술하고, 「소문」의 육절(六節)장상론은 「간은 피로에 견디는 근본이다. 간이 왕성하면 근이 충실해진다」고 했고, 「소문」의 상고천진론(上古天眞論)은 「남자는 56세가 되면 간기가 쇠하고 근은 움직이기 힘들게 된다」고 설명하고 있는 것 등은 모두 간장과 근의 운동이 같은 하나의 연관관계를 가지고 있는 것을 설명한 것이다.

손톱의 튼튼하고 연약하며 두껍고 얇은 것과 그 색의 마르고 오므라들고 윤택함에 의해 간의 건강상태를 알 수 있다. 가령 임상에서 간혈부족이 보이는 병인의 대부분은 손톱이 연하고 얇으며 손톱내부의 빛깔이 담백해지며 손가락의 손톱 중간에 움푹함이 보인다. 그리고 연로해서 신체가 쇠약하고 간혈이 왕성하지 않을 때에도 손톱이 마르고 연약한 등의 현상이 나타나는 경우가 있다.

④ 간과 눈의 관계

일반적으로 붉게 부어오르고 아픈 급성눈병은 「간화상승(肝火上昇)」의 질병에 속한다. 만성적인 *현훈, 또는 두 눈의 건조와 야맹증 등은 일반적으로 「혈이 간을 기르지 않는다」는 질병에 속한다. 서양 의사들이 많이 권하는 간유는 몸에 이로우며 영양 부족으로 인한 야맹증(夜盲症)은 동물의 간을 먹으면 잘 치료된다. 사람의 눈은 흔히 호수나 강에 비유되며 윤택하고 검어야 건강한 눈이라 할 수 있다. 또한 눈은 마음의 창으로 눈에는 그 사람의 정신이 깃들여 있으며 오장육부의 모든 정기가 집중되어 있는 기관이라 할 수 있다. 간경맥은 눈과 연결되어 있으며, 간의 기가 든든하면 시력이 좋고 간의 기가 부족하면 시력이 나쁘면서 눈에 깔깔한 증세가 생기게 된다. 또한 간에서 열이 올라오면 눈이 아주 피로해지고 충혈되고 부으면서 눈곱이 자꾸 끼는 증세가 나타난다.

(2) 심(心)(부 附, 심포락 心包絡)

① 심은 군주(君主)의 관(官)으로서 신명(神明)을 주재한다.

심은 인체의 생명활동을 주재한다. 장부 중 중요한 지위를 차지하고 있으며 일체의 정신의식 사유는 모두 심의 기능에 속한다. 이에 심을 「군주의 관」이라 일컬어 그 중요성을 설명하고 있다. 「영추(靈樞)」의 사객편(邪客篇)에 「심(心)은 오장육부의 대주(大主)이며 정신이 존재하고 있는 곳이다」고 했다.

심은 오장육부의 대주이기 때문에 장부가 분업을 하고 상호협조를 하며 전체의 활동기능을 발휘하는 것을 주관할 수 있다. 만약 심장에 병변이 있으면 그 밖의 장부 활동 또한 혼란을 주어 수시로 질병이 발생될 가능성이 있다.

「소문」의 영란비전론(靈蘭祕典論)에 「주(主)가 똑똑하면 곧 아래가 편안하다. 주가 불명(不明)하면 곧 십이관(十二官)이 위험하다」는 기술이 있다. 신명(神明)을 주재한다는 의미는 정신활동, 의식활동을 주관한다는 의미로 기능장애로는 *건망증, 불면증, 정신장애 등이 나타난다.

② 심은 혈맥(血脈)을 주재(主宰)하며 그 현상은 얼굴에 나타난다.

맥(脈)은 오체(五體)의 하나로서 그 작용은 혈액을 싸서 이를 전신에 주류시키며 순환한다. 혈액순환을 주관하는 주요기관은 심이기 때문에 혈맥에 나타나는 현상은 대개 심장과 관계가 있다. 가령「소문」의 육절장상론(六節藏象論)에는 「심(心)은 생(生)의 근본이며, 그 외화(外華)는 얼굴에 있고 그 충(充)은 혈맥에 있다」고 했다. 이는 심과 혈맥관계와 외부에 나타나는 현상을 지적한 말이다.

심장의 기가 병적으로 되거나 다른 장부의 병적인 상태가 심에 영향을 줄 때 심의 혈맥을 주관하는 기능에 장애가 오게 된다. 그래서 심의 혈(음적인 기능)이 허하게 되면 얼굴이 창백하고 윤기가 없으며 맥이 가늘어지는 증세가 나타나고, 심의 기(양적인 기능)가 허해지면 안색이 어둡고 맥이 무력한 증세가 나타난다.

③ 심(心)과 혀(舌)의 관계

심과 생리활동과 병리변화는 혈맥과 광택, 그 밖에 관계가 있는 증상의 방향에 나타날 뿐만 아니라, 혀에도 나타나기 때문에 임상진단에 있어 큰 도움이 된다.

예를 들면 혀가 붉은 것은 심장에 열이 있고 화기가 과잉되어 있다는 것을 의미하며 담홍색이면 혈허(血虛)이며 심기(心氣)가 부족하다는 것이다. 심신이 병들었을 때에는 대개 혀가 꼬여 언어불능·섬어(헛소리) 등의 현상이 나타난다.

이와같이 심은 혀의 기능과 관련이 있어서 심의 기능이 정상이어야 다섯 가지 맛을 다 알 수 있고, 말할 때 발음하는 것도 심의 기능과 관련되는 것이다. 심이나 심포에 열이 있게 되면 헛소리나 미친 소리를 하고, 말을 더듬거리거나 심하면 전혀 하지 못하는 증세를 보인다.

심은 피를 주관하는데 땀은 피에서 나오는 것이므로 심은 땀과 관련이 있다. 일반적으로 피가 부족(혈허증)하면 땀이 적게 나오고, 땀을 지나치게 흘리면 피가 허해진다. 또한 심의 음기가 허하게 되면 식은땀이 나고, 심의 양기가 허하게 되면 땀이 저절로 난다.

심포락은 심장을 보호하는 기능을 가지고 있으며 심장의 명령을 집행하는 작용도 있다. 따라서 「소문(素問)」의 영란비전론에 「전중(심포락을 가리킨다)은 신중히 생각함의 관이기 때문에 심장의 희락은 심포에 의해 밖으로 나타난다」고 하였다.

(3) 비(脾)

① 비장은 소화흡수를 주관하는 운화(運化)작용을 한다.

비의 주요기능은 음식물의 정기를 바꾸어 정기(精氣)를 전신 각처에 운반하는 일이다. 가령 「소문」의 경맥별론(經脈別論)은 「음식물이 위로 들어가면 정기를 분리해서 이를 상행시켜 비로 운반하고 비장의 기(氣)는 폐에 흡수된다」고 했다.

「소문」의 궐론(厥論)은 또 「비(脾)는 주로 위(胃)에 그 진액을 전달하는 것이다」고 했다. 이들은 모두 비장(脾臟)이 음식물의 정기를 전화해서 수액을 운반하는 기능을 갖추고 있다는 것을 설명하고 있다.

정기(精氣)와 진액(津液)은 모든 인체의 각부를 자양(滋養)하는 데 필요한 물질이며 비장은 이들 물질의 주요한 공급자이다. 그러므로 「소문」의 옥기진장론(玉機眞藏論)에서는 「비의 맥(脈)은 토이며 사방에 관개하는 것이다」고 했다. 이것은 또 「토는 만물을 낳는다」는 현상을 비장의 운화 기능에 비유한 것이다.

만약 비장의 운화 능력이 부족하면 정기를 순조롭게 전신 각처에 수송할 수 없게 되고, 복만, *장명, 설사, 소화불량 또는 식욕부진 등의 징후가 나타나며, 이로 인해 몸은 깡마르고 정신은 악화되는 등의 증상이 나타난다. 즉, 수분의 흡수와 배설 기능을 주관하고 온몸의 피가 정상적으로 혈맥 속을 따라 순환하도록 조절하고 통솔하는 기능이 바로 운화기능이다.

② 비는 혈을 통할(統轄)한다.

비는 생리적으로 혈액을 통할하는 기능을 갖추고 있다. 만약 비장의 기능에 이상이 있으면 혈액을 통할하는 작용이 상실되어 각종 형태의 출혈질환이 발생한다. 가령 오래도록 낫지 않는 혈변과 여성의 이상적인 월경의 과다증상과 자궁출혈 등과 같은 증상이 나타난다. 이들 비장의 병에 의해 야기되는 출혈질환은 치료방법에 있어서 반드시 「혈을 끌어 비에 돌린다」와 「비를 보해서 혈을 양한다」와 같은 방법을 적용해야만 비로소 양호한 효과를 거둘 수 있다.

③ 비와 사지기육(四肢肌肉), 그리고 *구순(口脣)과의 관계

기육의 생성은 주로 음식물의 정기공급에 의존하는 것이며 음식물의 정기를 수송하는 장기는 비장이다. 그래서 「소문」의 음양응상대론에는 「비는 육을 낳는다」라 했으며, 「소문」의 허론에는 「비는 몸의 기육을 관장한다」는 기록이 있다. 사지 무력 등의 증상은 모두 비병의 범주에 속한다. 가령 「소문」의 태음양명론(太陰陽明論)에 「지금 비가 병들어 위에 그 진액을 돌릴 수 없을 때에는 사지가 음식물의 정기를 받을 수 없게 되며 정기는 날로 쇠약해지기 때문에 맥이 잘 흐르지 않으며 근골기육은 모두 정기를 얻을 수 없게 된다. 그로 인해 활동할 수 없게 되는 것이다」고 한 것은, 비가 위를 위해 진액을 운행할 수 없는 상황에서는 기육과 사지의 영양이 결핍되고 사지의 부자유 증상이 발생하는 것을 설명한 말이다.

(4) 폐(肺)

① 폐는 기(氣)를 주재한다.

「폐는 기를 관장한다」는 두 가지 의미가 있는데 하나는 폐가 호흡기능을 가지고 있다는 것이며 또 하나는 폐가 몸의 「진기」를 관장하는 것을 가리킨다. 「중장경(中藏經)」에 「폐는 기를 낳는 근본」이라 했다. 즉, 기와 호흡을 주관하며 사람이 생명활동을 유지하는 데 필요한 에너지를 진기(眞氣)라 하며 폐는 이러한 진기를 각 기관에 보내는 일을 주관한다.

「의종 독(醫宗必讀)」은 「폐엽(肺葉)은 희고 빛나며 이를 화개(華蓋)라 하거니와 이로써 여러 장기를 덮는다. 허한 것이 흡사 벌집과 같으며 밑에는 구멍이 없고 들이마시면 가득 차며 토하면 허해진다. 한번 마시고 한번 토하면 스스로 증대축소하고 청탁의 운화를 관장하기 때문에 몸의 펌프가 된다」고 했다. 이는 폐가 호흡기능을 가진다는 것을 설명한 구절이다.

② 폐는 상전(相傳)의 관이며, 조절을 주재한다.

「소문」의 영란비전론에 보면 「폐는 재상(宰相)과 같으며 조절을 관장하는 곳이다」고 설명했다.

「소문」의 경맥별론에 보면 「폐는 백맥(百脈)을 통어(統御)한다」고 했다. 즉 폐가 심장을 도우며 인체의 혈액순환을 조절하고 기혈의 운행을 원활히 하여 오장의 기능을 도와주는 것을 말한것이다.

심은 혈을 관장하고 폐는 기를 관장하기 때문에 후세에 「기는 혈의 스승이다. 기가 순행하면 혈 또한 순행한다」라든가 「혈은 기의 모이다. 혈이 오면 기 또한 온다」등의 말은 모두 폐와 심 사이에는 밀접한 관계가 있다는 것을 뚜렷이 지적한 것이다.

③ 폐의 합은 피모(皮毛)이다.

「피모」는 주로 피부를 가리켜 말한 것이다. 「영추」의 경맥편은 「태음(폐)은 기를 순환시켜 피모를 따스하게 하는 것이다」고 설명했다. 피부는 인체의 밖을 보호하는 양기가 분포해 있는 것으로서 외계의 기온과 체온변화에 따라 조절작용을 일으킨다.

예를 들어 냉과 만나 수축해서 치밀해지면 땀이 없으며, 소산해지면 땀이 나온다. 그러므로 폐가 약한 사람은 피부가 약해지는데 그렇게 되면 피부에 핏기가 없고 꺼칠해지고 한다. 이렇게 피부가 약해진다는 것은 피부의 저항력이 약해져 쉽게 감기 같은 외감성 질병에 걸린다는 뜻인데, 여름에 해수욕을 하거나 냉수 마찰을 하여 피부를 강화하면 겨울에 감기에 대한 저항력이 생기는 것도 폐가 피부와 관련이 있기 때문이다.

④ 코는 폐의 통로이다.

폐는 호흡을 관장하며 코는 호흡이 출입하는 문호이기 때문에 폐에 병변이 있으면 언제나 코에 영향을 준다. 「영추」의 맥도편(脈度篇)에서는 「폐기는 코에 통하고, 향기를 잘 분간한다」고 설명했다. 그러므로 폐기가 풍한(風寒)에 침입되었을 때에는 코가 막히기도 하고 콧물이 나와 향기를 분간하지 못하게 된다. 피부와 코는 모두 몸의 내부와 외부환경이 기를 주고받는 통로이기 때문에 기를 주관하는 폐와 관련이 있으며 코는 기가 직접 폐로 들어오고 나가는 기관이지만, 피부는 땀구멍을 통해 기가 들어오고 나간다.

⑤ 폐와 목과 소리의 관계

목은 폐관의 상구에 있으면서 폐기가 출입하는 경로가 된다. 폐는 발성의 그릇이며 목은 음성의 문호이다. 때문에 폐부에 병변이 있으면 대개 목의 질병을 일으키고, 혹은 음성의 변화에 영향을 주며 심한 경우에는 소리가 나오지 않게 된다.

(5) 신(腎)

① 신은 정(精)을 저장한다.

신은 정을 저장한다는 말은 두 가지 측면을 포함하는데 하나는 오장육부의 정을 저장하는 일이며 또 하나는 생식분야의 정(精)을 저장하는 일이다.

오장육부의 정은 음식물에 유래되는 인체의 생명활동을 유지하는 기본적인 영양물질로서 그것은 신에 저장되는 것이며, 또한 수시로 오장육부의 수요에 따라 공급된다. 반면 생식분야의 정은 남녀성교의 음액(淫液)이며, 인류가 생육번식 할 수 있는 가장 기본적인 물질이기 때문에 인체발육의 성숙단계가 되면 자연적으로 정기는 충만하여 생식작용을 영위할 수 있게 되는 것이다.

② 신기와 생장발육의 관계

신기는 부모의 선천적인 정기를 이어받은 것이고, 여자가 임신한 후에 태아의 발육성장을 촉진하는 기초가 된다.

출생 후 신기는 후천적인 정기의 보충을 얻어 점차로 충실해지며 인체의 생장발육을 촉진시키는 것이다. 「소문」의 상고천진론(上古天眞論)은 「여자는 7세에 신기가 활발해지며 *치아가 바뀌어 나고 두발은 길어진다. 14세에 선천적인 정기가 비로소 그 기능을 시작하고 임맥이 통하며, 태충맥은 활발해져 월경이 시작되어 생식기능이 가능해진다. 21세에서 신기는 성인의 정상상태에 달하기 때문에 사랑니가 생기고 치아가 전부 성장한다. 49세로 임맥은 허해지며 태충맥은 약간 쇠하고 선천정기가 쇠진해져서 월경이 멎는다. 그러므로 몸은 쇠하고 임신의 기능이 멎게 된다.

남자는 8세에서 신기가 실하며 두발이 길어지고 치아가 바뀌어 나온다. 16세에서 신기가 활발해지며 선천정기가 충만하기 시작, 정기는 충만하고 정액을 가져오며 여자와 교합한다. 이 때부터 생식기능이 시작된다. 24세에 신기는 성인의 정상상태에 달하고, 근골은 강건해진다. 40세에 신기는 쇠해지며 모발이 빠지고 치아가 시든다. 56세에 선천정기는 쇠진해지고 정액은 감소된다. 64세가 되면 치아와 두발이 빠진다. 바야흐로 오장이 모두 쇠하며 근골이 느슨해지고 선천정기는 다 쇠진해진다. 때문에 머리와 턱의 털은 하얗고 몸은 무거우며 보행이 바르지 않으면서 생식기능도 떨어진다」고 하였다.

③ 신은 명문(命門)의 화(火)를 주재한다.

신은 생명의 근본인 명문(命門)과 수(水)를 관장하여 「명문의 화(火)」라고 칭한다.

신은 인체의 기가 있는 곳으로 수를 관장하는 정을 저장하여 인체의 내장기능과 성장 발육을 주관하며 생육번식을 주재한다.

④ 신은 골수(骨髓)를 주재, 뇌에 통한다.

골과 수의 생장발육은 모두 신장과 일정한 관계가 있다. 가령 골위병은 「소문」의 '위론'에서 「신기의 열」에 의한 것으로 간주되고 있다. 왜냐하면 신장은 열을 받으면 신기를 손상하기 때문에 골이 시들고 수가 감소되는 결과가 되며, 팔 운동회전불능과 다리가 마비되어 직립불능이 되는 등의 증상이 나타난다. 또한 「소문」의 음양응상대론에 「신은 골수를 낳는다」고 했으며, 「소문」의 역조론(逆調論)에는 「신기가 성하지 않으면 즉 수(髓)는 가득 찰 수가 없다」고 한 것은 모두 신과 골수의 관계를 지적한 것이다.

수(髓)의 회합은 뇌이므로 「영추」의 해론(海論)에는 「뇌는 수(髓)의 바다」라고 했다. 「소문」의 오장생성론은 「여러 수는 모두 뇌에 속한다」고 했다. 뇌는 여러 수의 회합이며, 골수, 뇌수, 척수 등이 회합하는 장소로 신장의 변화에 의해 만들어진다. 따라서 신장은 단순히 오장육부의 근본일 뿐 아니라 골수와 뇌의 기능과 관계가 있는것이다.

⑤ 신은 귀와 이음(二陰)에 연결된다.

신의 기운은 상부에서는 귀와 연결되어있고 하부에서는 이음(二陰) 즉 전(前)후(後)음과 연결되어 있는데 전음(前陰)은 배뇨·생식기능을 주관하고 후음(後陰)은 배변 배설기능을 하는것이다. 「영추」의 맥도편에 「신기는 귀에 통하고 신화(腎和)하면 오음을 잘 들을 수 있다」는 기재가 있다. 임상에서 신이 실한 환자는 흔히 *이명 현상을 수반하며, 심하면 청력손실이 되나 신을 사하는 방법으로 치료하면 점차 호전된다. 이것은 즉 신과 귀의 관계를 설명한 것이다.

2) 육부(六腑)

(1) 담(膽)

① 담은 중정(中正)의 관이며 결단(決斷)을 관장한다.

「소문」의 영란비전론은 「담은 중정의 관이며 결단을 내린다」고 했다. 「소문」의 육절장상론은 또 「11의 장은 그 결단을 담에서 취한다」고 했다. 중정이란 불편불기로서 정확하다는 뜻을 가지며 결단이란 최후의 결정을 한다는 뜻이다. 이는 담이 중정의 기관으로 용감함이나 대담한 의식 활동과도 관련이 있다. 흔히 '저 사람은 참 대담해', '담력이 세다'는 말은 이러한 담의 정신의식적인 기능과 관련이 있다.

② 담은 중정의 부(腑)이다.

「장씨류경(張氏類經)」은 「담은 중정(어느 쪽에도 치우침이 없이 곧고 바름)의 관이며 청정한 액을 저장한다. 그래서 중정의 부라 한다. 심리적 교란상태가 왕성해지면 탁해지나 이것 자체는 맑은 것이다」고 설명하였다.

③ 간과 담의 상호관계

한 사람의 모려(謨慮)와 판단력은 오직 담기의 강약에 따라 결정될 뿐만 아니라 간장과도 또한 일정한 관계가 있다. 왜냐하면 간과 담은 서로 표리관계에 있기 때문이다.

「장씨류경」은 「담은 간에 붙어 서로 표리를 이룬다. 설혹 간 기운이 강하다 하더라도 담이 아니면 결단할 수 없다. 간담이 서로 도움으로써 용감해진다」고 설명하고 있다.

(2) 소장(小腸)

① 소장은 물질을 바꾸어 청탁(淸濁)을 구별하는 일을 한다.

「소문」의 영란비전론은「소장은 식물을 받아 넣는 기관이며 소화를 영위하는 곳이다」고 했다. 이것은 소장의 기능은 위에서 내려오는 음식물을 받아 넣어 청탁을 구별하는 일을 영위하는 것임을 설명하고 있다. 즉, 청탁(淸濁)을 분리하는 작용은 맑은 기와 탁한 기를 구분하여 영양분과 찌꺼기로 구분한다는 의미이다.

정기(精氣)를 비에 귀속시키고 오장으로 수송해서 저장시키며, 동시에 찌꺼기 속의 수액을 방광에 귀속시키고 남은 찌꺼기를 대장으로 귀속시켜 체외로 배설하게 함으로써 그 「물질을 화한다」는 사명을 완성하는 것이다.

② 대장과 소장의 관계

소장은 음식물을 변화시키고 청탁을 구별하는 기능이 있으며, 대장은 찌꺼기를 변화시켜 배출하는 작용을 가지고 있다. 여기서 발하는 내장과 소장의 관계는 실제에 있어서는 대소변의 관계인 것이다.

③ 심장과 소장의 관계

심장과 소장의 관계는 경맥에서 수소음경(手小陰經)은 심에 속하고 소장에 이어지며, 수태양경(手太陽經)은 소장에 속하고 심에 이어져 있기 때문에 양자는 표리를 이루고 있다.

(3) 위(胃)

① 위는 수곡(水穀-음식물)의 바다이며 수곡의 부숙(剖熟)을 관장한다.

사람은 선천적인 정기를 받음으로써 생장 발육하지만 다른 한편으로는 끊임없이 후천적인 음식물의 정기가 부단히 영양분을 공급하는데 의존하지 않으면 안된다. 이러한 음식물의 정기가 형성되려면 먼저 잘게 부수고 소화시키는 * 부숙 단계를 거치지 않으면 안되는데 음식물을 부숙시키는 것이 곧 위의 기능인 것이다. 「영추」의 옥판편(玉版篇)은 「위는 수곡의 바다」라고 했다. 「영추」의 오미편(五味篇)에서도 「위는 오장육부의 바다이다. 수곡은 모두 위에 들어가며 오장육부는 모두 그 기를 위에서 받는다」고 했다. 이것은 위가 음식물을 받아 넣는 곳이며 음식물은 반드시 위의 작용을 거침으로써 오장육부는 비로소 음식물의 정기를 얻으며, 그 부단한 활동을 유지할 수 있다는 뜻이다.

② 위(胃)와 비의 관계

경맥의 순행에 있어서 족태음(足太陰)경맥은 비에 속하고 위에 이어진다. 족의 양명(陽明)경맥은 위에 속하며 비에 이어지는 것이며 양자는 표리관계를 이루고 있다.

기능에 있어서 위는 음식물의 부숙을 관장하고 비는 음식물의 운화, 진액의 수송을 관장하기 때문에 양자는 분업합작으로 완성하는 과정에 있어서 상호의 존관계를 가지고 있다.

(4) 대장(大腸)

① 대장은 찌꺼기를 반출하는 것을 관장한다.

「소문」의 영란비전론은 「대장은 전도의 관이며 변화시켜 배출시킨다」고 했다. 전도란 수송의 뜻이다. 변화란 배설하는 분변을 가리키며 음식물이 변화된 후 흡수되지 않은 물질이다. 그렇기 때문에 「변화시켜 배출한다」고 하는 것이다.

② 폐와 대장의 관계

경맥에서 수태음경은 폐에 속하고 대장과 이어지며, 수의 양명경은 대장에 속하고 폐와 이어진다. 그들 사이에는 서로 표리관계가 있기 때문에 「영추」의 본수편(本輸篇)은 「폐는 대장과 합한다」고 하였다.

(5) 방광(膀胱)

① 방광은 진액(津液)을 저장하는 것을 관장한다.

「소문」의 영란비전론은 「방광은 주도(州都-정도에 알맞게 처리함)의 관이며 진액을 저장한다」고 했다. 여기서 말하는 진액이란 인체의 소변을 가리켜 말한 것이다. 왜냐하면 음식물을 섭취한 후 비위의 작용을 받아 진액이 되면 전신에 운반되어 영양을 공급하기 때문이다. 단, 사람이 필요로 하는 체액에는 일정한 한도가 있으며 여분의 것은 땀이 되어 체표에서 배설되고, 그 대부분이 신에서 수뇨관을 거쳐 방광에 보내어져 소변이 된다. 방광의 이상은 소변의 색깔이나 횟수로 알 수 있다.

② 방광과 신의 관계

방광의 족태양맥(足太陽脈)은 신족소음경맥(腎足少陰經脈)과 표리를 이루며 족소음경맥은 신에 속하고 방광과 이어지며, 족태양경맥은 방광에 속하고 신에 이어진다. 「영추」의 본수편에는 「신은 방광과 합한다. 방광은 진액의 부이다」고 했다.

(6) 삼초(三焦)

① 삼초(三焦)의 부위

삼초는 육부의 하나이나 그 밖의 오부와는 다르다고 할 수 있다. 「영추」의 영위생외편(營衛生會篇)과 「의학정전(醫學正傳)」등의 기술에 의하면, 인체는 그 부위에 따라 상초, 중초, *하초로 구분되어 있다. 혀 아래까지의 흉부와 심폐의 두 장은 상초에 속하고, 위의 상구에서 위의 하구까지의 상복부와 비위의 두 장은 중초의 범위에 속하며, 위의 하구에서 대·소변 배설기능을 관장하는 이음(전·후음)과 하복부와 간, 신, 대소장, 방광 등의 장기는 하초의 범위에 속한다.

② 삼초(三焦)의 기능

삼초의 기능을 총괄해 말하면 기, 혈, 진액을 골고루 보내주고 음식물을 부숙시키며 물이 통하는 길을 정비하는 등 세 가지 작용이 있다.

㉠ 상초(上焦)

「영추」의 영위생회편은 「상초는 안개와 같다」고 했다. 또한 「영추」의 결기편(決氣篇)에서 「상초에서 발하여 오곡의 맛을 속속들이 퍼지게 하고 피부를 덥게 하여 몸을 충실하게 하고 털을 윤기있게 해준다」라고 했다.

㉡ 중초(中焦)

「영추」의 영위생회편은 「중초는 담구는 것과 같다」고 했다. 담구는 것과 같다란 비위의 소화상태를 가리켜 한 말이다. 왜냐하면 중초의 범위에 속해 있는 장부의 기능에서 볼 때 주로 음식물을 운화하고 기혈진액을 활성화해서 전신을 자양하게 하기 때문이다. 또한 중초 또한 위를 포함하고 있기 때문에 이것이 기를 받으면 찌꺼기를 밀어내고 진액을 증발하고 그 정기를 변화시켜 위로 폐맥에 연결하고 다시 혈로 바뀐다.

㉢ 하초(下焦)

「영추」의 영위생회편은 「하초는 도랑과 같다」고 했다. 「장씨류경」은 「도랑은 물을 흐르게 하는 곳이다. 하초는 나가는 것을 관장할 뿐 들어오는 것을 관장하지 않으며, 가서는 돌아오지 않는 것을 말한다」고 했다. 따라서 하초의 주요 기능은 수액의 침투, 청탁의 분배와 대소변의 배설 등이다. 즉 하초는 배출하는 것을 관장할 뿐 안으로 받아들이지 않는다는 뜻이다.

③ 삼초(三焦)와 심포락(心包絡)관계

경락에서 수궐음경(手厥陰經)은 삼초를 심포에 배합시키고 수소양경(手少陽經)은 심포가 삼초에 배속되어 있으며 이 두 개의 경락은 서로 표리관계에 있다. 따라서 심포와 삼초는 그 기능에 있어서 표리상통하며 밀접하게 관련되어 있다.

④ 삼초는 수분과 기순환의 중심이다.

삼초는 각 장부가 제기능을 할 수 있도록 서로 기능적으로 연결해주는 연결통로나 기능체계를 말하는 것으로 동양의학에서는 장기의 개념이다. 삼초는 해부학적으로 인체에 존재하지 않지만 생명유지의 3단계, 즉 음식물을 섭취하고 소화되어 전신에 공급되고, 배설되는 각 단계마다 일어나는 생리현상을 설명하는 개념이다.

III

정(精)·신(神)·기(氣)·혈(血)·진(津)·액(液)

제3장 정(精)·신(神)·기(氣)·혈(血)·진(津)·액(液)

사람이 태어나서 영양을 섭취하고 사기(邪氣)의 침입을 방위(防衛)하여 건강을 유지하며 생활해 나가는 것을 삶을 영위(營爲)해 나간다고 한다. 삶을 영위해 나가기 위해서는 기본적으로 정·신·기·혈·진·액을 필수로 한다.

정·신·기·혈·진·액 등은 모두 선천적으로 타고나며, 출생 후에는 섭취한 음식물을 소화·흡수하여 기화작용을 거쳐 정수의 형태로 저장하였다가 정·신·기·혈·진·액이 부족해지면 각각의 형태로 보충되어 생명활동의 원동력이 된다. 뿐만 아니라 새로운 생명체를 만들어 내는 기초적 물질이 되거나 각 장기와 기관, 조직의 기능과 활동의 원동력이 되기도 한다. 또한 이러한 물질들의 생성, 운행, 분포는 장부나 경락의 소화·흡수·변화·운반·저장 등의 기능활동에 의해서 이루어진다.

1. 정(精)

1)정(精)의 개요

정(精)은 만물을 구성하는 모든 물질의 바탕이 되는 물질로 기(氣)의 정수(精髓)이므로 정기(精氣)를 바로 정이라고 볼 수 있다. 정에 대한 이러한 인식은 모든 물질의 기 가 되는 것이 것이라는 관점에서 자연계의 모든 물질의 바탕이 되는 넓은 의미의 정(精)에 대한 인식이 의학에 흡수되면서 인간 생명현상의 바탕이 되는 물질로 정의되었다.

정(精)은 두 가지 개념으로 이해되어지는데 하나는 남녀간에 정이 통해 두 사람의 육체적인 결합에 의해 형성되는 선천의 정과, 또 하나는 선천의 정을 통해

* : 부록용어 설명 참조

생명을 영위해 가는 과정에서 형성되는 후천의 정이다. 선천적인 정은 生殖(생식)을 위한 정을 포괄하는 것이며, 후천적인 정은 자연계로부터 섭취하여 오장육부와 사지백해(四肢百骸)에 공급되는 영양물질을 의미하는 것이다. 인간의 생명활동은 이러한 정에 의해 발현되며 유지된다.

오장육부의 정기는 모두 위로 올라가 눈에 모여져서 정이 된다.「소문」의 음양응상대론(陰陽應象大論)에는 「미(味)는 형(形)을 상하게 하고, 기(氣)는 정(精)을 상하게 한다」고 했는데 이것은 모두 오장육부의 정을 가리켜 한 말이다. 오장육부의 정은 인체의 주요한 영양물질이다. 음식물이 섭취된 후에 비위에서의 소화흡수와 기화작용을 거쳐 정(精)의 형태로 생성되어 신에 저장되었다가, 오장육부가 이들 소화분해 된 음식물의 영양을 필요로 할 때 간을 통해 저장된 정(精)을 배분한다. 따라서 오장육부의 정은 끊임없이 발생하게 되는 것이다.

(1) 선천의 정

선천의 기는 부모의 정과 혈의 결합에 의해 모태에서 수정되는 순간 최초로 형성되는 것으로 신체의 조직이 만들어지기 이전에 형성되는 물질이다. 이 선천의 정을 받아 태내에서 자라는 태아는 이러한 정을 중심으로 모체의 기·혈로부터 영양을 받으면서, 뇌수 → 뼈 → 혈관과 혈액 → 근육 → 모발의 순서로 형성되고 생장하여 간다.

(2) 후천의 정

후천의 정은 부모의 결합에 의해 태어난 후에는 선천의 정을 기초로 하여 성장해 가면서, 음식물의 섭취를 통해 위와 비의 소화흡수 및 기화작용을 받아 생리활동의 기 물질로 전신을 순환하게 된다. 즉, 음식물이 위와 비의 소화흡수 및 기화작용을 받아 생성된 미즙형태인 후천의 정은 간장에 저장되고 오장육부의 요구에 응하여 각각의 신체장부에 배분되어 이를 보양하면서 동시에 생식용 정으로 비축된다.

2) 정(精)의 기능

(1) 생식기능

아버지의 정자와 어머니의 정혈이 결합하여 태아를 형성하고 발육하여 선천의 정이 된다. 생식기능을 위한 정은 신(腎)에 비축된다. 정(精)이 과다하여 장부에서 쓰고 남을 경우에는 신이 이를 받아 비축하기 때문에 정이 많아서 병이 되는 경우는 없고 대개 부족함에서 오는 경우가 많다. 그러나 습(濕), 열(熱), 화(火) 등의 사기(邪氣)에 의해 정이 변질된 경우에는 병으로 발전한다. 이처럼 정은 신(腎)과 밀접하게 관련되어 있다.

(2) 생장과 발육기능을 담당한다.

부모의 교합으로 이루어진 태아는 먼저 정(精)을 이루고 정이 이루어지면 뇌수가 생기고 뼈와 맥과 근육이 갖추어지고 피부가 단단해지며 모발이 형성된다. 태어난 후에는 선천으로 갖춘 정이 폐에 수송되어 폐에 흡입된 '천공의 기'와 결합하여 진기가 되며 인간 생명 활동의 원동력으로 기능한다.

(3) 정신기능의 기초가 된다.

정은 뇌수를 생성하여 지능의 발달과 언어, 감각능력의 발달 등 정신성장에 관계한다. 따라서 선천의 정이 허약하거나 후천적으로 정이 부족하거나 손상되면 소아에게 성장부진과 형성부전을 일으킨다. 즉 소아의 발육상태 중에서 서는 것(立)과 걷는 것(行)이 늦으며, 머리카락(髮)이 늦게 자라고, 이(齒)가 늦게 나며, 언어(語)가 늦게 된다. 또한 머리, 목, 손과 발, 입, 근육 조직 등이 연약하며 무력하게 된다.

(4) 인체의 운동과 기능 활동의 바탕이 된다.

정은 장부와 사지, 근골, 오관, 귀를 자양(滋養)한다.

〈정(精)과 신(腎)과 病邪(병사)〉

정은 신(腎)에 저장되어 있기 때문에 주로 신장기능계통과 관련되어 문제가 나타난다.

① 신은 머리카락을 주관 → 정이 부족하면 모발의 윤기가 감소하고 탈모 및 백발이 된다.
② 신의 규(竅)는 귀이므로 신정이 부족하면 이명, 청력 감퇴 등의 증이 나타난다.
③ 신은 뼈를 주관 → 정이 상하면 뼈가 시리고 저림
⇒ 눈동자도 탁하게 됨(눈동자는 뼈의 정이기 때문)
④ 신은 허리 주관 → 정이 부족하면 허리와 무릎에 힘이 없고 아프며, 움직이기 힘들다.

(5) 외부 자극이나 병사(病邪)에 대한 방어기능을 한다.

병사는 기가 허한 틈을 타서 들어오게 된다. 기가 허한 것은 인체의 정기가 빠져나가서 생긴 것으로 정이 부족하면 병사에 대한 방어기능이 약화되어 병사에 쉽게 노출된다.

오장은 정을 비축하는 기능을 주로 하는데, 이 기능이 상하게 되면 정이 비축되지 못하게되어 음이 허해지며 음이 허해지면 기가 없어지고 기가 없어지게 되면 죽게된다고하여 정의 중요성을 말하고 있다. 즉, 정이 충만해지면 기가 왕성해지고, 기가 왕성해지면 체표의 위기 순환이 왕성해지기 때문에 피부, 근육, 장부에 나타나는 매우 미세한 결이나 피부와 근육이 서로 접하는 부분이 치밀해지므로 외사(外邪)를 방어할 수 있게 된다. 뿐만 아니라 정신기능이 활발해지고 생리활동이 왕성해지기 때문에 외부의 환경변화에 적응할 수 있는 능력이 커지면서 피부와 모발이 윤택해지고 안색이 좋아지며 눈과 귀가 밝아진다. 반대로 정의 소모나 손상이 오게되면, 체표의 위기순환이 원활하지 못하여 피부가 건강하지 못해 외사에 쉽게 침범되며, 외사에 대한 저항력이 약화되어 질병이 자주 발생된다.

3) 정과 상화(相和)

상화란 간·담·신·삼 의 화를 일컫는데, 일반적으로 명문지화를 말한다. 기능으로 볼 때 신장은 정(精)을 비축하는 기능을 하고, 간은 소통시키는 기능을 담당하고 있다. 그런데 신과 간은 모두 상화의 영향을 받고 있으며, 상화는 다시 군화(君火)인 심장에 종속되어 있다. 심장이 외부의 자극에 영향을 받으면, 이에 따라 상화(간.담.신.삼)의 기운이 움직이게 되어 간의 소통기능에 의해 저절로 정(精)이 흐르게 된다.

즉, 정의 비축은 신이 담당하고 소통은 간에 의해 이루어지나, 심장에서 발현되는 정신기능에 의해서 정이 흐르게 된다. 따라서 심장과 신장이 동시에 허하게 되면 정의 비축을 통제하지 못하게 되어 소변을 따라 정이 나오게 되는 뇨정(尿精) 현상이 일어나며, 시각, 청각의 감각으로 상화가 운행을 하면 군화인 심장 역시 동하여 정이 배출되기도 한다.

2. 신(神)

1) 신(神)의 생성과 그 작용

신(神)이란 사상의식(思想意識)과 일체의 생명활동 상태가 나타나는 하나의 추상명사로 정신이라 할 수 있는데, 그 근원은 생명과 마찬가지로 부모의 정과 혈의 교합으로 이루어진다.

태아형성 과정에 있어서는 생명의 신(神) 또한 동시에 길러진다. 「영추」의 본신편에는 「생명의 근원을 정이라 하는데 부모의 정이 상합(相合)한 것을 신(神)이라 한다」고 했다. 출생 후는 음식물을 섭취함으로써 신도 끊임없이 자양(滋養)을 섭취한다. 끝이 없이 섭취하고 끝이 없이 사용하는 상태를 유지해 간다. 「소문」의 육절장상론에도 「오미(五味)는 입으로 들어가 위장에 저장되고 미(味)가 저장되면 오기(五氣)를 자양하며, 기는 화(火)함으로써 발생하고 진액이 되며, 신은 거기서 자연히 발생한다」고 했다. 그러므로 정신(혼)은 아무런 근거도 없이 발생하는 것이 아니라 일정한 물질의 기초 위에서 발생하는 것이다.

건강한 사람은 신기가 왕성하고 활발하게 나타나지만 병에 걸렸을 때에 신기는 해(害)를 받기 때문에 정신이상 현상이 나타난다. 가령 눈의 광채가 없고 정신이 피폐해지며 심한 경우에는 언어실조에 빠져 환각을 느끼기도 하고, *인사불성이 되고, 혹은 의복을 걸치지 않으려 들고, 침대에 편하게 눕지 못하며, 허공을 향해 손을 내어 젓기도 한다. 따라서 병자의 신기를 관찰함으로써 병세의 가볍고 중한 것을 판단한다.

신은 인체의 기능활동 중에서 가장 중요한 작용을 할 뿐만 아니라 생명체 그 자체로 신과 생명은 불가분의 관계이다. 신기가 충만하면 신체가 강건하고 장부의 기능이 왕성하며 상호 원만한 협조가 이루어진다. 그러나 신기가 흐트러지면 모든 기능 활동이 비정상적으로 이루어진다.

2) 신(神)과 연계된 오장

신은 정신의식 활동기전에 의해 다음의 다섯 가지의 특징으로 나타나며 이들은 각각의 오장과 연계되어 기능한다.

(1) 심장에 연계 ⇒ 神(귀신 신)

모든 생명활동을 총칭하는 근본 신으로써 사물을 보고, 듣고 말하고, 행동하고, 생각하며 움직이는 운동활동의 모든 것이 신에 의한 표현으로 심장과 밀접한 관계가 있다.

(2) 간장에 연계 ⇒ 魂(넋 혼)

마음의 넋인 혼(魂)은 간의 인체 정신활동에 따라 나타나는 지각기능을 말한다.

(3) 폐에 연계 ⇒ 魄(넋 백)

넋인 백(魄)은 폐에 의해 그 기능이 시작되는 정신활동 요소의 하나로 본능적인 운동이나 동작, 심신의 반응을 비롯해서 감각기관인 눈과 귀를 맑고 밝게 만드는 기능을 한다.

(4) 비장에 연계⇒意(뜻 의)

생각의 창고인 의는 비장에서 생성되는 정신활동의 요소 중 하나로 비장기능과 밀접한 관계가 있는 의식 활동으로 이제까지의 경험과 기억이 기초가 된다. 정에 의해 마음으로 생각하는 것을 의(意)라고 한다.

(5) 신장에 연계 ⇒ 志(뜻 지)

지(志)는 신장에 의해 시작되는 정신활동의 하나로 지식과 경험을 기 로 하여 분석, 종합 등의 과정을 통해 뜻이 세워 지는 것으로, 의가 이미 결정되어 확실히 변하지 않는 것을 말한다.

3) 신의 기능

(1) 온몸을 다스린다.

신은 인식과정을 통해 슬기로운 지혜가 나오고, 이 지혜를 바탕으로 신체의 적합한 동작과 행위가 이루어지도록 조절하고 통제한다. 또한 외부에서 주어지는 자극이나 변화를 인식하고 이를 판단하여 적절한 반응을 일으키도록 한다.

(2) 정서를 총괄하고 조절한다.

희(喜)·노(怒)·우(憂)·사(思)·공포(恐怖) 등의 감정을 총괄하고 이를 조절한다. 정서의 변화는 해당되는 감정에 배속된 장부에 영향을 주게 되며, 이러한 영향은 생리적인 반응으로 나타나게 된다.

(3) 모든 생명활동의 정황을 밖으로 표현한다.

인간의 모든 생명활동은 신에 의해 통괄되어 나타난다. 신(神)이 충만하면 신체가 건강하게 되고 건강한 육체가 병들면 신도 병들고, 신이 병들면 육체도 병이 들며 육체의 죽음과 더불어 정신은 천지의 기가 되어 자연으로 되돌아간다. 이러한 기능을 통해 정기의 성쇠, 질병의 정도, 병의 경과에 대한 예후를 판단하게 된다.

4) 신(神)과 정(精)과 기(氣)의 관계

인체의 정·기·신을 세가지 귀한 보물인 삼보(三寶)라 말하는데 정(精)이란 후천적인 음식물이 소화·분해되어 생성된 물질로 인체활동의 물질적 기 이며, 기(氣)는 음식물의 정기와 흡인된 대기가 합해져 생성된 것으로 신체의 모든 생리작용을 일으키게 하는 중요한 물질이며, 신(神)은 인체의 모든 정상적인 생리활동을 주관하는 것으로 보아 이들 간에는 서로 매우 밀접한 관계가 있는 것을 알 수 있다. 즉 기는 정에서 생산되고 정 또한 기에 의해 발생한다. 그리고 정과 기

신(神)과 정(精)과 기(氣)의 관계	
정(精) ‖ **백(魄)**	· 인체의 모든 활동 원천으로 후천적인 음식물의 소화 분해를 통해 생성된 물질이고 수곡을 통해 흡수됨 · 땅을 나타내고 음이면서 몸을 관장한다. · 남성과 여성의 선천적 성에너지 · 신(神)과 기(氣)를 담는 그릇 · 인체의 최소단위인 세포는 정(精)의 결과
기(氣) ‖ **혼(魂)**	· 만물을 이루는 근본원리 · 인체의 생리작용을 만들어 내는 기초로서 정을 통해 생성되는 에너지 · 남자는 양기⇒ 기를 얻으면 흩어지기 쉬움 여자는 음기 ⇒ 뭉치는 일이 많음 · 정과 기는 상호관계가 있으며 기(氣)가 모이면 ⇒ 정(精)이 충만하고 밝아짐 정(精)이 충만해지면 ⇒ 기(氣)가 왕성해짐
신(神) ‖ **영(靈)**	· 인체의 생명활동을 총괄하여 통제하는 생명체 그 자체로 선천의 원기 · 우주의 이치를 알게 되며 정신세계까지를 볼 수 있어 자연과 우주의 이치를 깨달음 · 우주만물의 근원, 한 개체의 창조를 이루는 생명의 빛 · 신(神)이 우주의 정기를 받아 ⇒ 사람(인간) ⇒ 육체의 정을 통하여 만들어진 기(氣)로 마음을 나타내며 살아감

가 공동으로 작용함으로써 신이 나타난다. 따라서 정기가 넘치는 사람은 신 또한 반드시 왕성하나 신이 왕성하지 못한 사람은 정기가 부족하기 때문이라고 할 수 있다.

정(精)·신(神)·기(氣)는 각각 독특하고 독립적인 기능을 지니고 있지만 이들은 서로 상대에 의해 생성되고 통제되는 상호 밀접한 관계로 이루어져있다. 즉, 인체의 활동을 만들어내는 물질적 기초인 정은 인체의 생리작용을 만들어 내는 기에 의해 생성되며, 기 또한 정에 의해 생겨나고, 인체의 생리활동을 통괄하는 신 또한 정과 기에 의해 형성되어, 정과 기의 모든 활동을 주재하거나 정과 기의 활동 상태를 유발시켜 준다.

3. 기(氣)

1) 기(氣)의 개념

기는 우주만물과 인체를 구성하는 가장 기본적인 물질이면서 인체의 생명활동을 유지하는 데 근본이 되는 원천적인 물질이다. 인체를 구성하는 물질이 기라는 관점은 결국 기에 의해 인체의 생리기능이 유발되고 이를 통해서 인간은 생명활동을 영위할 수 있다는 것이다.

따라서 기는 인간 생명활동의 근본으로 이 근본이 끊어지면 인체의 생명활동은 불가능해진다. 기가 조화롭고 생동적이면 이에 따라 진액이 만들어지고 신기는 이를 기초로 하여 생성된다. 하늘은 사람에게 오기(五氣)를 먹여주고 땅은 오미(五味)를 먹여주는데, 오기는 코로 들어와서 심폐에 저장되고 그 기가 위로 상승하여 오색으로 하여금 밝고 윤택하게 하고 음성을 맑게 통하게 하며, 오미는 입으로 들어와서 신과 간에 저장되었다가 오장육부에서 필요로 할 때 공급해준다.

기는 자연과 인간의 생리활동을 이어주는 매개로 심리적 상태와 외계환경간의 협조나 평형을 유지할 수 있는 능력을 의미하는데 이러한 협조와 평형의 유지는 인체 내에 존재하는 기의 중개와 조절작용에 의한다. 인체를 구성하는 물질로서의 기는 천지기(天地氣)의 소통과 연접할 때 중개작용으로 나타난다. 인체의 기는 하늘에 통한다. 인간의 생명활동은 하늘에 통한다.

2) 기(氣)의 생성

인체의 생명활동 에너지원인 기는 선천적인 *기와 후천적인 기로 나누어볼 수 있으며 후천적인 기는 자연계에 존재하는 하늘의 기(氣)와 음식물을 통해 얻어지는 기(氣)로 구별할 수 있다.

① 선천적 기로써 부모를 통해 이어받은 정기

부모의 신체 결합으로 인해 부(父)의 양의 정기와 모(母)의 음혈을 기초로 하여 선천의 정이 형성되고 이를 통해서 정기가 생성된다는 것이다. 이러한 선천적인 기를 정기라고 한다.

② 자연계에 존재하는 맑은 기(氣)

폐의 호흡기능을 통해 자연계의 맑은 기인 청기(淸氣)를 흡입하여 인체를 구성하고 그 기능을 하게 된다.

③ 음식물을 통해서 생성되는 수곡의 정기

음식물은 지기(地氣)와 천기(天氣)의 결과로 얻어지는 것이며, 이러한 기의 결정인 음식물을 섭취하면, 위에서 소화되고 걸러져서 영양물과 찌꺼기로 구분되어 수곡의 정기는 폐로 전해지고 다시 오장육부에 골고루 퍼져서 대장을 통해 체외로 배설된다.

3) 기(氣)의 기능

기는 인간의 모든 것을 살아있게 하는 생명활동의 에너지원으로서 인체의 모든 장부, 기관, 조직 등을 보충하고 그것들에 영양을 주며 활동력을 부여한다. 또한 모든 물질을 전신에 수송하는 동력원이기도 하다. 즉 기는 장부나 기관의 생명 유지의 근원으로서 기능 활동의 원동력이며, 또한 혈이나 진액을 전신에 순화시켜 영양을 보급하거나 땀 또는 뇨(尿)등을 배설하게 하는 원동력이기도 한다. 이러한 기는 크게 추동작용, 온후작용, 방어작용, 호흡작용, 기화작용, 고섭작용, 영양작용 등의 기능을 가지고 있다.

(1) 추동작용(推動作用)

추동작용은 생장과 발육, 모든 조직과 기관 또는 장부·경락의 생리적 활동, 혈액순환, 신경활동, 체액의 수포와 대사 그리고 물질대사, 배설 등의 생리기능을 촉진시킨다. 즉, 장부의 모든 생리활동은 기의 순환을 통해 기가 지니고 있는 기능에 의해 혈액 순환과 진액의 보급 및 대사가 이루어지며 이를 통해 성장과 발육이 이루어진다.

(2) 온후작용(溫厚作用)

신체의 체온을 조절하는 작용으로 장부, 경락, 피부, 근골 등의 조직과 혈, 진액 등에 대하여 온후작용을 한다는 의미이다. 피부를 훈훈하게 하고 털을 윤택하게 하여 에너지 대사와 순환기능을 통해 체온을 유지하고 조절해 주는 작용을 한다고 볼 수 있다.

기의 이러한 온후작용에 의해 혈과 진액 등의 액체 상태의 물질이 정체되지 않고 전신을 두루 순환하게 되는 것이다. 온후 작용에 문제가 발생하면 찬 것을 싫어하고, 따뜻한 것을 좋아하며, 사지가 차갑고, 체온이 낮으며, 기허(氣虛)로 인해 지방이 축적되어 비만으로 나타나기도 한다.

(3) 방어작용(防禦作用)

인체의 방어작용은 매우 복잡 다양한 생리과정으로 전신의 기표(肌表)를 보호하고 조절하여 외부의 나쁜 기운이 피부나 모발 및 입과 코를 통해 침입하는 것을 방어하는 것을 말한다.

(4) 호흡작용(呼吸作用)

폐의 호흡기능을 통해 자연계의 맑은 기인 청기(淸氣)를 흡입하여 인체를 구성하고 그 기능을 하게 된다.

(5) 영양작용(營養作用)

섭취된 음식물은 위장과 비장의 운화와 수송 작용에 의해 정기로 전환되어 전신에 분포하게 되며, 각각의 장부는 이러한 정기를 토대로 하여 각기 자신의 장부의 조직을 강화한다. 여기서 음식물의 섭취를 통해 취해지는 기(수곡의 기)는 호흡을 통해 체내에 형성되는 기와 통합되는데 이것을 진기(또는 원기)라고 하며, 이 진기는 모든 장부, 조직, 경락 기능 활동의 원동력이 된다. 이는 기의 추동작용과는 다르며 수곡의 정기와 결합되어 변화된 일종의 에너지 원천이라고 할 수 있다

(6) 고섭작용(固攝作用)

고섭이란 체내의 모든 액체 상태의 물질이 유실되는 것을 제어하고 통제하는 것으로 혈액을 고섭하여 맥관 내로 운행하도록 하고, 땀, 소변, 타액, 위액, 장액 등의 모든 액체물질을 고섭하여 분비의 시기, 분비의 량, 배설 등을 통제한다.

또한 정액의 고섭작용을 통해 정액의 손실을 방지한다. 이러한 기의 고섭작용의 기능이 약화되거나 상실되면 체내의 액체상태의 물질(혈과 진액)이 대량으로 손실되어 위험하게 되고 몽정, *조설, 활정, *유정, 실정 등이 나타난다. 꿈을 꾸면서 정액이 저절로 배출되는 것을 몽정이라고 하고, 낮에 정액이 저절로 배출되는 것을 활정이라고 한다. 조설은 성교시에 정액의 배출이 지나치게 빠른 현상을 말한다.

(7) 기화작용(氣化作用)

인체 내의 기 운행 변화로 장부의 기능작용, 기혈의 운송, 장부의 기의 승강과 개폐기능 등을 말한다. 즉 삼초를 통하여 기가 유통되는 것으로 삼초(三焦)의 수액운송과 배포시키는 기능 등을 말한다.

4) 기의 분포와 종류

인간의 생명활동과 관련된 기는 그 종류와 분포에 따라 다양한 명칭을 가지고 있으며, 기능도 각기 다르다. 인체의 기에는 신에 저장된 정기와 비·위의 운화에서 비롯된 수곡의 정기와 폐로 흡입된 천기로 구성되어 있다. 이러한 기는 신체의 곳곳을 운행하면서 전신에 고루 분포되어 있다. 따라서 인체의 기는 각각의 부위에 따라 주요 구성성분, 분포부위, 기능들이 모두 다르며 크게 원기와 종기, *영기, 위기 등으로 구분된다.

(1) 원기(元氣)

원기는 원음과 원양의 기를 포괄한 것으로 생명활동의 원천이 되는 것으로 그 생성은 신(神)과 정(精)기에 의해 이루어지고 명문을 통해 원기가 연결되어 있다. 원기는 끊임없는 운동과 변화를 통해 인체의 생장, 발육, 생식 등의 기능을 하며 다양한 생리활동을 추진하는 작용을 한다. 또한 장부와 경락 등의 생리활동 역시 원기의 운동과 변화를 통해 필요한 에너지를 얻어서 이루어진다. 즉, 모든 신체의 생장과 발육은 신에 저장된 정기의 기화에 의해 끊임없이 생성되는 원기에 의해 이루어진다는 의미다.

이러한 원기의 기능은 심신의 흥분과 안정을 조절하고, 기화작용과 온후작용을 촉진시킨다. 원기가 비록 신의 정기에 의해 화생되지만 반드시 수곡의 정기를 통한 자양이 있어야 된다. 즉 균형 있는 음식물 섭취가 중요하다. 일반적으로 기는 혈과 진액 등에 의지하여 전신을 순행하는데 비하여 원기의 운행은 삼초를 경유하여 오장육부 전신을 흐르게 한다.

(2) 종기(鐘氣)

종기는 자연계에서 흡입한 천기와 수곡을 운화하여 생성된 수곡정기가 그 주요성분이 되어 서로 결합하여 화생된다. 먼저 위에서부터 상·중·하초로 나와 오장을 적셔주고(灌漑:관개), 두 갈래로 나누어져 영기와 위기의 길을 운행한다. 그 중의 대기가 모여서 가슴속에 쌓여 있다가 폐에서 나와 인후를 따라 흐르므로 숨을 내쉬면 나오고 들이쉬면 들어온다.

相火妄動(상화망동)

일반적으로 간과 신의 상화가 신장의 음기운의 자양을 받지 못하고 상화가 성해지면 현기증과 두통이 있고 사물이 불분명하게 보이며, 귀가 울리고 어둡게 되며, 조급해지고, 쉽게 화를 내며, 수면 시 꿈을 많이 꾸고, 얼굴에 열이 나는 등의 증상을 수반한다. 신의 허화(虛火)에 의한 경우는 가슴과 손발에 열이 나고 어지러우며, 허리와 등 및 발목이 시큰거리고 성욕이 강해지며, *유정과 조루 등의 증상이 나타난다.

종기의 주요한 기능은 첫째, 기도를 통해 호흡을 일으키므로 언어·목소리·호흡 등은 모두 종기와 관련되어 있다. 언어가 맑고 밝으며, 호흡이 부드럽고 완만하며, 간격이 일정하면 종기가 비교적 충실하다고 볼 수 있으며, 반대로 언어가 맑지 못하고 음성이 미약하며 호흡이 짧으며 종기가 부족하거나 충실치 못하다고 볼 수 있다. 둘째, 심맥을 관통하여 기혈을 운행하므로 기혈 운행과 맥박은 모두 종기와 관계가 있다.

(3) 영기(營氣)

영(營)에는 운영과 영양의 뜻이 있으며 인체의 영양작용을 가진 또 하나의 물질이다. 사람은 음식물에서 기를 받고 음식물은 위에 들어가서 정기로 바뀌었다가 폐기운에 의해 오장육부로 전해지는데 그 중 맑은 기운을 영(營)이라 하고, '탁'한 것을 위(衛)라 한다.

영은 맥(脈) 속을 밤낮 쉬지 않고 운행한다 하여 영기(營氣)라 한다. 그러므로 영기는 맥 속에서 혈과 함께 순행하는 기로써 음식물에서 생기므로 영양이 풍부하고 비위에서 만들어져 *중초로 나온다. 혈액을 만들며 오장육부와 전신에 영양을 공급하는 작용을 하므로 영기의 운행은 중초에서 수태음폐경으로 올라간 후 전신의 경맥을 통하여 끊임없이 돌며 인체의 모든 부분의 영양을 주관한다. 영기는 음(陰)에 속하며 혈액을 자양하며 화생시키는 생리작용을 담당한다.

영기(營氣)의 운행(運行)

최초에 중초 → 수태음폐경 → 수양명대장경 → 족양명위경 → 족태음비경 → 수소음심경 → 수태양소장경 → 족태양방광경 → 족소음신경 → 수궐음심포경 → 수소양삼초경 → 족소양담경 → 족궐음간경 → 독맥 → 임맥 → 다시 수태음폐경

(4) 위기(衛氣)

위(衛)기는 인체를 보호하고 방위하는 작용을 하는 물질로 맥관 밖을 흐르는 기이며 영기와는 달리 양에 속한다. 이 위기는 영기와 같이 음식물에서 생기며 비위에서 나와 상초로 공급되며 그 성질이 강하여 경맥의 제약을 받지 않는다. 비위가 수곡을 운화하여 화생한 '수곡정미' 중에서 재빠르며 매끄러운 기로서 기의 운행이 신속하고 활발하며 맥관 내를 운행하지 못하고 맥관 외를 따라 운행한다.

위기의 생리기능으로는

① 피부를 보호하여 방어막과 같아 저항력을 높여주며 외사의 침입을 방어한다. 따라서 위기가 허하면 외사에 쉽게 노출되며, 감염이 쉽게 된다.

② 전신을 따뜻하게 감싸주고 보호해 주며, 내부로는 장부를 외부로는 근육과 피부를 보호하며 영양을 보충한다.

③ 한공(땀구멍)을 열고 닫음으로써 땀의 분비를 조절하고 통제한다.

영혈과 진액은 땀의 근원이 되며, 땀의 분비 여부는 위기의 통제와 조절에 달려 있다. 따라서 외사가 체내에 침입하여 한공(땀구멍)이 막히게 되면 위기가 체표로 발산되지 못하여 땀이 나지 않고 열만 난다. 반대로 위기가 허하면 고섭작용이 저하되면서 식은땀이 난다.

즉, 위기는 위의 세 가지 작용이 결합하여 외사를 막아낼 뿐만 아니라 온후와 영양작용을 통해서 전신을 따뜻하게 하고 피부를 윤택하게 하며, 근육을 건강하게 하고 *주리(腠理)를 치밀하게 하므로 인체의 건강은 물론 미용적으로도 매우 중요한 기능을 한다.

4. 혈(血)

혈액은 붉은 색의 액체로 맥을 따라 전신을 운행하면서 영양과 자윤작용을 한다. 「영추」의 결기편(決氣篇)에 「중초에서 기는 수분과 합하여 적색으로 변하여 혈이 된다」고 되어있다. 이것은 심(心)과 관계가 깊어서 심은 혈을 낳으며, 혈맥을 주관한다는 의미이다. 즉 혈은 기에서 파생한 변화물로 서양의학의 혈액의 개념과 일치된다.

혈은 맥을 따라 전신을 순행하면서 안으로는 여러 장부, 밖으로는 사지 관절의 모든 곳에 도달하여 영양을 공급한다. 인체의 모든 부위에 잠시라도 혈액이 부족하게 되면 창백해지고 통증을 느끼게 된다. 기와 혈은 생명을 유지하는데 기본이 되지만 기는 경맥을 순행하고 혈은 혈맥 속을 흐르고 이들은 상호 의존적 관계를 가지고 흐르면서 오장육부의 영양을 공급한다. 따라서 혈의 근본은 음식물의 정기이다.

또한 혈은 영기와 함께 혈맥 속으로 흐르고, 안에서는 오장육부에 보내지며 밖으로는 사지백해(四肢百骸)를 운영하므로 전신에서 그 영양을 받지 않는 곳이 없다. 실체가 없는 기는 실체가 있는 혈에게서 그 물질적 기초를 받아 비로소 작용을 하며 혈은 기의 보호를 받아 힘을 얻어 순행한다. 기혈의 개념에 있어서는 기는 위기, 혈은 영혈이라고 표현한다.

영(營) · 위(衛) · 기(氣) · 혈(血) 사이의 상호관계

영(營)은 영양작용을 주로 하고 위(衛)는 신체의 외부를 보호하여 내장에 영양을 공급하는 작용이 실현되는 것이다. 음은 안에 있으면서 양을 지키며, 양은 밖에 있으면서 음의 종이 된다. 혈(血)은 기(氣)에서 생성되어 기에 따라가지만, 기는 반드시 혈의 기초위에서 비로소 생화(生化)운동 작용을 발휘할 수 있는 것이다. 양자가 상호의존하고 상호촉진한다는 것은 양생음장(陽生陰長)의 뜻을 담고 있다. 따라서 영위가 불화하고 기혈이 실조(失調)하며 음양이 실조하면 많은 병증이 나타난다.

5. 진액(津液)

1) 진액의 생성

진액이란 체내에 있는 모든 정상적인 수액으로 음식물이 소화되어 영양작용이 있는 물질로 변화한 것을 정 혹은 정기라고 한다. 이 정기의 일부는 소장과 방광의 기화작용을 받아 맑은 것과 탁한 것으로 분류되고 탁한 것은 소변으로 방광에서 배출되며 맑은 것은 오장의 경맥에 흘러들어 전신에 보내진다. 이 경맥 속으로 흘러 들어가는 정미한 것이 실제상의 진액이다. 인체의 진액 수요량은 정상적인 상태에서는 항상 일정하며 또 음식물의 섭취량, 진액의 생산과 분포, 수분의 배설 등도 일정하게 유지된다.

2) 진과 액의 기능

'진(津)'은 위기와 함께 맥 바깥으로 흘러 전신에 분산되어 있으며 기육(肌肉)을 윤택하게 하고 피부에 영양을 보급한다. 땀은 진(津)이 변화하여 피부 표면으로 나온 것이다. '액(液)'은 영·혈 과 더불어 맥 속에 흘러 들어가 전신을 주류한다. 근골에 흘러 들어가 근골을 윤택하게 하고 관절에 들어가 관절운동을 원활하게 한다. 또한 골강이나 뇌강에서 스며 나오는 뇌수를 보충하고 영양을 보급하며 체표에 흘러 피부를 윤기 있게 한다.

또한 진액은 영기와 결합하여 중 의 기화작용을 받아 혈액으로 변화하거나 오장의 작용을 받아 汗涕(눈물 **체**-콧물)·淚(눈물 **루**)·涎(침 **연**-군침)·唾(침 **타**)로 변화하여 몸을 외사로부터 방위한다.

3) 진액과 혈의 관계

진액·정·신·기·혈 등은 음식물로부터 생성된 것으로서 상호 생산하고 작용하는 관계에 있다. 따라서 진액이 소모되면 기혈도 부족하고 기혈의 부족은 진액의 부족을 불러일으킨다. 특히 〈영추의 영위생회편〉에서는 진액과 혈의 관계를 "혈을 빼앗긴 것은 한(汗:땀)이 아니며, 한을 빼앗긴 것은 혈이 아니다." 라고 하여 혈액도 진액(汗은 진액이 변하여 된 것)의 일종이라고 하고 있다. 따라서 임상적으로 진액이 없는 것과 혈이 없는 것은 동일하게 거론되는 경우가 많다. 혈액이 없는 경우의 4대 증상은 吐血(토혈), 衄血(뉵혈), 便血(변혈), 溺血(익혈)이고, 진액이 없어지게 된 4대 증상은 토기(구역질), 발한, 설사, 하초(尿과다)이지만 한방의학에서는 토혈과 토기, 뉵혈과 하초는 본래 동종의 것이라고 생각한다.

IV

병인

제4장 병 인

1. 육음(六淫)과 칠정(七精)

1) 육음(六淫)

(1) 육음의 특징

인체의 정상적인 생리상태에서는 음양, 기혈, 장부, 경락 등이 서로 연관되어 있으면서 서로 통제하는 상대적 평형상태에 있고 인체와 외부환경과도 긴밀한 연관을 이루어 그 것과도 상대적인 평형을 이루고 있다. 만일 이러한 상대적 평형상태가 파괴되어 스스로의 조절로 회복되지 않으면 질병이 발생하게 된다.

육음(六淫)이란 풍(風), 한(寒), 서(暑), 습(濕), 조(燥), 화(火), 등 6가지 자연계의 서로 다른 기후변화로서 "육기(六氣)"라고 하는데, 공기가 흘러 움직이는 것을 풍(風), 온도가 낮아지는 것을 한(寒), 온도가 높아지는 것을 열(熱), 습도가 높아지는 것을 습(濕), 습도가 낮아지는 것을 조(燥)라 하고, 더위(暑)와 열(熱)이 변화하여 발전하면 화(火)가 된다. 이들 6가지의 기운들은 만물이 생장하는 조건이며 사람에게 쉽사리 병을 일으키지 않는다.

한의학에서는 질병이 발생하는 근본 원인이 외부의 나쁜 기운이 몸 속에 침입하였거나, 몸 속의 음양이 불균형을 이루었기 때문이라고 본다. 생체의 기능은 외적 조건에 따라서 영향을 받으며 외계에 부단히 적응하여 평형을 유지하고자 한다. 사계절의 변화를 보면 봄은 따뜻하고, 여름은 덥고, 가을은 서늘하고, 겨울은 추워야 한다. 그러나 기후변화가 정상적이 아니고 육기가 지나쳐 계절과는 상반되는 기후가 있을 경우에 인체에 문제가 생기는 것이다.

* : 부록용어 설명 참조

예를 들면 봄 날씨는 당연히 따뜻해야 하는데 오히려 춥다거나, 서늘하여야 할 가을 날씨가 오히려 더울 경우에는 인체에 정기가 부족하고 저항력이 낮아져 육기는 병을 유발하는 요인이 되며 인체를 침범하여 질병이 생긴다. 이런 상황에서의 육기를 육음(六淫)이라고 부른다.

사계절에 따라 육기의 변화는 정상적 조건 하에서는 일정하게 변화되기 때문에, 모든 생물은 사시사철의 이동과 육기의 변화에 따라 적응할 수 있다. 그러나 이러한 현상들은 정상적 조건과 규칙만으로 변화하는 것은 아니다. 정상이 있는가 하면 비정상이 있으며 순조로운 것이 있는가 하면 순조롭지 못한 것 등이 있다. 이와 같은 비정상적 변화와 조건은 모든 생물의 생장 발전에 불리한 영향을 주는 것이다.

인체에 비정상적으로 작용하여 질병상태가 되게 하는 기후, 즉 육기(六氣)를 육음(六淫)이라고 한다. 결국 육기와 육음은 같은 내용이지만 그것이 병적 요인으로 인체에 작용하는가에 따라서 다르게 부르게 된다.

(2) 육음(六淫)과 인체상태 변화 관계

① 육음은 계절, 기후, 생활주거환경과 밀접한 관계가 있다. 예를 들면 봄에는 풍과 관련된 문제점이 많고 여름에는 더운 것과 관련된 것이 많고 늦여름과 초가을에는 습기, 늦가을에는 건조함과 겨울에는 차가움과 관련된 문제점이 많은 것이 그것이다. 그리고 습한 곳에 오래 동안 있으면 습한 기운으로 인해 병이 되고 고온 환경에서 일을 하면 건열과 화기로 인한 문제점이 발생한다.

② 육음의 나쁜 기운은 단독으로 인체에 침입하여 병을 일으킬 수도 있고 두 가지 이상 동시에 인체에 침입하여 병을 일으킬 수도 있다.

③ 육음은 발병과정에서 상호간에 서로 영향을 줄 뿐만 아니라 일정한 조건 밑에 서로 변화되기도 한다. 차가운 기운은 인체에 들어와서 열로 변화하기도 하며, 더위와 습한 것이 오래되면 오히려 건조함으로 변하여 음을 상하게 된다.

④ 육음이 나쁜 기운이 되어 인체에 들어오는 경로는 주로 입과 코, 피부 등이다.

(3) 육기(六氣)의 작용

① 풍(風)

신체의 풍은 자연계의 바람과 비슷한 성질로 정지해 있지 않고 움직이기 좋아하며 풍이 인체에 침입하면 머리와 얼굴이 상한다. 또한 피부를 상하게 함으로써 두통이 나고 땀이 나며 급격하고 발병속도가 매우 빠르다. 두드러기, *풍진, 담마진과 같이 피부가 가렵고 병변이 고정되어 있지 않고 이곳 저곳에서 돋았다 가라앉았다 하는 특징을 갖고 있다. 풍은 갑자기 나타나며 가만히 있는 것들을 움직이게 만든다.

풍사는 단독으로 나타나는 경우가 드물고 다른 외사와 함께 나타난다. 풍이 한과 결합하면 풍한이 되고 화와 결합하면 풍화가 된다. 즉 풍이 다른 외사의 침입을 가능하게 만들고 촉진시키기도 하여 백가지 병의 으뜸이다라고 하였다.

풍은 가볍기때문에 인체의 상부와 외부에 제일 먼저 나타나며 또한 움직이므로 증세가 이리저리 옮겨 다닌다. 외풍은 서양의학의 전염성 질환의 초기상태와 비슷하다. 갑작스럽게 열이 나고 찬바람 쐬기를 싫어하며, 발한, 두통, 코 막힘 등이 나타난다. 내풍은 대개 만성적인 부조화를 동반하며 간에 잘 나타난다. 내풍의 증상으로는 현기증, 귀울림, 사지의 저림, 결림, 반신 불수가 나타난다.

② 한(寒)

한은 모든 것을 수축시켜서 정상적인 움직임을 차단하며 모든 것을 얼게 만들어 움직임의 둔화, 활동력 감퇴 등을 일으킨다. 한의 가장 중요한 증후는 환자가 추위를 느끼는 것이다

경락에 들어온 한은 기나 혈의 순환을 차단해서 날카로운 경련성 통증을 일으킨다. 한에는 외한과 내한이 있는데 외한은 찬바람을 쏘이거나 찬 것을 마시는 등 외부의 한사(寒邪)에 의해 야기된 것이며, 내한이란 인체 스스로의 양기 후퇴로 말미암아 정상적인 온후(溫煦)작용을 상실함으로써 생긴 것이다.

차가운 기후는 음사(陰邪)에 속해 인체의 양기를 쉽게 손상시키고, 기혈이 막혀 통하지 않게 되므로 한기가 많아지면서 통증을 주로 호소한다. 비, 위, 신의 양기가 한사에 의해 손상되면 찬 것을 싫어하며 사지가 차고 소화되지

않은 무른 변이 나오며, 소변이 맑고 멀건 물을 토하고 묽은 가래가 나오는 등의 증상이 나타난다.

③ 열(熱)

육음에 서화(暑火)는 있으나 열은 없다. 그러나 서화(暑火)가 병을 일으키면 모두 열상(熱狀)이 나타난다. 열사(熱邪)는 인체의 열상(熱狀)을 나타내고 진액을 손상시키며 맥락(脈絡)을 손상시킨다.

열과 화는 비슷한 의미이지만 열은 외사에 화는 내사에 많이 쓰인다. 화가 몸에 있으면 몸이 뜨겁게 느껴진다. 그런 환자는 더운 것을 싫어하고 서늘한 것을 찾게 된다. 화병의 증상은 고열이 나고, 눈이 붉어지며, 얼굴이 상기되고, 오줌이 붉어진다. 화의 사기는 신체를 건조시켜 진액을 고갈시키기도 한다. 그래서 혀가 마르거나 심한 갈증을 느끼고 소변의 양이 적어진다.

④ 습(濕)

습기찬 곳에 오래 있거나 습의 침입을 받으면 아래가 먼저 영향을 받아 머리가 몹시 무겁고 온몸이 무거운 증상이 나타난다. 근육과 피부가 마비되고 관절이 아프고 무거운 등의 증상이 나타나며, 눈곱이 많고 설사, 부종, 여성의 냉증, *백대하, 습진, 하복부와 하지에 이상 증상이 생긴다. 습은 음사로 쉽게 제거되지 않으며 병의 기간이 길고, 정체되는 성질이 있어 국부 부위의 한곳에 고정되어 나타나고 인체의 전신 또는 국소에 부종, 습진 등이 나타날 수 있다.

습사는 외습과 내습이 있는데 외습은 습도가 높은 환경에 오랫동안 기거할 때 나타나며, 내습은 비장의 운화작용이 정상적이지 못할 때 생기고, 외습과 내습은 서로 영향을 미쳐서 병을 일으킬 수 있다. 습은 무겁고, 혼탁하며, 오래 끄는 성질을 갖는데 습이 머리에 있으면 머리가 무겁고 시큰거리며 피곤한 증상들을 잘 일으킨다. 습이 관절에 있으면 통증이 고정적이며 사지가 무거워 몸을 일으키기 어렵다.

환자는 습한 환경을 싫어하게 되며, 소변은 혼탁하며, 설사가 나고, 피부에 발진이 생긴다.

▷▶ 담(痰)

담은 습의 한 형태로서 질병의 유발인자라고 볼 수 없으나, 습과 관계가 있고 습에 동반되어 나타난다. 담은 좁은 의미로 보자면 가래와 같은 점막의 분비물이다.

담이 폐에 생기면 가래가 많은 기침을 하며 경락에 담이 생기면 사지가 저리거나 마비되기도 하며 혹이 생기기도 한다.

⑤ 조(燥)

조는 자연계의 건조현상과 유사하다. 조병은 생체내의 수분과 진액이 소모된 사람이 가을의 건조한 기후에 부닥치면 진액이 더욱 마르게 되어 발병한다.

조의 증상으로는 열이 나고, 기침, 천식, 가슴이 아픔, 코가 메는 증상이 나타난다. 외래의 조사를 감수하여 일어나는 질병을 외조(外遠)라 하는데, 대개 기후가 건조한 계절과 지역에 나타난다. 인체에 있어서의 표현으로는 입과 코 혹은 피부가 건조하며 마른기침 등의 증상을 일으킨다. 체내의 진액이나 음혈이 부족하여 출현하는 내조(內遠)의 경우 진액의 부족으로 인한 병증이 나타난다.

⑥ 서(暑)

서는 여름에 극도의 더위에 노출되었을 때 발생한다. 서는 양사(陽邪)로서 상승하고 흩어지게 하는 성질이 있어서 기를 소모하고 진액을 상하게 하기 쉬운 특성을 가진다. 그 증상으로는 갑작스러운 발병, 마음이 답답하고 낯이 붉어지고 맥이 크게 뛰고 땀을 많이 흘린다. 또 진액이 소모되어 갈증이 나고 물을 많이 마시며 소변이 적어지고 붉어진다. 땀을 많이 흘려 진액이 빠져나가 기허를 일으켜 숨이 차고 무기력해 지면서 인사불성이 된다.

더운 철에는 기후가 무더울 뿐만 아니라 비가 많이 오고 다습하여 열이 오르고 습기가 움직여 공기 속의 습도가 증가된다. 더위는 대개 습기를 겸해서 인체에 들어와 발열이 되면서 답답하고 갈증이 남과 동시에 사지가 나른하고 피곤하며 가슴이 답답하고 메스꺼우며 설사를 동반하기도 한다.

2) 칠정(七精)

한의학에서는 감정적 인자가 건강과 질병에 있어서 중요한 역할을 한다고 본다. 인간의 정신작용은 곧 인간 생명의 한 표현이므로, 그 에너지의 근원은 육체에 기반을 두고 있다고 할 수 있다. 그래서 육체의 기능을 주도하는 오장은 인간의 정신작용과 밀접한 관련을 가진다고 할 수 있다.

예를 들면 '화를 내면 간을 상하게 하고(노상간 : 怒傷肝), 너무 기뻐하면 심장을 상하게 하고(희상심 : 喜傷心), 생각을 많이 하면 비장을 상하게 하고(사상비 : 思傷脾), 슬픔은 폐를 상하게 하고(비상폐 : 悲傷肺), 두려움은 신을 상하게 한다(공상신 : 恐傷腎).

육체와 정신이 하나가 되어 인간이라는 하나의 생명체로서의 정상적인 기능을 영위해 나가는데, 만약 감정의 격앙이나 침울, 편집 등의 정신장애는 인체내부 장기의 기능에 영향을 주고, 반대로 오장의 이상은 감정의 이상을 일으킬 수 있다는 것이다.

칠정은 질병을 일으킬 뿐만 아니라 여러 가지 질병이 발전해 가는 과정에서 환자가 감정의 격동 상태를 경험할 경우 병의 상태를 변화, 악화시키기도 한다. 일반적으로 외부 자극에 의해서 감정의 변화가 다르게 나타나게 마련이지만, 외부 자극이 동일하다고 해도 그 자극을 받아들이는 사람에 따라서 다른 감정상 변화가 나타날 수 있으며, 또 감정의 변화가 같다고 해도 정도에 따라서 특징적 현상들이 나타난다.

이와 같은 정신작용의 구체적인 표현으로 나타나는 감정이 희(喜), 노(怒), 우(憂), 사(思), 비(悲), 경(驚), 공(恐)의 칠정이다. 한의학에서는 이런 감정 모두가 육체, 특히 오장과 깊이 연관되어 있다고 본다.

칠정은 내장기관에 직접적인 영향을 주어 질병을 발생시키므로 이를 가리켜 내상칠정(內傷七情)이라고 한다. 이들 감정 자체가 병적인 것은 아니나 어떤 감정이 오랜 기간동안 과도하거나 부족한 경우 등으로 인해 불균형과 질병을 일으킬 수 있다. 칠정으로 인해 장부가 영향을 받을 수도 있고 장부의 상태에 의해 칠정이 영향을 받을 수 있다.

표 4-1. 칠정과 관련장기

비고 / 감정	관련장기	오행의 기운	치우친 감정의 증세와 원인	치우친 감정을 조절하는 방법
희(喜)	심장	화(火)	실업이 잘 웃는 사람은 심장이 약하다	수극화(水克火) : 경(驚) 또는 공(恐)으로 치료
노(怒)	간	목(木)	화를 잘 내는 사람은 간이 약하다	금극목(金克木) : 우(憂) 또는 비(悲)로 치료
우(憂)	오른쪽 폐	금(金)	우울하고 슬픔에 잘 빠지는 사람은 폐가 약하다	화극금(火克金) : 희(喜)로 치료
비(悲)	왼쪽 폐			
사(思)	비(위)장	토(土)	지나치게 깊이 생각하는 사람은 비(위)장이 약하다	목극토(木克土) : 노(怒)로 치료
경(驚)	오른쪽 신장	수(水)	겁이 많고 잘 놀라는 사람은 신장이 약하다	토극수(土克水) : 사(思)로 치료
공(恐)	왼쪽 신장			

(1) 희(喜)

희즉기완(喜則氣緩)이라, 너무 편하면 게을러진다는 말과 비슷하다. 몸과 마음이 다 나태해져도 생명활동이 나약해져 오히려 병이 잘 생긴다. 기쁜 감정이 나타나면 기가 부드럽게 된다. 기쁘다는 것은 자기의 뜻을 이루거나, 혹은 자기의 뜻과 적어도 부합될 때 나타나는 것이기 때문이다. 기가 부드러워진다는 것은 인체 내부의 모든 순환이 순조롭고 편안해지는 것이므로 건강무병의 상태이다.

이러한 기쁜 감정은 심장에서 발생하고 폐기를 받아 그 현상이 나타난다. 그래서 기쁜 감정이 과도하면 심장과 폐 모두를 손상하여 빨리 걷거나, 오래 서있지 못하게 되고, 정신도 산만해진다.

(2) 노(怒)

노즉기상(怒則氣上)이라, 화를 내면 몸을 살아 움직이게 하는 생명기운이 약화되고 피도 당연히 노기로 인해 순환이 제대로 이루어지지 않아 머리가 아프고 눈이 충혈되며 얼굴이 벌겋게 달아오른다. 분노의 감정은 간과 관련이 깊은 감정으로 담(膽)도 이에 관여된다. 화난 감정이 지나쳐 간에 영향을 미치면, 기가 역상하면서 혈류도 역상하게 되어, 심하면 피를 토하거나, 졸도하기도 한다.

칠정 중에서 유독 노한 감정이 사람을 가장 많이 상하게 한다. 이는 분노의 감정이 주로 간을 상하는데, 간이 손상되면 비(脾 : 소화기계전반)가 상하고(木克土), 비가 상하면 인체의 나머지 부분에 제대로 영양공급이 되지 못하여 전신이 모두 손상을 받는 결과를 가져오기 때문이다. 주로 혈기가 왕성한 사람에게서 분노가 많다.

(3) 우(憂)

우즉기울(憂則氣鬱)이라, 우울하고 걱정이 있으면 생명활동이 자유롭지 않다. 근심은 원래 폐의 감정이나 비장도 역시 관계되는데, 이는 비장과 폐가 모자관계(母子 : 한의학에서는 비와 폐의 기능적 및 물질적 관계를 모자관계라는 말로 함축하여 표현하고 있다. 여타 장기도 마찬가지이다)에 있기 때문이다. 그래서 오랫동안 근심이 마음을 떠나지 못하면 비와 폐가 손상을 받아 명치끝이 답답해지며, 팔다리가 무거워 들어올리기 힘들어지고, 피부와 모발이 거칠어지며, 밤에 누워도 불안하고 편치 못하게 된다.

(4) 사(思)

사즉기결(思則氣結)이라, 생각이 많으면 한 곳에 집중이 되니 생명활동이 상하좌우로 활발하게 되지 않아 기운이 균형을 잃게 된다.

생각은 비장의 감정으로써 정신의 집중, 문제 고려의 표현이다. 생각하고 사고하는 것은 심장이 관여하게 되는데 너무 과도하게 생각을 하게 되면 심장과 비장 모두 손상을 받게 된다. 그리고 한가지 생각에 골몰하게 되면 정신이 한 곳에 머물러 순행하지 못하게 되어 기결(氣結)하게 된다. 따라서 생각이 많은 것으로 인해 나타나는 증상은, 기가 한곳에 머물러 흩어지지 않게 되는데 주로 위장 부위에 정체되어 식욕이 없어지고, 소화도 잘 안되며 헛배가 부르고, 팔다리가 무겁고 힘이 없어진다.

(5) 비(悲)

비즉기소(悲則氣消)라, 슬픔, 비관, 낙심, 불만에 사로잡히면 기운이 눈 녹듯이 스르르 녹아 내린다는 뜻이다.

슬픔의 감정은 원래 폐의 감정이나, 만약 슬픔의 감정이 오래 지속되면 폐 뿐만 아니라 간과심장에도 영향을 미쳐, 건망증이 심해져 사람을 잘 못 알아보게 된다. 물건 둔 곳을 잊고 찾지를 못하거나, 혹은 근육의 경련, 팔다리의 부종 등이 잘 발생한다고 한다. 흔히 애상, 번뇌, 고통에 의해 생기며, 장기의 손상으로 인해 발생하는 경우도 있다.

(6) 경(驚)

경즉기산(驚則氣散)이라, 부지불식간에 크게 놀라게 되면 기운이 흩어져 버리니 신체기능이 정상적이지 못하다. 놀람으로 인한 장애는 주로 간, 담, 위, 심장의 4개 장기에 영향을 준다. 특히 크게 놀라는 것으로 인해 담을 상하게 되면 항상 작은 일에도 잘 놀라게 되고 두려움과 불안감이 늘 가시지 않게 된다. 반대로 내부 징기, 특히 심장이 튼튼하면 갑자기 위험이 다치거나 특별한 환경에 처하더라도 평상시와 같이 평정을 유지하여 크게 놀라거나, 혹은 그 놀람 때문에 병이 되는 일은 없게 된다.

(7) 공(恐)

공즉기하(恐則氣下)라, 겁을 내고 공포에 떨면 기운이 밑으로 푹 꺼져버린다. 공포의 감정은 원래 신(腎 : 한의학에서의 신은 신장뿐만 아니라 비뇨, 생식, 내분비계 전반을 의미한다)에 영향을 미치며, 혈이 부족하거나 간이 약해도 자주 발생한다.

만약 공포감이 오래도록 지속되면 신장에 저장된 정(精)이 손상되어 무력감에 빠지고 모든 관절이 시리고 아프며, 손발이 가늘어지는 등의 증상이 나타난다고 한다.

이상과 같이 칠정의 자극은 일반 상황에서는 인체의 건강에 영향을 미치지 않으나, 일정한 한도를 넘는 과도한 감정자극은 정상적 생리 기능에 영향을 주어 질병을 일으키게 된다. 즉 마음의 병은 육신의 오장을 치료하면 회복된다는 것이 동양의학 정신의 특징이라 할 수 있다.

2. 증(證)

증이란 현재 나타내고 있는 증상을 한의학적인 기본 이론을 통하여 이해하고, 또한 병의 특이성을 나타내는 증상들을 종합적으로 파악하여 얻게 되는 진단이면서 치료방향도 제시하는 것이다. 각종 증상들을 유형별로 분별하여 판단하는 것을 변증(辨證)이라고 하는데, 변증은 한의학에서 진단의 의미를 갖고 있으며, 치료와도 직접 연결이 되는 특징이 있다. 병명이 달라도 변증이 동일할 경우에는 동일한 치료를 하고, 병명이 동일해도 변증이 다를 경우에는 다른 치료법을 하게 된다. 이와 같이 한의학에서는 변증을 중요시한다.

동양의학의 진단은 12장부의 8강을 찾아내는 것이다. 진단이란 동양의학에서 환자가 어떤 증(證, 症)을 가지고 있는 가를 알아내는 것으로써, 첫째 12장부 중 어떤 장(臟) 또는 부(腑)에 문제가 있는 가를 찾아내야 하고, 둘째 그 잘못된 장부의 기능이 정상보다 '지나친가' 또는 '부족한가'를 확인하는 것이다.

'지나침과 '부족함'에는 음양(陰陽), 표리(表裏), 한열(寒熱), 허실(虛實)의 8 가지가 있는데 이를 '팔강(八綱)'이라 한다.

표 4-1. 칠정과 관련장기

팔 강(八 綱)	
양(陽)	음(陰)
표(表)	리(裏)
한(寒)	열(熱)
허(虛)	실(實)

1) 양증(陽證)과 음증(陰證)

음양은 동양의학의 기초이론이 될 뿐만 아니라 모든 학문의 중심이기도 하다. 음양이란 동양철학에서 말하는 가장 기본개념을 의미한다. 음과 양은 서로 상대적이어서, 음은 내적이며 부드럽고, 밤, 겨울, 정지 등의 상태나 뜻으로 사용하

표 4-3. 양증(陽證)과 음증(陰證)

	양 증(陽證)	음 증(陰證)
체온	몸이 덥다	몸이 차다
	손발이 따뜻하다	손발이 차다
좋아함	찬 것	따뜻한 것
얼굴색	붉은 편	창백한 편
눈	뜨고 있다	감고 있다
방향	바깥쪽을 향한다	안쪽을 향한다
움직임	빠르고 자주 움직인다	느리고 움직임이 적다
	팔다리를 뻗는다	몸을 웅크린다
말	말을 많이 한다	말을 별로 안한다
목소리	크고 높다	작고 낮다
호흡	거칠다	약하다
갈증	입이 마른다	입이 마르지 않는다
물	물을 자주 마신다	물을 맛히지 않는다
소변	색이 진하고 붉은 편	색이 없는 편
대변	대변이 굳는다	대변이 무르다
맥	뜨고 빠르다	가라앉고 느리다

고, 양은 외적이며 딱딱하고, 낮, 여름, 움직임 등의 상태나 뜻으로 사용된다.

증은 음양의 법칙을 적용하여 이 증상이 음적인 증상이냐 아니면 양적인 증상이냐로 구분하는 것이다. 음적인 증상은 몸이 차갑고 얼굴은 창백하고 설사를 하는 등의 증상을 보이는 것이고, 양적인 증상이라면 몸에 열이 있으면서 얼굴은 붉고 변비가 심한 증상을 말한다.

예를 들면 인체 내에도 대립된 두 힘이 있어 인간의 생리적 활동을 조절하고 있으니, 장기의 기능을 조절하는 힘을 양이라 하고, 기능을 억제하는 힘을 음이라고 한다. 그리하여 이 두 힘이 균형을 이루면 건강을 유지할 수 있고 균형이 깨지면 어느 한쪽의 활동이 더욱 강성해짐으로써 질병 현상이 나타나게 된다.

한의학의 법칙은 음양의 실조된 상황을 세밀하고 정확하게 판단하는데 있으며, 치료의 수단은 실조된 음양을 바로 잡도록 여러 가지 자극을 조절하는데 있다. 음양의 실조를 바로잡기 위해서는 병증을 음증, 양증, 허증, 실증으로 구분하고, 음증에는 따뜻한 약을, 양증에는 차가운 약을, 허증에는 보약을, 실증에는 사약을 쓴다.

그리고 음증과 양증을 판단하기 위해서는 체질의 음양과 증상의 음양을 들 수 있으며, 인간의 정신상태와 건강의 관계를 밝힌 칠정에 대한 음양의 관계 등을 꼽기도 한다.

2) 표리(表裏)증

표리는 질병의 내외, 병증세가 깊은지 표피성인지, 병증이 심한지 약한지 등을 판별하는 2개의 강령이다. 병의 침입된 장소 또는 병변이 있는 상태가 인체의 표면에 있느냐, 깊은 곳에 있느냐에 따라 구분한다.

표는 체표를 의미하며 피부표면에 나타나는 증상을 표증이라 한다. 이와는 반대로 내장 내지 몸 안쪽에서 나타나는 증상을 이증이라고 한다. 또한 어떤 증상은 표리의 중간에서 나타나는데 이를 반표반리증이라고 부른다.

표증과 이증의 판별은 병변의 부위에 따라 구분해야 하고, 더욱 중요한 것은

표 4-4. 표리증

표 증(表證)		이 증(裏證)	
표한	오한, 두통, 전신통, 백색의 얇고 윤기있는 설태	이한	복통이 있고 따뜻한 것을 좋아함, 소변량이 많고 맑으며 대변이 무르거나 설사가 난다. 안면창백, 사지냉증, 갈증이 있다.
표열	오한이 있어나 없음, 인두통, 엷고 건조한 설태	이열	안면홍조, 발열, 갈증이 있고 찬물을 마시고 싶어함, 소변량이 적고 붉으며 변비가 있다. 설태는 누렇고 설질은 붉음
표실	땀이 나지 않음, *부긴맥(浮緊脈)	이실	복부팽만감이 있으나 만지는 것을 싫어함, 정신이 없고 헛소리를 함
표허	땀이남, *부완맥(浮緩脈)	이허	권태, 무력감, 숨이 참, 심계항진, 소식, 무른 변

증후의 특징으로서 한열, 장부의 증상, *설태, 맥상 등을 첨가해서 구별하는 것이다. 표(表)와 이(裏)는 상대적이며, 이들 사이에는 상호 연계되어 일정한 조건에서 서로 전환할 수 있으며, 아울러 한열, 허실과 연계하여 설명할 수 있다.

3) 한열(寒熱)증

한열은 몸이 뜨거운지 차가운지 하는 개념인데 자각적으로 차가움과 열감을 느끼는 증상으로 주로 순환장애를 말한다. 한열의 특징은 체온계에 나타나는 온도의 변화를 의미한다기보다는 인체가 생리적으로 느끼는 한열의 개념에 더욱 가깝다. 체온이 낮은 경우라도 환자가 열을 느끼고 호소하면 이것은 열에 속하고 체온이 높더라도 추의를 느끼고 호소하면 이는 한(寒)의 개념에 속한다.

한의학에서 이 한열의 개념은 대단히 중요한 이론으로서 환자가 한(寒)을 호소하고 있음에도 불구하고 체온이 높다 하여 강력한 해열제를 투여하면 환자의 저항력이 더욱 약해져서 목숨을 잃게 되는 경우도 발생한다. 한열이 병상에 반영되는 것은 복잡하므로 이를 잘 구별하여 처방하는 것이 중요하다.

표 4-5. 한열증

한 증(寒證)	열 증(熱證)
입이 마르지 않고 마르더라도 물을 찾지 않는다.	입이 마르고 물을 자주 마시며 *조열(潮熱)이 있고 건조하다.
물보다 뜨거운 것을 먹으려 한다.	찬 것을 먹으려 한다.
수족이 냉하고 안색도 창백하며 소변이 투명하고 *하리(下痢)가 있다.	얼굴은 붉고 소변은 *단적(短赤)하며 대변은 *폐결(閉結)한다.
혀에 백태가 끼고 맥이 늦다	황태가 끼고 거칠고 맥이 자주 뛴다.

4) 허실(虛實)증

허실이란 기운이 강한지 약한지(성쇠;盛衰)를 가리키는 것이다. 허증이란 정기가 허약함을 말하며, 실증이란 사기가 강성함을 뜻한다. 환자의 정기의 강약과 사기를 관찰하여 허실을 판별하며, 약을 쓸 때 공략할 것인가, 보할 것인가를 결정하는 근거로 삼는다.

허증이란 기운이 부족한 상태 또는 병에 대한 저항력이 약화된 상태를 말하며, 실증이란 기혈의 정체 또는 과잉이나 나쁜 기운이 성한 상태 또는 병에 대한 저항력이 강한 상태를 말한다. 이로부터 '허하면 보하고 실하면 사한다(補虛瀉實)'는 치료 원칙이 나오게 된다.

하지만 이러한 섭생과 약물복용에도 불구하고 증상이 지속되거나 심해질 경우 건강에 이상이 있다는 신호로 볼 수 있는데 이는 한의학에서 말하는 허증이라 할 수 있다.

표 4-6. 허실증

허 증(虛證)	실 증(實證)
허약하거나 살이 무르고 뚱뚱한 체질이다.	근육과 뼈가 잘 발달되어 있는 상태이다.
통증이 없거나 미미하다.	통증이 있다.
열이 없고 땀이 난다.	열이 나고 땀이 나오지 않는다.
피로를 못느끼고 곧 회복된다.	숨이 차고 현기증과 탈력감이 있으며 피로가 회복되지 않는다.
병의 증상이 만성적이다.	병의 진행이 급성이다.
가슴 아랫부분이 고통스럽고 막힌 것 같은 느낌이 든다.	가슴 윗부분이 고통스럽고 막힌 것 같은 느낌이 든다.
기분이 비교적 가라앉아 있다.	기분이 안정되지 않는다.
지압이나 안마를 즐긴다.	지압이나 안마를 싫어한다.
일반적으로 맥이 약하다.	일반적으로 맥이 강하다.
구역질과 구토가 있으면 일단 허증으로 본다.	그다지 공복감이 들지 않으면 일단 실증으로 본다.
과민성 대장증세가 있다.	변비의 경향이 있다.
몸이 나른하다.	몸이 가분한 느낌이다.

허증은 건강한 상태와 질병에 걸린 상태의 중간단계로 반건강상태라고 할 수 있다. 한의학에서는 기와 혈의 균형이 이루어졌을 때 비로소 건강이 유지되는 것으로 보는데 허증은 기와 혈, 어느 한쪽이 균형을 상실하여 오장육부의 기능이 저하되어 대사가 원활하지 못해 발생하는 것이다.

따라서 허증은 질병의 발생을 사전에 예고해주는 위험신호로 볼 수 있으며 허증을 치료하는 것은 질병의 발생 전에 미리 치료를 시행하는 예방의학의 한 갈래로 생각할 수 있다.

허증 발생의 원인이 되는 기혈의 불균형은 매우 추상적 성격을 띠고 있어 진단이 쉽지 않다. 병의 증은 양의 실증, 양의 허증, 음의 실증, 음의 허증으로 구분한다. 이런 네 가지의 구별을 하기위해서는 인체를 음양으로 구분하고 실증과 허증을 또한 세분화하여야 한다.

3. 진찰법

진단은 질병의 상태를 판단하는 것으로 질병을 치료하기 위해서는 진단이 필요하고 진단은 치료과정을 통해 검증된다.

한의학에서 진단은 서양의학과 다른 의미를 지니고 있다. 즉 서양의학에서는 방사선이나 초음파를 이용하여 이상적으로 증식하는 종양이 있는지를 판단하고, 현미경 등을 이용하여 세균의 증식여부를 판단하게 된다. 또한 생화학적 검사를 통하여 인체의 어떤 성분이 부족하거나 많은지를 검사하여 질병의 종류와 상태 및 예후 등을 판단하게 된다. 그러나 한의학에서 진단은 세균의 종류, 인체의 유효 성분의 다소, 종양의 존재 여부에 주안점을 두기보다는 각종 증상들을 유형별로 분별하고 판단하여 증을 결정하는 의미를 갖고 있다.

진단을 하기 위해서는 사진(四診 : 망진, 문진, 문진, 절진)을 사용한다. 망진(望診)은 눈으로 보아 환자의 질병을 관찰하는 것으로 얼굴색, 소변, 대변, 혀 등을 관찰한다. 문진(聞診)은 환자에게 나타나는 소리와 냄새를 관찰하고 문진(問診)은 환자에게 불편한 몸 상태를 의사가 물어보아 진단에 참조하는 진찰 행위이다. 절진(切診)은 의사가 환자의 맥을 짚어 보거나(맥진) 복부 또는 사지를 만져보아(按診) 진단에 참조하는 진찰 행위이다.

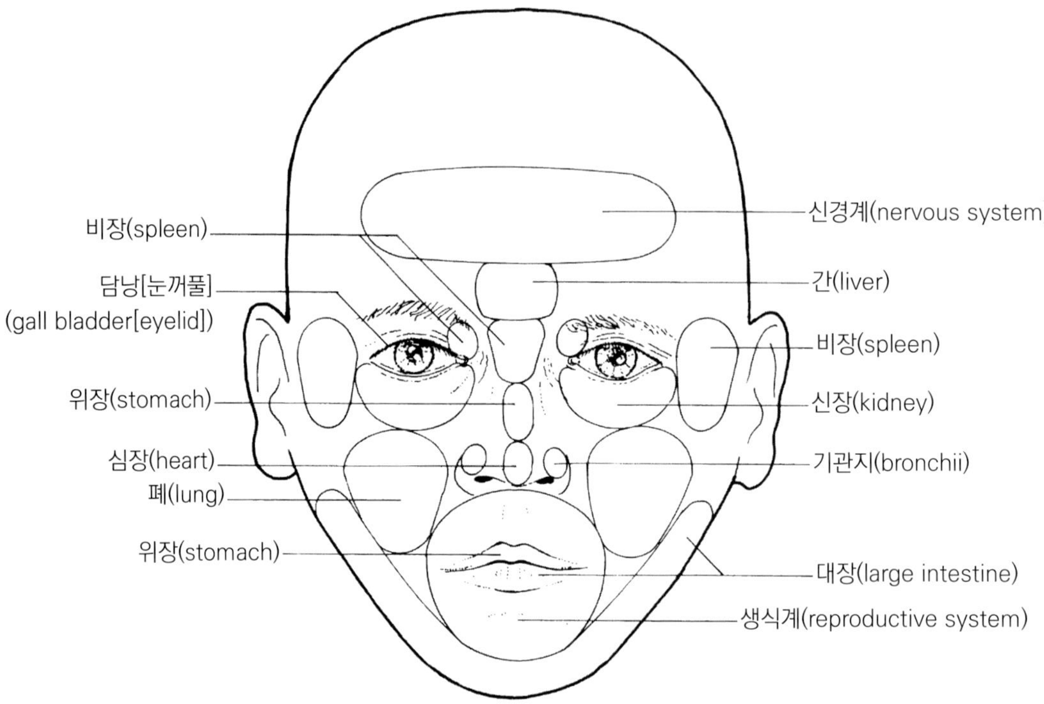

그림 4-1. 얼굴 진단도

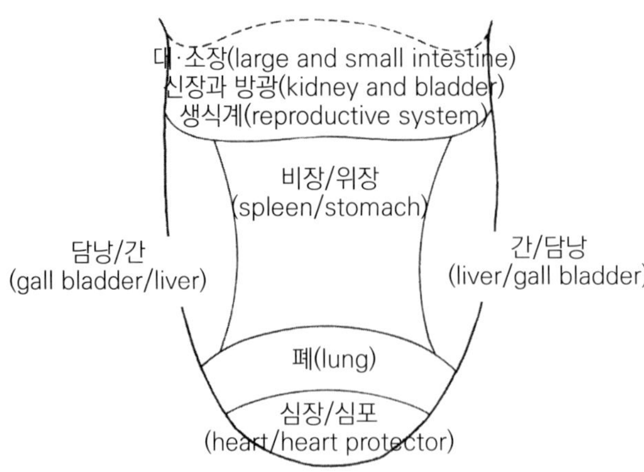

그림 4-2. 혀 진단도

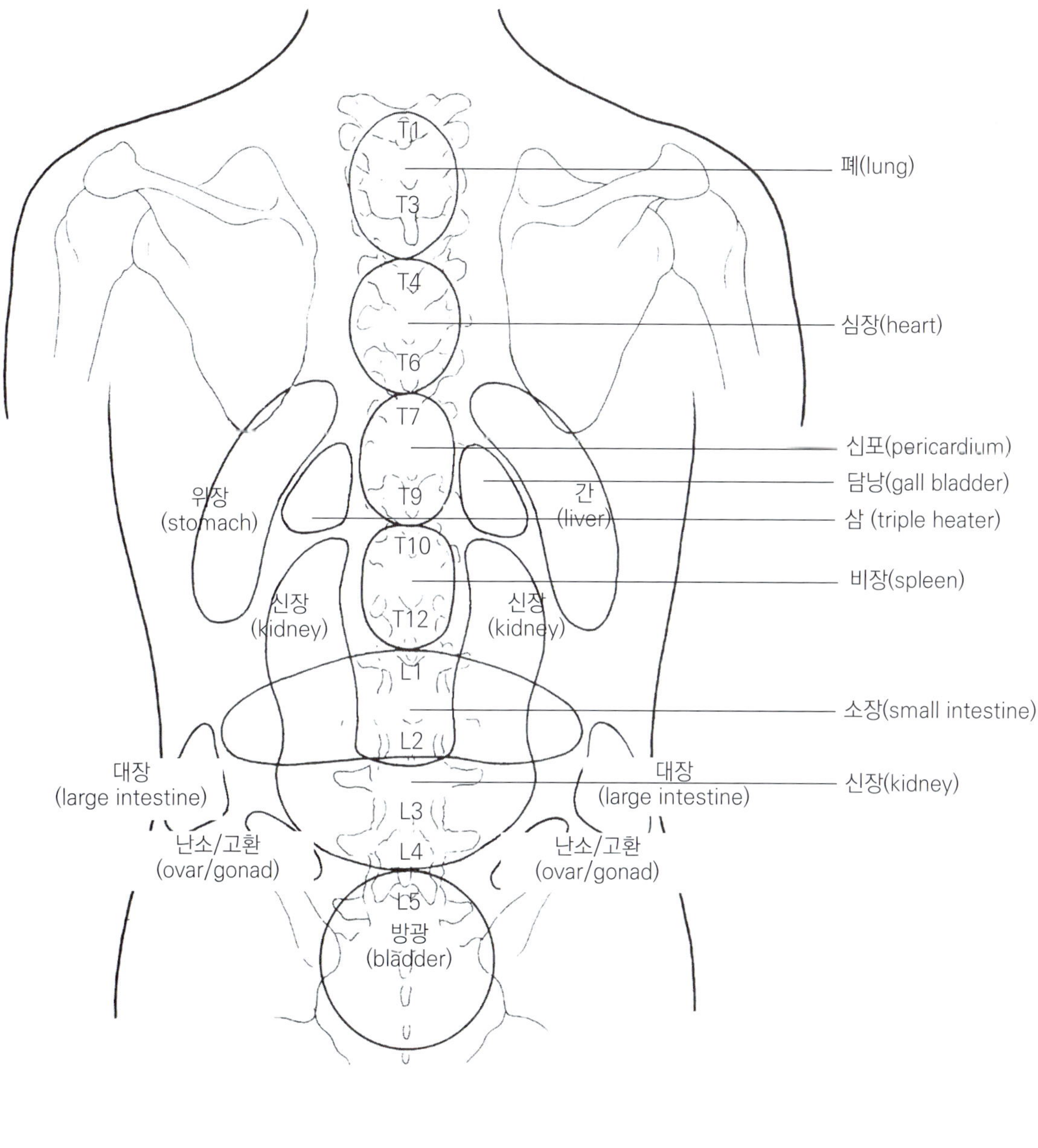
T1
T3
T4
T6
T7
T9
T10
T12
L1
L2
L3
L4
L5
폐(lung)
심장(heart)
신포(pericardium)
담낭(gall bladder)
삼 (triple heater)
비장(spleen)
소장(small intestine)
신장(kidney)
위장
(stomach)
간
(liver)
신장
(kidney)
신장
(kidney)
대장
(large intestine)
대장
(large intestine)
난소/고환
(ovar/gonad)
난소/고환
(ovar/gonad)
방광
(bladder)

그림 4-3. 등 진단도

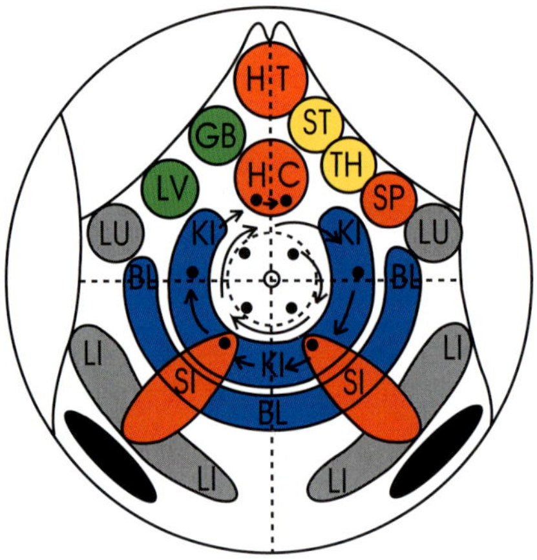

HT (Heart) : 심장
ST (Stomach) : 위장
SP (Spleen) : 비장
BL (Bladder) : 방광
LV (Liver) : 간
KI (Kidney) : 신장
PC (Pericardium) : 심포
TH (Triple Heater) : 삼초
LU (Lung) : 폐
GB (Gall Bladder) : 담낭
LI (Large Intestine) : 대장
SI (Small Intestine) : 소장

그림 4-4. 흉복부의 모혈

1) 망진(望診)

신체의 일부나 전체를 대상으로 정신상태, 드러나는 색, 모양, 자세나 움직이는 모습 등 형상의 변화를 관찰하여 그와 관련된 장부의 이상을 판별하는 것을 말한다.

· 신색(神色)의 망진 - 얼굴 표정과 몸의 상태를 봄
· 형태의 망진 - 환자의 자세를 봄
· 색진(色診) - 안색(顔色)을 살펴 봄
· 설진(舌診) - 혀의 관찰을 통한 진찰
· 눈의 망진 - 눈의 흰자위를 보고 진찰함
· 분비물·배설물의 망진 - 환자의 분비물 및 배설물을 살펴봄

(1) 색진(色診)

색진은 전신의 피부를 관찰하지만 주로 얼굴에 주안점을 두고 있으며, 색, 광택 등 다양한 지표를 포함하는 개념에 속한다. 안면부 진찰은 얼굴에 나타나는

변화를 관찰함으로써 전신의 질병을 진단하는 방법이다. 한의학에서는 색을 적, 청, 황, 백, 흑색으로 구분하고 오행학설과 연계하여 이해하고 있다.

안면부에 나타나는 변화는 내장의 질병과 밀접한 관련이 있어서 내장에 어떤 질병이 발생하면 곧 안면부에 반응이 나타난다. 얼굴에는 오장과 각각 연관된 부위가 있다. 부위에 따라서 음양오행의 특성을 그대로 적용하여 목에 해당하는 간은 동쪽(왼쪽 볼 부위)에, 금에 해당하는 폐는 서쪽(오른쪽 볼 부위)에, 화에 해당하는 심은 남쪽(이마 부위)에, 수에 해당하는 신은 북쪽(턱 부위)에, 토에 해당하는 비는 중앙(코 부위)에 각각 배속시켰다. 해당 부위에 색의 변화가 있으면, 그와 연관된 장부는 병적으로 문제가 있는 것으로 이해하고 있다.

(2) 설진(舌診)

설진은 혀에 나타난 시각적 변화를 토대로 질병 상태를 파악하는 행위이다. 설진은 혀를 덮고 있는 설태를 주로 관찰하고 혀의 움직임, 색의 변화, 설태의 변화 등을 통하여 인체의 건강 상태를 판단한다. 일반적으로 설태는 질병 발생기간이 적은 경우에 잘 변화되고 설질은 만성적인 질환에서 잘 나타난다.

2) 문진(問診)

문진은 불편한 몸의 상태를 질문하여 건강상태를 관찰하는 것을 말한다. 서양의학에선 8강(八綱)에 초점을 맞추어 이를 확인하기 위한 질문을 주로 한다.

· 한열
· 땀이 나는 상태
· 두통의 위치와 상태
· 소변과 대변의 상태
· 음식의 기호
· 가슴과 배의 통증
· 수면상태

3) 문진(聞診)

문진은 환자로부터 나타나는 여러 가지 소리와 냄새를 청각과 후각을 이용하여 진찰하는 방법을 말한다. 환자의 평소 목소리의 강약이나 고저는 그 사람의 오장육부 기능을 밖으로 드러나게 해준다. 예를 들면, 평소 목소리가 작은 듯하고 가라앉은 경우는 폐장의 기운이 적기 때문이며, 목소리가 마치 동굴이나 항아리 안에서 울리는 듯하면 비장에 습한 기운이 지나치기 때문이다.

이처럼 오장육부는 특징적으로 각각 그 음성을 주관한다. 그밖에 환자의 기침소리, 입에서 나는 냄새, 대소변의 냄새를 맡음으로써 병이 어디에 있는지 알아내는 방법이 모두 문진에 해당한다.

4) 절진(切診)

절진은 신체를 직접 만져봄으로써 질병을 진찰하는 방법이다. 절진에는 크게 맥진(脈診)과 안진(按診)이 있는데, 맥진은 환자의 맥을 짚어봄으로써 진찰하는 방법이고, 안진은 환자의 피부, 근육, 기타 부위를 만져보아서 열감이나 냉감, 통증의 유무를 살펴보는 진찰법이다. 안진 중에서 특히 복부를 만져보는 복진과 등의 척추뼈 주위를 만져보는 배수진 등이 중요시된다.

(1) 맥진(脈診)

맥(脈)이란 천기를 호흡하고 지기를 수렴하여 생명활동을 유지하는 인체 내에서 기와 혈로 대변되는 음양의 조화상태를 표시해 준다. 즉 맥진이란 이러한 기(호흡)와 혈(심박동)의 조화상태를 측정하여 12장부의 기능적인 이상 유무를 판단하는 행위로서, 한방고유의 진단 방법인 망문문절(望聞問切)의 사진(四診) 중에서 절진(切診)에 속하는 진단법이다. 맥진은 그 구성 자체가 매우 정교한 과학이론을 토대로 하고 있어 현재의 증상뿐 아니라 병의 원인, 병변의 진행정도, 추후의 예상까지도 정확하게 할 수 있는 진단 방법이다.

목의 경동맥(頸動脈)이나 손목의 *요골동맥(撓骨動脈)에서 만져지는 맥박을 이용하는데 대부분의 임상가들은 요골맥박을 가장 많이 진단에 사용한다.

맥박을 감지하는데 있어서 동맥을 살짝 누를 때 만져지는 표면맥박(表脈), 강하게 눌렀을 때 만져지는 깊은 맥박(裏脈)으로 구별한다.

표 4-7. 맥진의 종류

구분	우측 요골맥	좌측 요골맥
표맥(表脈)	대장, 위, 삼초	소장, 담, 방광
이맥(裏脈)	폐, 비장, 심포	심장, 간, 신장

(2) 안진(按診)

안진의 대표적인 방법으로서 복진과 배수진이 있다. 오장육부는 모두 흉·복부에 위치하고 있으며, 오장육부의 병변도 흉부나 복부에서 그 반응을 나타낸다. 예를 들어 간장의 기운이 제대로 유통되지 않으면 특징적으로 옆구리부위에 불편한 느낌이 드는데 복진을 통해서 이 부위의 압통을 확인할 수 있다. 또한 복부에는 복모혈이라고 하는 오장육부의 기능이 대표적으로 표출되는 경혈들이 위치하고 있어서 이 부위를 눌러봄으로써 오장육부의 상태를 파악할 수 있다.

척추의 주위에는 오장육부 기능을 표출하는 경혈들이 위치하고 있으며, 이러한 경혈들을 배수혈이라고 한다. 그러므로 진단시 옆으로 눕히거나 엎드린 상태로 척추 주위를 만져보아서 오장육부 상태를 파악할 수 있는데 이를 배수진이라 한다.

5) 현대 기기

맥진기, 양도락기, 메리디안 등의 기기들을 이용한 진단방법이 있다.

4. 장부의 병과 피부증상

피부의 기능은 외부 정기를 받아들이고 사기를 방어하여 몸속의 장부를 보호하는 것이 주된 기능이다. 아울러 내부의 습열과 노폐물을 배출하여 원활한 신진대사가 이루어지도록 하는 중요한 역할을 담당하고 있다.

인체에 있어서 피부의 역할은 각기 존재하는 부위의 기능에 따라 세포모양이나 외부의 자극에 대한 반응이 달라진다. 피부는 피부를 구성하는 세포 하나하나가 각각 독립된 기관을 갖고 있으면서 주변세포, 내부장기와 상호 유기적 관련성을 갖고 있다.

즉, 한방에서는 인체를 소우주라 하는데 피부의 세포 역시 소우주 내에 있는 작은 구성체로 생각할 수 있는 것이다. 한방 피부관리는 피부를 독립된 기관으로 보지 않고 내부장기와 연관지어 생각한다.

'황제에는 폐는 피모를 주관하고 폐는 대장과 합한다'라고 되어 있다. 이는 현대 의학적 사고로 이해하기 어려우나 한방 피부관리를 함에 있어서 매우 중요한 내용이다. 특히 피부는 폐와 대장에 관련이 되어 있는데 폐와 대장은 '금'이 주관을 하고 금기가 약하면 피부의 건조, 알레르기 등 피부의 문제점이 많이 발생한다. 따라서 대장의 병증이 있으면 변비와 설사, 또는 폐결핵에 걸리기 쉬우며 특히 안면피부 상태가 좋지 않다.

그 외에 간과 담을 주관하는 '목', 심과 소장을 주관하는 '화', 위와 비를 주관하는 '토', 신과 방광을 주관하는 '수'를 다쳤을 때에도 피부에 트러블이 생기기 쉽다.

피부미용의 주된 관리 대상이 되는 신체 피부는 내부장기의 상태를 반영하기도 하고 스트레스 등의 정신신경 영역의 문제점을 표출하기도 한다. 따라서 각 신체장기의 병증을 파악하는 것은 이로 인한 피부의 질환 및 이상증상을 진단하는데 필수적이며 이를 근거로 보다 아름다운 피부를 가꾸기 위한 정확한 관리계획 및 관리방법이 제시될 수 있을 것이다.

1) 간의 병증

간은 우측복부에 존재하며 담과 연결되어 표리관계를 이룬다. 간은 혈액을 저장하고 혈량을 조절하는 기능이 있다. 인체의 혈액은 휴식 또는 수면시간에 저장되고 활동 시에는 신체의 혈액 수요량이 증가함에 따라 모든 경락을 운행한다.

간은 인체의 눈에 연결되며 소통하는 것을 좋아하고 막히는 것을 싫어하는 성질이 있다. 간혈은 근육에 영양을 공급하고 손톱을 자라게 하며 관절의 정상적인 운동을 가능하게 한다. 이러한 간혈이 부족하면 손톱이 무르고 두 눈이 어지럽고 침침하며 야맹증이 생기기 쉽다. 또한 근육이 약하고 무력하며 근맥이 오그라들어 잘 펴지지 않는다.

간은 온 몸의 기를 원활하게 하고 혈과 진액을 운행하는 기능이 있다. 이러한 간기가 울체되면 기분이 우울해지고 화를 잘 내며 마음이 조급해진다. 또한 불면증, *다몽(多夢), 현기증, 복통, 설사, 토혈, 코피, 자궁부정 출혈이 생기기 쉽다. 그러므로 간은 정서와 관계되며 소화 기능과 여자의 월경과도 관계가 있다.

▷▶ 피부증상

간으로 인한 피부이상 증상은 기미가 가장 대표적이다. 기미는 임신이나 스트레스, 자외선에 의해서도 많이 생기지만 간기능이 떨어지면 눈밑이나 콧등부분에 양측성으로 푸르스름하게 나타난다. 또한 피부가 약하고 근육이 탄력이 없으며 시력이 떨어진다.

2) 심장의 병증

심장은 가슴에 위치하고 그 겉은 심포(心胞)로 싸여있으며 혈액을 전신에 유주시켜 혈액운행의 원동력을 주관한다. 심장은 생명의 근본이며, '군주지관'이라 하여 장부 중에서 가장 중요한 위치를 차지한다. 또한 정신활동을 주관하므로, 의식하고 사유하는 기능을 한다.

심장기능의 정상여부는 얼굴에 나타나고 심의 기능이 떨어지면 불면증, 다몽(多夢), 건망증, 불안감 등의 증세를 보이고 히스테리 등의 정신과 질환이 나타난다.

심장에 부조화가 있으면 병리상태의 반응이 혀에도 나타난다. 즉 심기가 왕성하고 순행하면 얼굴색이 붉고 맥박이 부드럽고 힘이 있으며, 심기가 부족하면 맥이 가늘고 부정맥이 생기기 쉽고 안색이 창백하다. 또한 심혈이 충분하면 혀의 운동이 원활하고 색이 붉고 윤기가 있으며, 심혈이 부족하면 설질(舌質)이 엷고, 심혈이 막히면 설질이 자주빛을 띄거나 반점이 생기고 혀가 굳어서 말을 하기 어렵다.

따라서 혀의 색을 보고 심장의 상태를 알 수 있으며 심장에 대한 치료를 하면 혀의 병을 낫게 할 수 있다. 정상적인 상황에서 언어는 심장의 지배를 받는다.

▷▶ **피부증상**

여드름은 주로 화나 금의 문제로 생기는 경우가 많은데, 화의 문제로 여드름이 생길 때는 얼굴의 측면부분이나 이마에 좁쌀처럼 올라오는 여드름이 많으며, 열기로 인해 얼굴이 붉어진다. 이마에 나는 좁쌀 같은 여드름(pīmple)은 신경성으로 오는 심경락의 작용이다. 심기가 충만하여 기혈의 순환이 순조로우면 피부가 충분한 영양공급을 받아 피부색이 밝고 윤기가 있으며 입술이 붉다. 기혈의 순환이 정체되면 신진대사가 잘 되지 않아 피부의 정상적인 각화가 이루어지지 않고 모낭 속에 정체되어 피지분비가 증가함에 따라 세균에 감염되고 여드름이 발생하게된다. 또한 피부색이 어둡고 윤기가 없으며 입술색이 푸르스름하다.

3) 비장의 병증

비장은 음식물의 소화작용과 영양분의 수송을 주관한다. 위와 표리관계에 있으며 수분을 운화(運化)한다. 비장은 혈의 생성에 참여할 뿐만 아니라 혈이 적절한 경로로 순환할 수 있도록 다스리는 역할을 담당하고 경맥을 정상운행 하게 한다. 비장의 운화작용으로 근육에 영양을 공급하며 사지에 양기를 운송함을 주관한다. 즉 비장에 의해 온몸에 영양이 공급되는 것이다.

비장의 상태는 입술과 온몸의 기육(肌肉)에 나타난다. 기육은 현대의학에서 말하는 살이나 지방에 해당한다. 비장은 음중의 지음(陰中之 至陰)이라고 불리는 의지(意智)를 저장한다. 만일 비장이 부조화에 빠지면 소화기능에 장애가 생긴다. 비장의 기가 허약하게 되면 그 통솔기능을 잃어 혈이 제멋대로 움직이게 되어서 비정상적 자궁출혈, 혈변, 월경과다 등의 증상이 나타난다.

비장은 사지를 주관한다. 비장이 허하면 사지가 무력하다.

▷▶ 피부증상

비는 위와 함께 영양과 수분을 흡수하고 전신에 공급하는 역할을 하므로 비의 이상 증상은 비만과 관련성이 깊다. 입맛을 모르고 무엇이나 잘 먹어 비만증이 생기기 쉽다. 비와 위는 표리관계에 있으므로 비 기능의 이상 시 얼굴 색이 고르지 않고 코 주위에 황색으로 나타나며 피지분비로 번들거린다. 또한 피부의 탄력이 없어진다.

4) 폐의 병증

폐는 밖으로부터 산소를 호흡함으로써 온몸의 기를 순환시킨다. 즉 폐가 기를 순환시키기 때문에 심장의 양기가 온몸으로 순환되는 것이다. 그러므로 폐는 임금인 심장을 가까이서 모시는 재상이라는 관직에 비유되기도 한다.

▷▶ 피부증상

폐경(肺經)에 의한 피부의 대표적인 병증은 잔주름과 예민성이다. 폐경이 순행하지 못하면 피부의 신진대사가 느려지기 때문에 피지막이 잘 형성되지 않아 건성피부가 되기 쉽고 표피층이 얇고 피부가 약하며 노화가 빠르다. 피부색이 희고 창백하며 특히 볼 부위가 얇고 붉으며 예민하다. 자외선에 약하고 기미가 생기기 쉬우며 알르레기가 잘 생긴다.

온갖 맥락이 폐와 연결되어 몸의 혈액순환을 돕는데 폐의 능력이 조화를 잃으면 호흡에 이상이 생기고, 기의 생성과 수액 대사에 장애가 생기는 등 병리표현이 나타난다. 그리고 혈맥을 주관하는 몸의 생리기능에도 영향을 미쳐 혈액운행의 이상을 초래할 수 있다.

폐병의 일반적인 증세는 기침이 나고 숨이 가빠지며 목에서 가래소리가 난다. 숨이 차서 헐떡이며 가슴이 갑갑하고 아프며 목이 쉬고 발성에 장애가 온다. 가래에 피가 섞여 나오고 식은땀이 난다. 부종이 생기기 쉬우며 배뇨가 시원하지 않다.

5) 신의 병증

신장은 몸의 에너지를 받아들여 저장함을 주관하는데 이 저장된 물질을 신정이라 한다. 신정은 인간의 생식, 성장 발육의 기능인 선천지정과 음식물에 의한 정기로써 생명을 유지하고 발육을 촉진하는 후천지정이 있다.

이러한 신장은 모발을 자라게 하고 대소변을 원활하게 하는 기능이 있고, 골수를 생성하고 뼈를 튼튼하게 하며 체내수액의 평형을 조절하는 기능을 한다.

신정이 부족하면 어린이는 모발과 치아가 늦게 자라며 성장발육이 늦어진다. 지능과 생식기능이 감퇴되고, 소변대사 장애 및 수액이 피부에 정체되어 부종이 생기기 쉽다. 성인의 경우는 허리가 시리고 머리가 빨리 희어지며 유정, 현기증, 발기불능, *불임, 월경불순 등의 증상이나 이명, 청력소실, 실면, *전광, *소갈 등의 병증이 나타나기도 한다. 또한 신은 귀와 연결되어있다.

▷▶ 피부증상

신장 이상으로 인한 피부의 병증은 순환장애로 인한 피부 부종과 거칠고 검은 피부색이다. 부신호르몬 불균형으로 피부트러블이 잘생기고 피부색이 검고 거칠며 입 주위에 경결성 여드름이 잘 생긴다.

6) 담의 병증

담낭의 주요한 생리적 기능은 담즙을 저장하고 배설하여 위와 간의 운동기능을 돕는 것이다. 담즙의 분비와 배설장애는 감정과 의지가 손상되고 간의 운동기능이 상실하게 되면 즉시 나타난다. 또한 중초의 기운이 막혀서 간담의 내기가 정상적 운행을 못하는 경우에도 흔히 나타난다.

담즙의 배설장애는 간기의 울체를 한층 더 가중시키고 위와 간의 정상적인 운화기능을 저해할 뿐만 아니라 담즙이 넘쳐나 피부표면에 배어 나옴으로써 *황달이 올 수도 있다. 이밖에도 담낭은 또 신열과 담열(痰熱)의 교란에 의하여 심신에 영향을 줌으로써 마음이 번거롭고 불안, 초조하여 잠을 이루지 못하게 하는 등의 병리적 현상도 나타나게 한다.

▷▶ 피부증상

지성피부는 주로 오행 중 목에 배속되어 있는 간과 담의 기능저하로 인해 생겨나게 되는 경우가 많다. 모공이 넓어지고, 피지가 과다해진다. 이러한 지성피부들은 담경과 간경을 강화시켜 주는 것이 중요하다.

7) 소장의 병증

소장은 인체의 소화계통에서 매우 중요한 기관으로서 그 주요한 생리기능은 위에서 보낸 음식물을 받아서 그것을 계속 소화하고 변화시켜 그 중의 정화와 찌꺼기를 분별하는 것이다. 즉 소장은 위로는 위의 유문과 연결되고 아래는 대장과 연결된다.

위에서 받아들인 음식물은 소장에서 영양분이 흡수되고 청탁으로 분리되어 맑은 것은 진액이 되어 전신으로 흡수된 후 방광으로 흘러들어간다. 탁한 것은 찌꺼기가 되어 대장으로 들어간다. 그러므로 소장의 생리기능이 조화를 이루지 못하여 소장의 접수기능이 상실되면 음식이 소장에 이르기만 하면 복통과 설사가 나고 구토를 하는 등의 병리적 현상이 나타나며 음식물에 대한 소화기능이 상실되어 음식은 소화되지 않은 채 그대로 배설되고 만다.

▷▶ 피부증상

얼굴 전체에 개방면포(Open comedo), 폐쇄면포(Closed comedo)같은 비화농성여드름이 생기기 쉬우며 턱선에 붉고 작은 화농성여드름이 잘 생긴다. 얼굴 가장자리를 따라 각질이 일어나는 등 피부트러블이 잘 생긴다.

8) 위의 병증

위는 입으로부터 들어온 음식물을 식도를 통해 받아들이는 기관이다. 위는 다섯 가지 맛을 소화하고 흡수하는 역할을 한다. 위장의 소화력은 폐장에서 나온 양기에 의해 작용한다. 위장이 활발하게 움직임으로써 양기를 만들어 폐장과 심장의 활동을 유발한다.

위는 하강을 주관하고, 음식물의 소화는 주로 비위의 협조에 의해 이루어진다. 그러므로 비장은 위장과 서로 협조관계를 이루고 있다. 위장에서는 음기도 만드는데 그것을 비장이 간장과 신장으로 보내므로 비장은 오장의 중앙에 위치한다.

▷▶ 피부증상

얼굴의 문제는 위경의 지배를 많이 받으므로 위경과 비경을 쓸어주는 동작을 해주는 것이 좋다. 위의 기능저하로 소화불량증이 생기면 트림과 가슴이 더부룩한 현상이 생기고 또한 이마에 열이 발생하며 얼굴이 화끈거린다. 또한 혀에 흰 백태가 생기며 입가가 잘 헌다.

위의 기능이 원활치 못할 때 볼 부분이 늘어지면서 눈 주위에 반달모양의 주름이 생기게 된다. 코 주변에 피지가 많이 생기고 피부타입은 복합성을 나타낸다. 얼굴은 코 주위를 비롯하여 황색을 띠며 피부가 윤기가 없고 거칠어진다.

9) 대장의 병증

대장의 주요한 생리적 기능은 찌꺼기를 배출하는 것이므로 대장의 기능이 상실되면 소화흡수 불량과 배변에 이상이 나타난다. 전도란 음식물을 소화, 흡수하고 남은 노폐물을 배설하는 기능이다. 대장의 전도작용이 상실되면 대변이 굳어져서 변비증이 생기는 등의 병리적 현상이 나타나며 대장에 혈이 부족하면 변비의 증상이 발생하고 열이 난다.

대장은 소장에서 들어온 찌꺼기의 수분을 재흡수하고 나머지는 변이 되어 항문으로 내보내진다. 대장이 냉하면 기능이 저하되고 설사병이 자주 생긴다.

▷▶ **피부증상**

대장의 기능이 원활하지 못할 경우 안면피부의 수분과도 연관성을 갖는다. 대장의 음(혈액)이 부족하면 변비 증상이 발생하고 열이 난다. 대장에 열이 있으면 수치질의 현상이 발생할 수 있다. 여성이 치질 유발 시에는 수분의 운반과정에서 가스를 동반하여 두통이 생기고 종기 내지는 여드름이 발생할 소지가 있다.

대장이 냉하면 기능이 저하되고 설사병이 자주 생긴다. 변비현상이 지속되면 기미가 발현되는데 간과는 달리 광대뼈 근처에 황색의 기미나 주근깨가 생긴다. 대장기능의 저하로 인한 변비 때문에 코와 턱 주변 등에 여드름이 많이 나타나게 된다. 피부의 질환이 많이 생기고 아토피성 체질이 많으며 피부저항력이 약하다. 또한 코에 대한 문제가 많아서 비염, 코막힘, 알레르기가 잘 생기고 등에 살이 찐다.

피부가 전체적으로 윤기가 없고 까칠까칠한 느낌이 들며 특히 찬바람이 부는 계절에 더욱 심해질 수 있다. 눈 밑에 잔주름이 있고 각질이 얇으며 볼이 민감하여 때에 따라서는 모세혈관확장 증세도 나타나기 쉽다.

10) 방광의 병증

방광의 주된 생리기능은 소변을 저장하고 배설하는 것이다. 이러한 방광의 기능이 정상적이지 못하면 소변이 자주 마렵고 잘 참지 못하여 소변을 볼 때 아프고 혼탁하며 잔뇨감 등 증상이 나타나며 무뇨증, *유뇨증, 요*실금 등의 배뇨이상이 나타난다.

소변을 저장하고 배설하는 방광의 기능은 신과 방광의 기화(氣化)에 전적으로 의존하고 있다. 기화란 양기가 아래로 내려오는 힘에 의해 소변이 배설되는 과정을 말한다. 배뇨력이 약한 이유는 양기가 부족하기 때문이며 소변의 양이 적은 이유는 소장이 약하기 때문이다.방광은 소장에서 보내온 수분을 모아 두기 때문이다. 또한 신의 양기가 부족하여 기화가 순조롭게 진행되지 못하면 배뇨장애, 무뇨증 등 병리적 현상이 나타나며 신이 저장기능을 상실하여 기화할 수 없게 되면 유뇨증, 요실금 등 병리적 현상이 나타날 수 있다.

▷▶ **피부증상**

방광의 기능저하는 피부색이 검고 윤기가 없으며 특히 턱 부위에 여드름이나 색소침착이 나타나기 쉽다.

방광경에 이상이 생기면 각종 전신성 증세가 나타난다. 피부의 촉감이 거칠고 피부의 촉촉함과 탄력이 상대적으로 적고, 윤기가 없으며 보송보송하게 보인다. 또한 모공이 작고 피지 생산량도 적으며, 유전적인 관계로 거친 건성피부가 남자보다 여자에게 많이 나타난다. 상처가 잘나고 저항력이 약하며, 나이가 들면 피부가 당기고 주름이 생기기 쉽다.

11) 삼초의 병증

삼초는 육부의 하나이며 상초·중초·하초의 통칭이다. 삼초의 초(焦)는 탄다는 뜻으로 열, 즉 양기를 가리킨다. 삼초는 온몸의 양기를 운행한다. 상초에서는 폐장이 심장의 양기를 순환시키며, 중초에서는 폐장의 양기를 받아 위장이 음식물을 소화시킴으로써 양기를 만들고, 하초에서는 신장에 의해 양기를 끌어내리고 소변을 배설하거나 생식에 관여한다. 따라서 삼초는 결독이라는 관직에 비유하는데 그 뜻은 하천을 다스린다는 뜻이다.

이처럼 온몸의 활동력과 관계하는 것이 삼초이다. 그러므로 삼초의 기능은 음식물의 영양물질과 수액의 소화흡수, 수포와 배설의 전과정에 관여하며 이러한 삼초의 기화기능이 실조되면 수액이 저류되어 배뇨장애, 부종 등의 증상이 생긴다.

▷▶ **피부증상**

삼초(三焦)는 전신에 원기를 주고 림프계 등 모든 내분비계에 영향을 준다. 삼초경의 미용적 변이는 기의 순환장애와 내분비계의 이상에서 일어난다. 피부가 가렵고 예민하며 알레르기성 피부가 되기 쉽다.

V

경락과 경혈

제5장 경락과 경혈

1. 경락(經絡)의 정의

경락학은 한의학 기본이론 중 하나로 인체의 경락계통의 순행분포, 생리기능, 병리변화 및 경락과 장부와의 상호관계 및 임상응용을 연구하는 학설이다.

경락은 경맥(經脈)과 낙맥(絡脈)을 통틀어 말하는 것으로 인체 내 기혈운행의 통로를 의미한다. 경락은 전신에 즉 근육과 내장, 뼈, 심지어 손톱 및 머리카락에까지 뻗쳐 있지 않는 곳이 없으며 이 경락을 통해 기혈이 흐르기 때문에 인체가 살아서 움직이는 것이다. 경락의 생리적 특성은 인체의 내외·상하의 기혈 통행의 작용과 관계를 맺고, 오장육부·사지백회·오관·*근·육·맥·골 등 각 방면에서 각각 특유의 생리기능을 나타낸다.

경락은 12정경(正經)과 기경팔맥(寄經八脈)으로 이루어져 있고 지락들이 서로 연결되어 유기적으로 기능을 조절하며 장부와 조직 사이에 밀접한 연관성을 유지시켜 준다. 주된 통로는 경맥이며 전신에 좌우 12쌍이 있어 각각의 장부에 직결되어 있다. 경맥은 보통 12경맥을 말하지만 한의학상 엄밀히 따지자면 기경팔맥의 임·독맥을 합하여 14경맥이라고도 한다. 또한 사지의 말단에는 가로로 흘러서 경맥과 경맥을 이어주는 구실을 하는 낙맥이 있고 신체 전후의 중앙선에 있는 임맥, 독맥을 포함한 8개의 기맥이 있어 서로 연락해서 복잡하게 구성된 맥관망을 총칭하여 경락이라고 한다. 이 경락은 수족의 위치와 음양에 따라 수삼음(手三陰), 수삼양(手三陽), 족삼음(足三陰), 족삼양(足三陽)으로 나눈다.

경락의 경(經)은 종(縱)으로 흐르고 있으며, 낙(絡)은 횡(橫)으로 흐름을 의미하는데 즉 우리들 몸에는 머리에서 발끝까지 경락이 종횡(縱橫)으로 흐르고 있으며, 이 경락 내에서 에너지가 원만히 흐르고 있다면 건강하고, 어느 장부(臟腑)에 이상이 있으면 즉시 그 에너지(氣)의 흐름이 정체된다.

* : 부록용어 설명 참조

이와 같이 기 즉 에너지 흐름이 정체되면 특정부위에 통증(痛症), 냉감(冷感), 경결(硬結), 함몰(陷沒) 등의 증상이 나타나게 되는데 이러한 증상이 나타나는 지점이 바로 경혈(經穴)에 해당하는 곳이다.

1) 경맥(經脈)

12경맥, 12경별, 기경팔맥의 3종류가 있다.

(1) **12경맥(經脈)** : 12정경맥이라고도 하며 장부와 지체를 안팎으로 연락하고, 기혈을 운행하여 전신에 영양을 준다. 12경맥의 명칭은 음과 양으로 나누어 양에는 양명, 태양, 소양이 있고 음에는 태음, 소음, 궐음의 육경으로 나뉘어 각각 사지로 뻗어 있다.

(2) **12경별(經別)** : 체강 내로 침입하여 표리음양경의 관계를 긴밀히 해주는 종횡하는 분지로서 영기(營氣)가 유주하며 영양을 공급해주는 정경과 같은 역할을 하므로 별행정경(別行正經)이라고도 한다.

(3) **기경팔맥(寄經八脈)** : 임·독맥을 12경맥과 축으로 공유하면서 12정경과는 다른 경로를 걷는 또 다른 경락 체계이다. 임맥, 독맥, 충맥, 대맥, 음유맥, 양유맥, 음교맥, 양교맥 등을 포함한다.

2) 낙맥(絡脈)

경맥에서 분출하여 가로로 흘러서 경맥과 경맥을 이어주는 그물모양의 대소분지를 말한다. 낙맥은 12경맥에서 갈라지므로 별락(別絡)이라고도 하고 15낙맥·손락·세락·부락 및 혈락 등이 여기에 속한다.

(1) **15낙맥(絡脈)** : 경맥에서 갈라져 나온 12낙맥, 임맥과 독맥의 낙맥, 비(脾)의 대락을 합하여 일컫는다.

(2) **손락(孫絡)** : 낙맥에서 분출한 섬세하고 작은 지맥

(3) **부락(浮絡)** : 낙맥 중에서 체표에 분포하는 것

(4) **혈락(血絡)** : 부락가운데 피부에 노출된 작고 세밀한 혈관부락

3) 내속(內屬)

장부와 경근, 경별, 낙맥으로 연결된 것이다.

(1) 12경근(經筋) : 경락계통의 외연 부분으로서 12경맥의 기가 근육, 관절에 모이고 흩어지는 체계이다. 명칭은 12경맥에 의거하여 수족의 삼양, 삼음으로 나눈다.

(2) 12피부(皮部) : 피부의 경락 분포영역으로 12경맥의 순행 및 분포부위와 일치한다.

표 5-1. 경락의 분류

- 경락
  - 경맥
    - 12경맥
      - 수삼음경 (가슴 → 손)
        - 수태음폐경
        - 수궐음심포경
        - 수소음심경
      - 수삼양경 (손 → 얼굴)
        - 수양명대장경
        - 수소양삼초경
        - 수태양소장경
      - 족삼양경 (얼굴 → 발)
        - 족양명위경
        - 족소양담경
        - 족태양방광경
      - 족삼음경 (발 → 가슴)
        - 족태음비경
        - 족궐음간경
        - 족소음신경
    - 12경별 – 12경맥 가운데를 따라 별도로 나온 경맥
    - 기경팔맥 – 12경맥을 흐르는 기혈이 넘치면 유입되는 곳. 임맥, 독맥, 충맥, 대맥, 음유맥, 양유맥, 음교맥, 양교맥
  - 낙맥
    - 15낙맥 – 주요한 대락, 모든 락(絡)의 작용을 통솔
    - 부 락 – 체표로 떠오른 것, 낙맥에서 다시 갈라진 미세한것
    - 손 락 – 낙맥의 가느다란 분지, 피부 위에서 볼 수 있는 낙맥
    - 혈 락 – 낙맥, 특히 부락 가운데 피부에 노출된 미세한 혈관부락중 붉게 보이는것
  - 십이경근 – 12경맥의 기를 근육과 관절에 맺히게 하고, 모이게 하며 확산시키고 서로 연락을 시키는 체계
  - 십이피부 – 12경맥의 기능 활동이 체표에 반영되는 피부

* 14경맥 : 12경맥 + 기경팔맥의 임맥, 독맥

2. 경혈(經穴)

경혈은 인체의 장부, 경락의 기혈이 체표에 경혈점으로 표시되는 부위로 병증이 반영되는 지점이며 침구시술을 할 수 있는 부위이다. 12경맥과 임맥·독맥을 합하여 14경맥이라 부르며 그 중 12경맥의 수혈(輸穴)은 모두 좌우대칭인 쌍혈이고 임·독맥의 수혈은 모두 단혈이다.

14경맥상에 정확한 명칭과 위치가 있는 365개의 경혈을 14경혈이라 하고 이외에 경외기혈(經外奇穴)과 아시혈(阿是穴)이 있다. 그 외 특수혈로서 오수혈(五輸穴)과 원혈(原穴), 낙혈(絡穴), 흉·복부의 모혈(募穴) 배부의 수혈(兪穴)및 각 경맥의 교회혈(交會穴) 등이 있다.

1) 원혈(原穴)

장부의 원기가 경과하고 정지하는 중요한 의의를 가진 혈위로서 단전에서 생성되는 원기를 삼초의 기화작용에 의해 전신으로 분포하므로 삼초경와 밀접한 관련이 있다. 사지의 수관절, 족관절 부근에 분포하며 임상적으로 내장의 병변을 탐색하는 창구로서 중요하다.

표 5-2. **12경맥의 원혈표**

경맥	원혈명	경맥	원혈명
폐경	태연	방광경	*경골
대장경	합곡	신경	태계
위경	충양	심포경	대릉
비경	태백	삼초경	양지
심경	신문	담경	구허
소장경	완골	간경	태충

2) 낙혈(絡穴)

낙혈은 각 경맥에서 낙맥이 갈라지는 분지점을 의미하며 표·리 양경이 동시에 병든 때에는 낙혈이 양경을 동시에 치료할 수 있다.

3) 모혈(募穴)

복모혈(腹募穴)은 장부의 기(氣)가 흉·복부의 한 특정한 혈에 취하는 것이라 배부 수혈과 더불어 상대적이며 모는 음에 있고 수는 양에 있다. 오장육부에 질병이 있으면 모혈위에 경결, 과민 등의 이상반응을 나타낸다. 복모혈은 전부 12혈로서 폐경, 담경, 간경의 삼경은 본 경맥의 혈이고 나머지는 다른 경락의 경혈로써 구성되어 있는데 복모혈 중 단혈은 그 반수가 임맥의 경혈로서 구성되어 있고 임맥 이외에는 쌍혈로서 좌우양측에 있다.

표 5-3. **12경맥 복모혈표**

양측		중행	
경맥	복모혈명	경맥	복모혈명
폐경	중부	심포경	단중
간경	기문	위경	중완
담경	일월	삼초경	석문
비경	장문	소장경	관원
신경	경문	방광경	중극
대장경	천추	심경	거궐

그림 5-1. **12경맥의 배수혈(背輸穴)**

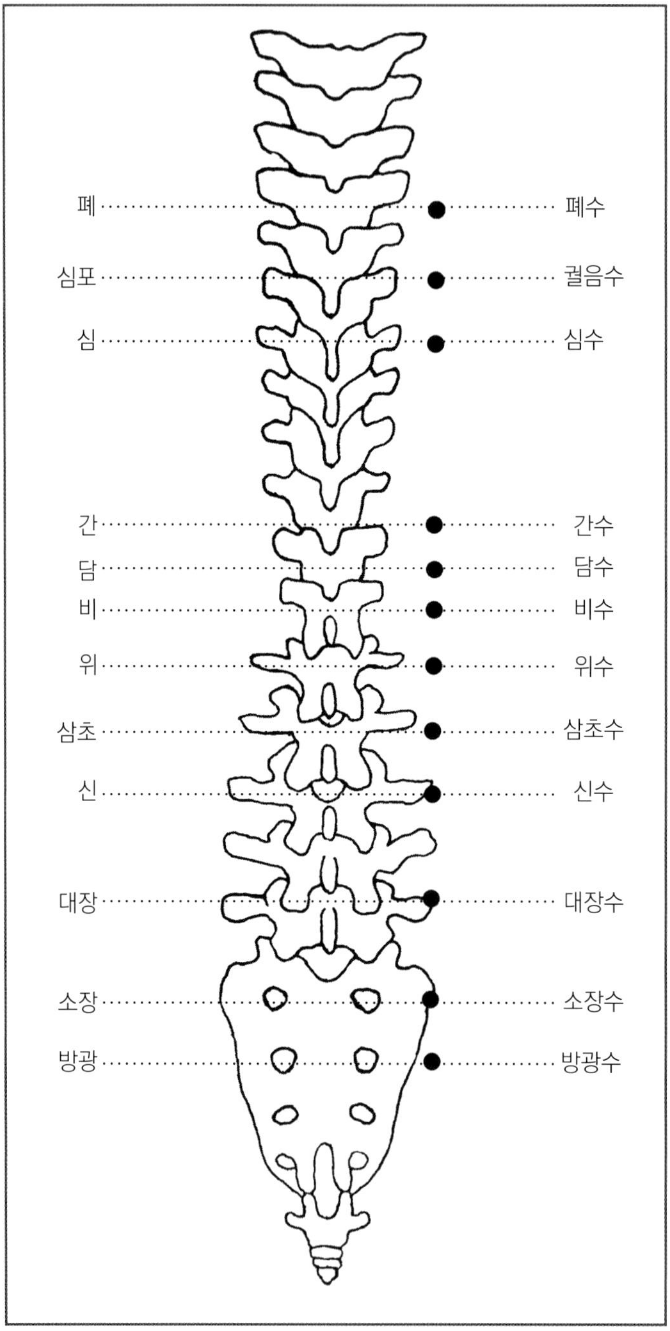

4) 배수혈(背輸穴)

배부의 척추를 관통하는 독맥의 양방 1.5촌으로 방광경 제 1선에 있는 경혈이며 장부의 명칭하에 수(輸)가 붙은 혈을 뜻하는데 좌우양측을 합하면 24혈이 된다. 수혈은 경기(經氣)를 이곳에 수송한다는 의미이며 내장에 병변이 있을 때 그 장부가 소속하는 배유진단에 해당하는 부위에 압통, 과민, 근의 강직이 나타나기 쉬우므로 장부의 진단과 치료에 유익한 혈로 구성되어 있다.

5) 교회혈(交會穴)

하나의 경혈이면서 두 개 혹은 몇 개의 경맥이 서로 *교차하여 회합하는 유혈을 교회혈이라고 한다. 예를 들면 삼음교는 *하퇴내측에서 비경·간경·신경이 *교회하는 혈인데 삼음교를 취함으로써 간 · 비 · 신의 삼경에 영향을 미치게 된다.

6) 오수혈(五輸穴)

오수혈은 12경맥의 주관절과 슬관절 이하에 있는 다섯 개씩의 중요한 경혈의 총칭으로 정(井) · 형(滎) · 수(輸) · 경(經) · 합(合)으로 나눈다.

3. 경락의 작용

경락학은 생리적인 면, 병리적인 면, 진단면, 치료면에서 그 의의를 가진다.

1) 생리면

(1) 장부를 소통하고 지체를 연락하여 유기적 총체를 형성한다.
경기(經氣)가 경락을 통하여 전신의 상하, 내외, 표리를 소통하여 각각의 장부와 기관, 근육과 피부, 오관과 구규(九竅)를 계통적으로 긴밀히 연결하여 줌으로써 하나의 통일된 유기체를 구성하게 한다.

(2) 기혈을 운행시켜 전신에 영양을 공급한다.
기혈이 전신에 골고루 운반되고 퍼지게 하여 정상적인 생리기능을 발휘할 수 있게 해준다. 이러한 과정에서 소화흡수를 하고, 전신에 영양을 공급하며 혈액을 원활하게 한다. 피부를 부드럽게 하고 근골과 관절의 기능을 원활하게 하며 외사에 대항하는 등의 기의 발현현상을 나타낸다.

(3) 외사에 저항하여 기체를 보호한다.
음식의 정미한 물질 중 맑은 것은 영기가 되고, 탁한 것은 위기가 된다. 영기는 맥내를 운행하여 전신에 영양작용을 위주로 하는 반면, 위기는 맥외를 운행하여 외사에 저항하며 기체를 보호한다.

(4) 감응을 전도하고 허실을 조정한다.
인체의 장부 병리변화의 체표 반응과 외부의 각종 자극의 체내전도는 모두 경락의 전도작용에 의하여 실현된다.

2) 병리면

(1) 경락은 인체에 외사가 침습하여 발병 시 그 내부장기와 유관한 체표면에 이상증상을 나타낸다. 예를 들어, 폐와 심은 오금과 양팔꿈치에, 간의 사기는 양겨드랑이에 반응이 나타난다.

표 5-4. 12경맥 복모혈표

표(表)			리(裏)		
양(陽)	내용	장부	음(陰)	내용	장부
양명(陽明)	양기가 극에 달할 때	대장 위장	태음(太陰)	음기가 성할 때	폐 비장
태양(太陽)	양기가 성할 때	소장 방광	소음(少陰)	음기가 생성될 때	심장 신장
소양(少陽)	양기가 생성될 때	삼초 담	궐음(厥陰)	음기가 소멸될 때	심포 간

(2) 체표에 침입한 병사는 경락을 통해 내장으로 전달되고 내장간의 경락상의 연계를 통하여 다른 장기로 전달된다.

3) 진단면

체표에 드러난 경락계통의 이상을 진단함으로써 장부의 변이 여부를 진단한다.

(1) 망진 : 경락이 질병의 위치와 허실을 파악하게 한다. 색의 변화와 함께 맥색의 변화를 살펴 경맥과 낙맥 및 장부의 병변을 알 수 있다.

(2) 절진 : 경락은 전신에 기혈을 공급하므로 혈관과 깊은 관련성이 있고 중요 혈자리는 각 경락의 성쇠를 판단할 수 있는 진단처로 맥동을 느낄 수 있는 곳이다. 각 경맥이 순환하는 경로상의 맥동은 각 경맥의 허실을 반영한다.

4) 치료측면

장부의 이상변이가 나타나는 체표의 경락반응처는 진단처임과 동시에 치료처가 된다. 한의적인 측면에서는 침이나 뜸, 약물을 통하여 생리기능을 정상화하지만 미용경락에서는 마사지를 통하여 이를 개선한다.

4. 경락의 명명 및 분포

12경맥의 명명은 음양을 대명사로 사용하여 양경은 양명·태양·소양으로 나누고, 음경은 태음·소음·궐음으로 나누어 육경(六經)이라 칭하고 상지와 하지에 음양육경(수육경 : 手六經과 족육경 : 足六經)이 있어서 12경맥이라 한다.

경락은 종행하는 것을 '경' 횡행하는 것을 '락'이라고 하는데 분포의 기본적 상태를 의미하는 것으로 경맥의 분포는 매우 복잡하다.

12경맥은 장부과 지체를 안팎으로 연락하고 기혈을 운행하여 전신에 영향을 준다. 연행노선은 안으로 들어가는 내행경로와 바깥으로 가는 외행경로의 두 부분으로 크게 나누어진다.

12경맥의 명칭은 장부·수족·음양을 기준으로 나누었는데 즉 음경은 안으로 오장 중의 한 장부와 연결되어 있고 수족의 내측으로 분포한다. 양경은 육부 중의 어느 한 부에 속하고 바깥으로 수족의 외측에 분포한다.

양명·태음·소음경은 신체의 전면에 분포하고 소양·궐음경은 신체의 측면을 순행하며 태양경은 신체의 후면에 흐른다. 수삼음경은 복부와 상지내측에 분포하고, 수삼양경은 두부안면과 상지외측에 있으며, 족삼양경은 두부안면과 하지외측, 족삼양경은 흉복부와 하지내측에 분포되어 있다.

표 5-5. **경맥의 분포**

구분	음경(陰經) (오장에 속함)	양경(陽經) (육부에 속함)	순행부위 (음경은 내측, 양경은 외측)
수(手)	수태음폐경(手太陰肺經)	수양명대장경(手陽明大腸經)	전선(前線)
	수궐음심포(手厥陰心包經)	수소양삼초경(手少陽三焦經)	중선(中線)
	수소음심경(手少陰心經)	수태양소장경(手太陽小腸經)	후선(後線)
족(足)	족태음비경(足太陰脾經)	족양명위경(足陽明胃經)	전선(前線)
	족궐음간경(足厥陰肝經)	족소양담경(足少陽膽經)	중선(中線)
	족소음신경(足少陰腎經)	족태양방광경(足太陽膀胱經)	후선(後線)

머리는 양이 모이는 곳으로 6개의 양경이 모두 흐르는데 수·족양명경은 두각과 안면부, 수·족소양경은 *측두부, 수태양경은 뺨에, 족태양경은 후두부·정수리·전두부에 분포한다.

12경맥은 흉복배부·전두부·사지에 분포하는데 좌우대칭으로 합계 24경맥이며 전신을 종횡한다. 양경과 음경은 체내에서는 장과 부로서 서로 상호관계를 맺고 있고 체표에서는 내측과 외측이 표리관계를 이룬다.

어느 경맥이나 순행에 있어서 다소의 우회 곡선이 있고 출입이 교차한다. 12경맥 사이에는 경맥과 경별, 기행 낙맥 사이에 많은 교차와 교회관계가 빈번하게 이루어진다.

5. 12경맥의 순행규율

12경맥은 각각 고유한 순행경로가 있는데 수삼음경은 가슴으로부터 손으로 가서 수삼양경과 접하고, 수삼양경은 손으로부터 머리로 가서 족삼양경과 접한다. 족삼양경은 머리로부터 발로 가서 족삼음경과 만나고, 족삼음경은 발로부터 가슴 또는 복부로 가서 수삼음경과 접하게 된다.

12경맥은 표리의 음·양경이 교접하는 것 외에도 음경과 음경 혹은 양경과 양경이 상호 교접하는데 이는 경과 경, 장과 장, 부와 부와의 관계를 더욱 밀접하게 하고 아래와 같은 육합(六合)을 조성한다.

12경맥의 교접은 다음과 같은 원칙에 의해 일어난다.

1) 표리 음양경은 사지의 정혈(井穴)이 있는 곳에서 교접한다.
2) 동명의 양경은 두면부에서 서로 접한다.
3) 동명의 음경은 가슴에서 서로 교접한다.
4) 수족 삼음경도 가슴에서 교접한다.

표 5-6. 12경맥의 6합(六合)표

수경(手經)		연접부위		족경(足經)
수태음폐경	→	중부	←	족태음비경
수소음심경	→	심중	←	족소음신경
수궐음심포경	→	천지	←	족궐음간경
수태양소장경	→	정명	←	족태양방광경
수소양삼초경	→	동자료	←	족소양담경
수양명대장경	→	영향	←	족양명위경

6. 경락의 유주(流注)

기의 순행에는 일정한 순서가 있는데 이를 경락의 유주(流注)라 한다.

12경맥의 순행은 폐경에서 시작하여 대장, 위, 비, 심, 소장, 방광, 신, 심포, 삼초, 담, 간을 경과하여 다시 폐로 유입된다. 이러한 경락의 유주 순서에 따라 우리 몸의 오장육부는 12개의 시별로 각기 왕성하게 활동하는 시간대가 있다. 이러한 경락의 흐름에 따라 24시간 동안 생활하는 습관을 가진다면 최상의 건강 상태와 피부를 유지할 수 있다. 따라서 각 장기가 가장 왕성하게 활동하는 시간에 맞는 적절한 활동이 이루어지지 않으면 그 기관뿐만 아니라 다른 장기에도 영향을 미쳐 전체적인 신체기능이 저하되고 피부의 건강상태도 악화된다.

표 5-7. 12경맥의 유주(流注)순서

음	리	장	부	표	양
태음	수	폐 →	대장	수	양명
	족	비 →	위	족	
소음	수	심 →	소장	수	태양
	족	신 →	방광	족	
궐음	수	심포 →	삼초	수	소양
	족	간 →	담	족	

표 5-8. 12경맥 유주순서

12경맥 유주순서	기시점		종결점
수태음폐경	중부	→	소상
↓			↓
수양명대장경	영향	←	상양
↓	↓		
족양명위경	승읍	→	여태
↓			↓
족태음비경	대포	←	은백
↓	↓		
수소음심경	극천	→	소충
↓			↓
수태양소장경	청궁	←	소택
↓	↓		
족태양방광경	정명	→	지음
↓			↓
족소음신경	유부	←	용천
↓	↓		
수궐음심포경	천지	→	중충
↓			↓
수소양삼초경	사죽공	←	관충
↓	↓		
족소양담경	동자료	→	족규음
↓			↓
족궐음간경 (→ 수태음폐경)	기문	←	대돈

7. 피부와 건강을 위한 24시간 생활법

우리의 피부는 몸 속 오장육부와 밀접한 관련이 있어 오장육부에 이상이 생기면 피부를 통해 나타난다. 얼굴이 붓거나 안색이 변한다든지 머리털이 빠지거나 손톱이 갈라진다든지, 기미, 여드름, 버짐 등 수없이 많은 피부질환들은 모두 오장육부에 병이 들었음을 알리는 소식이다. 우리 몸의 안과 밖은 긴밀하게 연결되어 서로 직접적인 영향을 주고 받는다. 따라서 오장육부의 활동을 잘 알아서 그것이 원활하게 작용할 수 있도록 생활리듬을 맞추어 주는 것이 무엇보다 중요하다.

우리 몸의 오장육부는 열두 개의 시(時)별로 각기 왕성하게 활동하는 시간대가 있다. 사람의 인체는 우주자연의 이치에 따라 신비롭고 정밀하게 돌고 도는 변화의 흐름을 지니고 있다. 그 흐름은 생활습관과 맞아떨어질 때 최상의 효과를 발휘하게 된다. 이러한 흐름은 하루 24시간 동안 일정한 순서로 연결되어 있기 때문에, 거기에 맞추어 생활하는 습관을 가진다면 최상의 건강과 피부를 유지할 수 있다. 이러한 기본원리를 알고서 우리 몸의 오장육부는 각기 어느 시간에 활발하게 작용하는지를 알고, 그러한 흐름이 원활하게 이루어지도록 하기 위해 하루 24시간을 잘 활용해야 한다.

(1) 인시, 寅時(폐)에는 자리에서 일어나라.

새벽 3시부터 5시까지는 폐의 기운이 왕성한 시기이다. 폐는 호흡을 하는 기관이므로 이 시간에는 잠에서 깨어나 호흡을 하고 움직이기 시작해야 한다. 눈을 뜨면서 본격적인 호흡이 시작되고 호흡이 시작됨으로 인해서 전신에 기운을 골고루 전달시켜 주게 된다. 폐 기능이 왕성한 사람일수록 이 시간에 잠을 깨게 되며 또한 이 시간에 일어나는 습관을 들이면 폐 기능이 왕성해진다.

호흡이 시작되면서 우리 몸은 외부의 찬 공기를 받아들이게 된다. 잠에서 깨어나 본격적인 호흡을 시작함과 동시에 우리의 피부 바깥은 위기(衛氣)로 둘러싸이게 된다. 위기라는 것은 외부의 찬 공기로부터 우리 몸을 보호하는 기운이다. 따라서 이때부터 우리의 피부는 건강상태를 유지하여 스스로를 보호하게 된다. 이 위기는 우리 몸의 활동이 왕성한 미시(未時 오후 3시)까지 피부를 보호하다가 신시(申時)가 되면 다시 피부 속으로 숨어버리게 된다. 마치 아침에 눈을 뜸과 동시에 피부를 지키는 호위병 들이 출근하였다가 하루 일을 끝마치고 철수하는 것처럼 위기는 우리가 아침에 잠에서 깨었을 때부터 피부 밖으로 나와 피부를 보호하다가 오후 3시경이 되면 피부 밑으로 들어가 버리는 것이다.

따라서 오후 3시를 지난 신시부터는 적당히 휴식을 취해 줘야 하며 몸을 따뜻하게 해야한다. 신시 곧 오후 3시 이후부터 몸이 피곤한 것은 병이 아니며 긴장이 풀어짐으로써 자연스럽게 생기는 생리적 피로라 할 수 있다. 이 시간 이후부터 찬바람을 많이 쐬거나 무리하게 일을 하면 건강에 해롭다.

피부관리의 측면에서 보면 아침에 일어나서 미시 말까지는 피부가 긴장상태에 있으므로 이 시간에는 피부병이 잘 걸리지 않는다. 그러나 폐 기능이 약한 사람은 피부를 보위하는 위기 또는 그 기능이 저하되므로 특별히 피부관리에 신경을 써야 한다. 즉 찬바람이나 강렬한 햇볕 등에 직접 노출되지 않도록 하고 항상 따뜻하고 촉촉한 기운이 유지되도록 힘써야 한다.

한편, 위기가 피부 밑으로 들어간 신시부터는 피부의 긴장이 풀어지고 약해진 상태이므로 충분히 휴식을 취해주고 찬바람을 피하며 마사지나 영양 공급 등의 피부관리를 해주는 것이 좋다. 또한 인시에는 폐 기능이 왕성한 동시에 담·소장·위장 등의 장기들이 함께 조금씩 움직이기 시작하므로 정신이 맑고 조금씩 식욕이 당기기 시작한다. 아울러 호흡이 시작됨으로 인해 대장이 서서히 움직이기 시작한다.

(2) 묘시, 卯時(대장)에는 대변을 보라.

아침 5시부터 7시까지는 대장의 기운이 왕성할 시간이다. 대장은 소화기관 중에서도 배설과 직접 관련된 장기이다. 따라서 매일 아침 묘시에는 대변을 봐서 전날 먹은 음식 찌꺼기들을 방출해야 한다. 일찍 일어나는 사람이 일찍 용변을 보고 늦게 일어나는 사람이 늦게 화장실을 가는 것과 마찬가지로 폐 기능이 왕성한 사람치고 대장의 기운이 약한 사람은 없다. 폐의 기능이 활발할수록 대장을 왕성하게 움직이도록 영향을 주는 것이다. 따라서 폐와 대장은 서로 부부나 형제지간처럼 한쪽의 기능이 좋으면 다른 쪽도 덩달아 그 기능이 원활하게 된다. 이처럼 내부의 찌꺼기를 밖으로 내보내는 이 시간에 대장은 또한 우리 피부에다 건조한 기운을 공급해준다. 기본적으로 피부는 건조하지 않고 조금 촉촉한 것이 좋다. 그렇다면 왜 대장은 피부에 건조한 기운을 공급하는 것일까?

한의학에서는 우리 몸 속에 있는 피·호르몬 등과 같은 영양액을 진액이라 총칭하며 진액에는 몸 속으로 공급되는 내부 진액과 몸 바깥으로 공급되는 외부 진액이 있다. 내부 진액은 소장을 통해 오장육부와 뼈·근육·살 등에 공급되며 외부 진액은 대장을 통해 피부·모발·손톱·발톱 등에 공급된다. 우리의 피부는 건조한 기운이 가장 큰 적이며 기본적으로 조금 촉촉하고 습기가 있는 것이 좋으므로 대부분의 시간에는 이러한 진액이 대장을 통해 피부로 공급되는 것이다.

그러나 피부가 24시간 내내 이러한 상태로만 지속되면 너무 습해져서 진액이 흘러 넘치게 된다. 대장 자체는 건조한 기운을 좋아하므로 대장이 왕성하게 움직이는 이 시간에 건조한 기운을 피부로 내보냄으로써 피부가 너무 습해지지 않도록 하는 역할을 담당하는 것이다. 즉, 대장은 22시간 동안 진액을 공급하여 촉촉하고 습한 상태로 계속되어 온 피부를 2시간 동안 건조시켜 줌으로써 적절한 습기로 균형을 유지하게 된다. 이는 마치 여름 동안의 습한 기운을 가을이 건조시켜 주듯이 대장은 사계절 중 가을의 역할을 담당하고 있는 기관이라 할 수 있다. 따라서 대장의 기운이 왕성한 묘시에 규칙적인 대변을 보는 것은 피부의 건강을 위해서 매우 중요한 일이다.

이러한 의미에서 본다면 대장도 폐 못지 않게 피부를 주관하는 장기라고 하지 않을 수 없다. 즉, 대장은 피부를 비롯한 외부의 모든 기관에 진액을 공급함과 동시에 '대변의 방출' 이라는 왕성한 활동을 통하여 피부에 진액이 넘치지 않도록 건조한 기운을 보내주고 습기를 조절하는 중요한 작용을 하고 있는 것이다.

만약 묘시에 대변을 보지 못하면 건조한 기운이 더 많이 피부로 전달되며 더욱 심한 경우 변비로 인해 며칠씩 대변을 보지 못하면 피부가 심하게 건조되고 만다. 곧 대변을 보지 못하면 가스가 차게 되고 이러한 개스는 피부 바깥으로 나와 진액을 말려버림으로써 자연 피부가 건조하고 거칠어지게 되는 것이다.

반면에 설사를 잘 하는 사람은 습한 기운의 조절기능을 잃어버리게 되어 피부가 너무 습해지고 진액이 넘치게 된다. 두 가지 모두 피부에는 적신호로서 적당한 수분을 유지시켜 주어야만 건강하고 아름다운 피부를 가질 수 있다.

따라서 묘시에는 반드시 화장실에 가서 대변을 보는 습관을 들여야 할 것이다. 이것은 어느 정도 습관들이기에 달려 있는 것이므로 올바른 배변습관으로 몸과 피부의 건강을 지키도록 해야 한다.

(3) 진시, 辰時(위장)에는 진지를 들어라.

아침 7시부터 9시까지는 위장의 기운이 왕성한 시간이다. 위장은 음식물을 받아들여 소화시키는 최초의 기관이므로 진시에는 아침을 먹어야 한다. 밥을 지칭하는 '진지'라는 말은 '진시에 음식물을 섭취하였는가'를 뜻하는 말에서 유래된 것이다. 따라서 이 시간에 아침을 먹으면 체하지 않으며 이 시간에 규칙적으로 아침을 먹는 사람치고 건강하지 않은 사람이 드물다. 진시에 어떤 식을 얼마만큼 먹느냐에 따라 피를 비롯한 우리 몸의 각종 진액들의 영양상태가 결정된다고 할 수 있다.

오늘날 특히 젊은 사람들은 아침을 거르고 점심과 저녁을 많이 먹는 사람들이 대부분인데 이것은 매우 잘못된 식사습관이다. 만약 하루에 한 번만 식사를 해야 한다면 그것은 진시에 먹는 아침식사여야 한다. 특히 아침 일찍 출근하는 직장인들은 진시에 먹는 '진지'를 잊지 않음으로써 하루 동안의 에너지원을 삼는 동시에 위장을 상하지 않게 하고 타고난 건강과 수명을 제대로 누리며 살아갈 수 있다는 것을 명심해야 할 것이다.

음식은 또한 너무 많이 먹어도 병이 되고 너무 적게 먹어도 병이 된다. 따라서 힘을 많이 쓰는 사람은 많이 먹어 주고 힘을 별로 쓰지 않는 사람은 적게 먹는 것이 좋으며 기본적으로는 많이 먹는 것보다 적게 먹는 것이 좋다. 사람을 살리기도 하지만 죽이기도 하는 것 또한 음식이다. 옛말에도 아이가 미우면 밥을 많이 주라고 했듯이 음식을 탐하는 것은 극히 위험한 일이며 항상 다소 부족한 듯한 상태에서 그만 먹는 것이 몸에 좋다. 장수하고 건강한 사람들은 대부분 소식가이며 절대로 포식이나 과식을 하지 않는다. 포식이나 과식하는 습관을 가진 사람은 늘 위장에 부담을 주어 피를 탁하게 하므로 피부 또한 거칠고 깨끗하지 못하게 된다.

특히 저녁에는 인체의 모든 오장육부가 피로한 상태이므로 다음날의 진지를 생각하면서 가벼운 죽 정도로 그치는 것이 좋다. 진시에 아침식사를 꼭 챙겨 먹고 저녁식사는 가볍게 하는 것, 이것이 피부미용을 위한 기본 조건임을 명심하여 올바른 식사습관을 갖도록 노력해야 한다.

(4) 사시, 巳時(비장)에는 하루 일을 시작하라.

오전 9시부터 11시까지는 비장(췌장)의 기운이 왕성한 시간이다. 비장은 위장의 아래에 있으면서 위장이 섭취한 음식물에서 하루 동안 필요한 피의 원료와 각종 영양분을 뽑아 각 기관으로 보내는 역할을 한다. 이 시간에는 하루의 일과를 생각하면서 활동을 시작해야 한다. 이 비장에서 만들어지는 진액들이 없으면 아무리 많은 음식을 먹더라도 곧 영양실조에 걸리고 만다. 우리의 심장이 뛸 때

마다, 눈꺼풀을 깜짝일 때마다 세포들이 에너지를 공급해야 하는데 비장은 이들 세포의 불이 잠시도 꺼지지 않도록 연료를 공급하는데 한 몫을 하는 기관이기 때문이다.

비장은 위장에서 나온 액 중에서 피가 될 것은 심장으로 보내주고 정액이 될 것은 신장으로 보내주고 기운이 될 것은 폐로 보내주고 간의 기운을 돕는 원료는 간으로 보내준다.

비장에서 각 기관에 보내주는 이들 원료는 나름대로의 맛을 지니고 있다. 즉, 심장으로 가는 것은 조금 쓴맛을 띠고 있고 신장으로 가는 것은 짠맛, 폐로 가는 것은 매운맛, 간으로 가는 것은 신맛을 띠고 있으며 단맛은 비장 스스로가 섭취한다.

이와 같이 위장에서 섭취한 음식물이 죽의 상태로 변하여 들어올 때부터 본격적인 활동을 한다. 따라서 진시에 음식물을 섭취해 주어야만 그 기능이 가장 왕성한 사시에 비장이 활동하게 되는 것이다. 그러므로 진시에 아침을 먹는다는 것은 단지 위장의 기능만을 좋게 하는 것이 아니라 다른 기관들도 적시에 원활한 활동을 하게 하여 결과적으로 우리 몸과 피부의 건강을 지켜주게 되는 것이다.

(5) 오시, 午時(심장)에는 몸과 마음을 편안하게 하라.

오시(11시~1시)가 되면 심장의 기운이 왕성해진다. 심장은 비장으로부터 받은 피의 원료를 가지고 뜨겁게 쪄서 붉은 피로 만들며 끊임없는 펌프질을 통해 폐와 온몸에 혈액을 공급한다. 따라서 이 시간에는 과로나 격한 운동을 피하고 간단한 식사에 함께 편안한 마음으로 휴식을 취하듯이 지내야 한다.

항상 긴장하고 사소한 일에도 마음을 쓰며 조바심을 내는 사람들 중에는 심장 질환을 앓는 사람들이 많다. 옛 의서(醫書)에서도 '마음이 편안하면 만병이 휴식을 한다'고 하였다. 정신적 스트레스와 심리적 초조감 등은 동맥을 수축시켜 분비물을 나오게 함으로써 혈압을 높이고 심장이 빨리 뛰게 만든다. 또한 지나친 지방질 섭취나 과다체중도 심장질환을 일으키는 주요한 원인이 되며 흡연 역시 동맥을 수축시키고 심장에 큰 부담을 주게 된다. 이처럼 심장이 약하거나 심장 질환을 앓고 있는 사람은 혈액순환이 불규칙하므로 피부에 필요한 피와 기운이 순조롭게 공급되지 못한다. 따라서 피부는 늘 창백하거나 반대로 붉게 충혈되어 있을 뿐만 아니라 윤택하지 못하여 건강한 아름다움을 가질 수 없게 된다.

건강한 심장을 갖기 위해서는 마음을 편안하게 가지고 충분한 휴식을 취하며 적당한 운동과 규칙적인 생활을 해야 한다. 또한 체중이 늘어나지 않도록 몸을 관리하고 지방질 식품과 담배를 줄여야 한다. 특히 심장의 기운이 왕성한 오시에는 과격하고 무리한 활동을 피하여 몸과 마음을 편안하게 유지시켜 주어야 한다. 아울러 자신이 좋아하는 별미의 음식을 즐기면서 밝고 명랑한 기분을 갖도록 하는 것이 좋다.

(6) 미시, 未時(소장)에는 열심히 일하라.

오후 1시부터 3시까지는 소장의 기운이 왕성한 시간이다. 소장은 우리 몸 속에서 정교한 식품가공 공장의 역할을 하고 있다. 위장에서 섭취한 음식물이 비장에서 일단 피의 원료와 영양분들을 빼낸 다음 소장으로 내려오면 소장은 마지막으로 우리 몸에 필요한 모든 영양분을 흡수하여 각 기관에 공급하게 된다. 특히 소장은 활동이 왕성한 이 시간에 간장·심장·비장을 대신해서 활동하는 역할을 맡기도 한다. 위장에서 내려온 모든 액체 중에서 피가 될 것은 간으로 보내주고 기운이 될 것은 심장으로 진액은 비장으로 보내주어 모든 영양분을 각 기관에 골고루 공급해 주는 것이다.

우리가 먹는 대부분의 음식은 직접 혈류 속으로 흡수되면 금방 생명이 끊어져 버리고 만다. 따라서 소장에서는 이러한 음식물을 혈류에 내보내어도 괜찮은 성분으로 바꾸어 세포에는 식량을 공급하고 근육에는 에너지를 공급해 주게 된다. 만약 소장에서 이루어지는 이러한 화학작용이 없다면 아무리 영양가 높은 음식물을 많이 먹어도 죽을 수밖에 없다.

소장의 왕성한 활동이 끝나는 시간인 미시 말, 즉 오후 3시경이면 우리 몸에는 피로가 찾아든다. 그 동안 위장에서 섭취한 음식물을 각 장기로 보내면서 왕성하게 영양분을 흡수하였기 때문에 서서히 몸에 기운이 빠지고 피로가 오기 시작하는 것이다. 따라서 미시에는 열심히 일하고 움직이면서 서서히 다음 시간의 휴식을 준비해야 한다.

(7) 신시, 申時(방광)에는 몸을 편안히 하고 피부를 보호하라.

오후 3시부터 5시까지는 방광의 기운이 왕성한 시간이다. 방광은 우리 몸의 찌꺼기를 배설시키는 일종의 폐수처리기관이라 할 수 있다. 방광기능이 왕성한 이 시간이면 위장과 폐도 방광을 도와서 내부의 모든 잔재를 깨끗이 처리하게 된다. 한편, 이 시간에는 소장이 우리 몸의 각 기관에 영양분을 모두 공급한 뒤이므로 몸 안에 있던 정액들이 서서히 피를 깨끗하게 정혈시키기 시작한다. 학생들이 낮 시간 동안 사용한 교실을 깨끗이 정돈해 놓고 집으로 돌아가듯이 신시가 되면 우리 몸의 노폐물을 깨끗이 배출시키고 몸 속의 기운과 피를 서서히 정리하는 것이다. 따라서 신시 이후에 활동을 너무 많이 하면 폐수처리기능이 떨어지게 되며 그 만큼 우리 몸 속에 노폐물이 축적되어 건강을 해치기 쉽다.

피부와 관련지어 살펴보면 앞에서도 말했듯이 신시부터는 우리의 피부를 보호하고 있던 기가 피부 속으로 들어가 버리게 된다. 따라서 피부의 긴장이 풀어지므로 쉬이 피로가 오게 된다. 이 시간부터는 찬바람이나 냉한 기운을 쐬지 않도록 조심해야 하며 피부를 따뜻하고 건조하지 않도록 보살펴야 한다. 이처럼 신시부터는 우리 몸의 오장육부와 피부가 다같이 긴장이 풀어지고 피로해지는 때이므로 적당히 휴식을 취하면서 몸의 흐름에 따라 주어야 한다.

(8) 유시, 酉時(신장)에는 집에 들어가 가벼운 음식을 취하라.

오후 5시부터 7시까지는 신장의 기운이 왕성한 시간이다. 신장은 피를 걸러내고 정화하여 우리 몸에 치명적일 수도 있는 노폐물을 제거한다. 신시 때 몸 속의 찌꺼기가 배출되고 피가 정리 정돈된 다음의 이 시간에는 우리 몸의 모든 기운과 진액들이 아주 깨끗한 물질로 변해가게 된다. 곧 유시에 이러한 상태가 유지되어야만 다음 날의 시작인 인시에 눈을 떴을 때 온몸이 상쾌하게 될 수 있다.

또한 이 시간쯤이면 진시와 오시에 먹었던 음식물이 어느 정도 소모되었을 때이므로 가볍게 음식을 섭취해야 한다. 그러므로 다음날 아침의 진시에 밥을 먹을 때까지 보충하는 의미에서 죽처럼 부담이 적고 소화가 잘 되는 음식물을 먹어 주는 것이 좋다.

또한 신장기능이 왕성한 이 유시는 해가 지고 어둠이 깔리기 시작하는 시간이다. 따라서 집으로 들어가 활동을 줄이고 휴식을 취해야 한다. 우리 몸도 긴장이 풀어지고 피부도 외부조건에 약해진 상태이므로 가급적이면 외출을 삼가고 몸을 따뜻하게 해 줘야 한다.

유시 이후에 바깥바람을 많이 쐬고 무리하게 활동하는 것이 생활 습관화되면 피부는 빨리 노쇠해지고 거칠어지며 타고난 건강 또한 급속히 해치게 된다. 가벼운 소식과 충분한 휴식 이것이 유시에 지켜야 할 필수사항이다.

(9) 술시, 戌時(심포)이후에는 음식을 먹지 말라.

오후 7시부터 9시까지는 심포의 기능이 왕성한 시간이다. 심포는 심장을 보호해 주고 심장이 하는 역할을 대행하기도 하는 기관이다. 심장은 우리 몸에서 가장 중요한 기관으로 왕에 해당하는 것이라 할 수 있다. 왕이 너무 많이 일을 하여 병들면 나라가 위태롭듯이 심장이 병들면 생명에 치명적인 영향을 미치게 된다. 따라서 이처럼 중요한 심장을 옆에서 보필해 주고 때로 그 일을 대신해 주기도 하는 기관을 하나 더 둔 것이다.

낮 동안은 해가 있어서 기온이 훈훈하고 심장 역시 활발한 활동을 하지만 이 시간이 되면 기온이 낮아져 몸 속의 온도도 많이 떨어지게 된다. 곧 심장은 조금씩 쉬게 되고 심포가 심장의 역할을 대신하므로 낮에 왕성하게 활동할 때보다 흐르는 피의 양도 적어져서 체내의 온도는 전반적으로 떨어지고 몸은 피로한 상태가 된다. 그러나 해가 진 이후에 몸이 식고 긴장이 풀리는 것은 자연스러운 현상이므로 이러한 흐름에 따라 해주어야만 건강을 지킬 수 있다. 만약 술시 이후에 무리하게 일을 많이 하면 몸에 열이 가해져서 적당히 식혀 줘야 할 시간을 놓침에 따라 몸이 마르고 허약해지는 것이다. 또한 체내가 너무 뜨거우면 잠도 잘 오지 않게 된다.

특히 이 시간에 음식을 많이 먹는 것은 아주 좋지 않다. 음식이 들어가면 체내의 모든 기관에 부담을 주어 열이 발생하며 피로가 가중될 뿐이다. 저녁 때 집으로 돌아오면 팔다리가 피로한 경우가 많은데 이것은 곧 위장이 피로하다는 증거이다. 따라서 이 시간에 음식을 많이 먹는 것은 피로를 가중시키고 피를 혼탁하게 만드는 요인이 되어 피부에 더없이 나쁜 영향을 미치게 된다. 따라서 술시에는 편안한 마음으로 책을 보거나 공부를 하면서 내일을 설계하는 것이 좋다. 특별한 일이 없으면 가급적 잠자리에 드는 것도 좋다. 술시와 해시에 해당하는 장기들은 쉴수록 좋은 것들이다. 두 가지 모두는 다른 기관을 대신 해서 활동하는 장기이므로 그 기능도 그만큼 약하다. 즉, 해가 지고 어둠이 깔리기 시작하면서부터 우리 몸의 체온을 유지하는 기관인 심장이 위력을 발휘하지 못하고 그 기본적인 기능만을 대신해 주는 기관이 대행하게 됨에 따라 몸의 기운과 체온도 전반적으로 저하된다. 그러므로 이 시간에는 조용히 휴식을 취하거나 잠을 자는 것이 좋다. 그렇게 할 때 피가 깨끗하게 정혈되며 그렇지 못할 경우에는 정혈할 시간이 모자라 피가 혼탁해지는 것이다.

(10) 해시, 亥時(삼초)에는 따뜻한 잠자리에 들어라.

밤 9시부터 11시까지는 삼초의 기능이 왕성한 시간이다. 삼초는 체온을 유지시켜 주는 역할을 하는 기관이다. 해시는 술시부터 떨어지기 시작한 체내의 온도가 가장많이 떨어지게 되는 시간이다. 이처럼 체온이 급강하하는 시각에 몸의 온도를 어느 정도 유지시켜 주는 기능을 담당하고 있는 것이 바로 삼초이다.

이때에는 이미 자고 있어야 한다. 술시에 잠들지 못했던 사람도 이 시간에 잠을 자 줌으로써 술시에 못다한 정혈과 함께 피를 식혀 줄 수가 있다. 이처럼 뜨거운 피를 식히고 깨끗하게 정혈시켜 줘야 할 이 시간에 활동을 많이 하면 피를 맑게 해 주는 작용이 원활하게 이루어지지 못한다. 뜨거워진 피가 들끓고 증발함으로써 어혈 등과 같은 불순물이 생겨나게 되고 피가 혼탁해지며 전반적으로 피의 양 또한 충분하지 못하게 된다.

해시에 자고 있을 때 우리의 몸은 세 바퀴를 돈다. 태중에 있는 태아가 7개월째 몸을 한 바퀴 돌리고 8개월 째 두 바퀴 돌리고 9개월 째 세 바퀴 돌려 세상에 나오는 연습을 한 다음 나오게 되듯이 우리의 몸도 해시에 세 바퀴 돌고 자시에 두 바퀴 돌고 축시에 한 바퀴 돌면서 일어날 준비를 하는 것이다. 이는 모두 더워졌던 피가 식어지는 과정에서 우리 몸의 기운이 자연의 변화에 순응하여 일어나는 자연스러운 현상이다.

(11) 자시, 子時(담)에는 반드시 자고 있어야 한다.

밤 11시에서 1시까지는 담의 기운이 왕성한 시간이다. 담은 우리 몸의 병을 방지하고 몸의 균형을 유지하며 외부로부터 들어온 이물질을 해독하고 구석구석의 기능을 감시하는 사법부의 역할을 한다. 또한 우리 몸이 힘을 쓸 수 있도록 하는 원동력에 점화를 시켜주고 혈액순환을 왕성하게 하므로 만약 담이 제 기능을 발휘하지 못하게 되면 오장육부는 그 어느 하나도 제대로 돌아갈 수 없게 되고 만다.

밤11시부터 1시까지의 두시간은 생리적으로 가장 중요한 시간이다. 시계의 바늘도 자오선을 그리고 있듯이 자시는 우리 몸의 머리 꼭대기에서부터 발가락 끝까지 뇌수라는 중요한 물질을 공급받는 시간이기 때문이다. 뇌수는 뇌를 이루고 있는 진액으로서 매우 중요한 물질이다. 이것은 원래 신장에서 만들어 척추를 통해 머리로 올려보낸 것으로 이것이 자시가 되면 다시 척추를 통해 뼈 마디마디에 공급되는 것이다. 곧 자시가 되면 담의 기운이 머리의 뇌수를 운반하여 척추를 통해 365골절의 한 마디 한 마디 마다 이 진액을 공급해 준다. 이 진액이 뼈로 들어가면 골수가 되어 하루의 기운과 힘을 공급받게 된다. 만약 자시에 잠들고 있지 못하면 우리 몸의 원동력이 되는 이 진액을 공급받지 못하여 잠에서 깨어나도 개운하지 못할 뿐만 아니라 하루 종일 피로한 상태로 보내게 되며 힘도 그만큼 클 수가 없다. 특히 뇌수나 골수와 같은 수액은 고요한 상태에서 눈에 보이지 않게 그 기운이 흘러가는 것이다. 가득 찬 물은 흘러가는지 정지해 있는지를 쉽게 식별할 수 없을 만큼 고요히 흘러가듯이 매우 고요한 상태를 유지할 때 뇌수의 기운을 받을 수 있게 되는 것이다. 자연 일찍 잠을 자는 사람일수록 충분한 하루의 기운을 받을 수 있게 된다.

자시에 이러한 기운을 잘 받고 있다는 상징으로 어린아이는 고추가 서고 청장년층은 몸을 두 바퀴 움직이고 노인들은 화장실에 가게 된다. 남자의 성기를 '자지'라고 하는 것은 '어린아이의 고추가 자시에 선다(子至)'는 데서 나온 말이다. 따라서 자시에 고추가 서는 아이는 건강한 아이로 그러한 기운을 충분히 받고 있다는 증거인 것이다. 또한 젊은 청장년층은 자시에 뇌수를 잘 공급받고 있다는 증거로 몸을 뒤척거리며 두 바퀴 돌리고 전반적으로 쇠약한 노인은 그 기운을 덜 받아 소변을 보게 되는 것이다. 이처럼 자시에 뇌수를 공급받아 그 진액은 뼈 속의 골수가 되고 이것은 다시 전 오장육부와 피 속에 진액으로 작용하여 우리 몸은 암과 같은 무서운 질병으로부터 스스로를 보호하는 자생력을 갖추게 되며 아울러 피부도 윤택해지는 것이다. 그리고 이러한 영양분을 온 몸에 골고루 받음으로써 자시부터는 우리의 몸이 다시 따뜻해지기 시작한다. 이때부터 벌써 우리 몸은 다음 날을 위한 준비를 서서히 하고 있는 셈이다.

결론적으로 말하여 자정에 잠을 잘 자고 있느냐 아니냐에 따라 건강이 좌우된다고 할 수 있다. 자시의 2시간을 잘 자는 것이 낮 동안의 10시간 자는 것보다 훨씬 건강에 좋다. 상쾌하고 건강한 하루를 위하여, 그리고 건강한 삶, 아름다운 피부를 위해서는 반드시 자시에 잠을 자는 습관을 들여야 할 것이다.

(12) 축시, 丑時(간)에는 충분한 수면을 취하라.

새벽1시부터 3시까지는 간 기능이 왕성한 시간이다. 간은 피를 깨끗하게 해주고 몸에 나쁜 물질이나 병균을 없애주는 해독작용을 한다. 신시(오후3시~5시)에 우리 몸의 폐수가 처리된 뒤 유시(오후5시~7시)부터는 몸 속의 피가 서서히 식기 시작하면서 맑고 깨끗하게 되어 간다. 이때부터 벌써 간은 피를 맑고 깨끗하게 하는 일에 참여하기 시작하며 술시(오후7시~9시)에 이르러 대부분의 피가 간으로 모이게 된다. 축시(밤1시~3시)가 되면 간에서는 그 동안 깨끗하게 정혈시킨 모든 피를 온몸으로 서서히 보내기 시작한다. 즉, 유시부터 서서히 식기 시작하여 해시에 이르러 가장 떨어졌던 피와 몸의 온도가 자시부터 다시 따뜻해지기 시작하여 축시가 되면 전신에 따뜻하고 깨끗한 피가 골고루 공급되는 것이다. 피는 온몸을 돌면서 손가락·발가락 끝이나 눈꺼풀에 이르기까지 골고루 기운을 공급하여 서서히 우리 몸에 기운이 통하도록 한다. 그래서 이때쯤이면 깊은 잠에 빠졌던 사람도 눈꺼풀을 깜빡깜빡 움직이게 된다. 이는 피를 공급받았다는 상징으로서 일종의 워밍업에 해당하는 것이다.

만약 이 시간에 충분히 잠을 자지 못한 사람은 아침에 눈을 떴을 때 눈꺼풀이 무겁고 일어나기가 싫어진다. 이는 그만큼 피를 맑고 깨끗하게 정혈시키지 못했다는 증거로서 잠을 더 잠으로써 전날에 사용한 피를 맑고 깨끗하게 만들려는 신체적 요구라 할 수 있다. 술시나 해시부터 자기 시작하여 자시와 축시에 담과 간의 기운을 잘 활용한 사람은 인시에 눈만 뜨면 쾌적하게 시동이 걸려서 하루

종일 활기찬 생활을 해 나갈 수 있게 된다. 따라서 하루의 힘과 기운은 자시의 담 기운과 축시의 간 기운에 달려 있다고 해도 지나친 말이 아니며 나아가서는 건강한 몸과 아름다운 피부를 유지할 수 있는 바탕이 됨을 기억해야 한다.

표 5-9. 12경맥의 유주순서에 따른 24시 생활법

경락	유주시간	내 용
수태음폐경	호흡작용 인시(3~5시)	· 외계의 청기를 받아들여 폐기능의 왕성한 시간이므로 잠에서 깨어나 호흡을 하고 움직이기 시작해야 한다. · 폐 기능이 왕성한 사람일수록 인시에는 잠이 깨게 되며 이 시간에 일어나는 습관을 들이면 폐기능이 왕성해진다. · 본격적인 호흡이 시작되면 위기가 피부 바깥을 둘러싸서 피부는 긴장상태를 유지하며 스스로를 보호하게 된다.
수양명대장경	배설작용 묘시(5~7시)	· 대장은 폐를 돕고 배설작용을 하여 기의 정체를 막는 작용을 하므로 묘시에는 대변을 봐서 전날 먹은 음식찌꺼기를 방출해야 한다. · 대장은 22시간 동안 피부에 진액을 공급하고 촉촉한 피부가 습해지지 않게 묘시에는 건조한 기운을 피부로 보낸다. ┌─내부진액 : 소장을 통해 뼈, 근육, 살에 공급 └─외부진액 : 대장을 통해 피부, 모발, 손톱, 발톱에 공급
족양명위경	소화작용 진시(7~9시)	· 소화작용을 담당하므로 이 시간에 아침을 먹으면 체하지 않으며 규칙적으로 진시에 식사를 하는 사람은 건강하다. · 포식이나 과식하는 습관은 위장에 부담을 주고 피를 탁하게 하여 피부가 거칠어진다.
족태음비경	저장작용 사시(9~11)	· 위장의 옆에서 위에서 흡수한 음식물을 하루동안 필요한 영양분과 피로 각 기관에 보내는 역할을 한다. · 진시에 음식을 섭취하여야 사시에 비장의 기능이 활발하여 소화작용이 잘되고 요한 장기에 에너지를 공급한다.
수소음심경	순환작용 오시(11~13시)	· 비장에서 받은 피의 원료로 피를 생성하여 온몸에 공급한다. · 과로나 격한 운동을 피하고 간단한 식사와 편한 마음으로 휴식을 취한다.
수태양소장경	전환작용 미시(13~15시)	· 섭취한 음식물을 마지막으로 우리 몸에 필요한 모든 영양분으로 흡수하여 전신에 공급한다. · 미시에는 열심히 일하고 움직이면서 서서히 다음 시간의 휴식을 준비한다.

경락	유주시간	내 용
족태양방광경	청정작용 신시(15~17시)	· 오줌을 만들어 노폐물을 배설하고 몸 속의 기운과 피를 서서히 정화한다. · 피부를 보호하던 위기가 피부 속으로 들어가 피부의 긴장이 풀어지고 피로가 온다. · 신시 이후에는 충분한 휴식을 취하고 찬바람이나 한기를 피하고 마사지 등 피부관리를 해준다.
족소음신경	정기작용 유시(17~19시)	· 진시와 오시에 먹었던 음식물이 어느 정도 소모되었으므로 가벼운 음식을 섭취한다. · 유시 이후 무리한 활동을 하면 피부가 빨리 노화하고 거칠어 지므로 집으로 가서 휴식을 취한다.
수궐음심포경	보호작용 술시(19~21시)	· 심포는 낮 동안 왕성하게 활동한 심장을 대신하여 피를 공급한다. · 낮보다 흐르는 피의 양이 감소하고 체온이 떨어지며 피로한 상태가 된다. · 술시 이후 무리하게 일하면 몸에 열이 나기 쉬워 몸이 마르고 허약해지며 잠이 오지 않는다. · 이 시간 이후 음식을 섭취하면 체내 모든 기관에 부담을 주게 된다.
수소양삼초경	정혈작용 해시(21~23시)	· 술시부터 떨어진 체온이 가장 많이 떨어지는 시간으로 삼초는 체온을 유지해 주는 기관이다. · 이 시간에 잠을 자야 술시에 못 다한 피의 정혈작용과 피를 식히는 작용을 할 수 있다.
족소양담경	발효작용 자시(23~1시)	· 영양의 배분과 소화선에 관계하는 내분비작용에 의해 전체의 에너지 밸런스를 조절한다. · 뇌수를 공급받는 시간이므로 잠들지 않으면 진액을 공급받지 못하여 잠에서 깨어도 개운하지 않고 피로하다.
족궐음간경	배분작용 축시(1~3시)	· 영양을 저장하고 신체활동의 에너지를 확보해서 저항력이 생기게 한다. · 그동안 정혈시킨 깨끗한 피를 전신으로 보내기 시작한다.

Ⅵ

12 경맥

<지촌법>

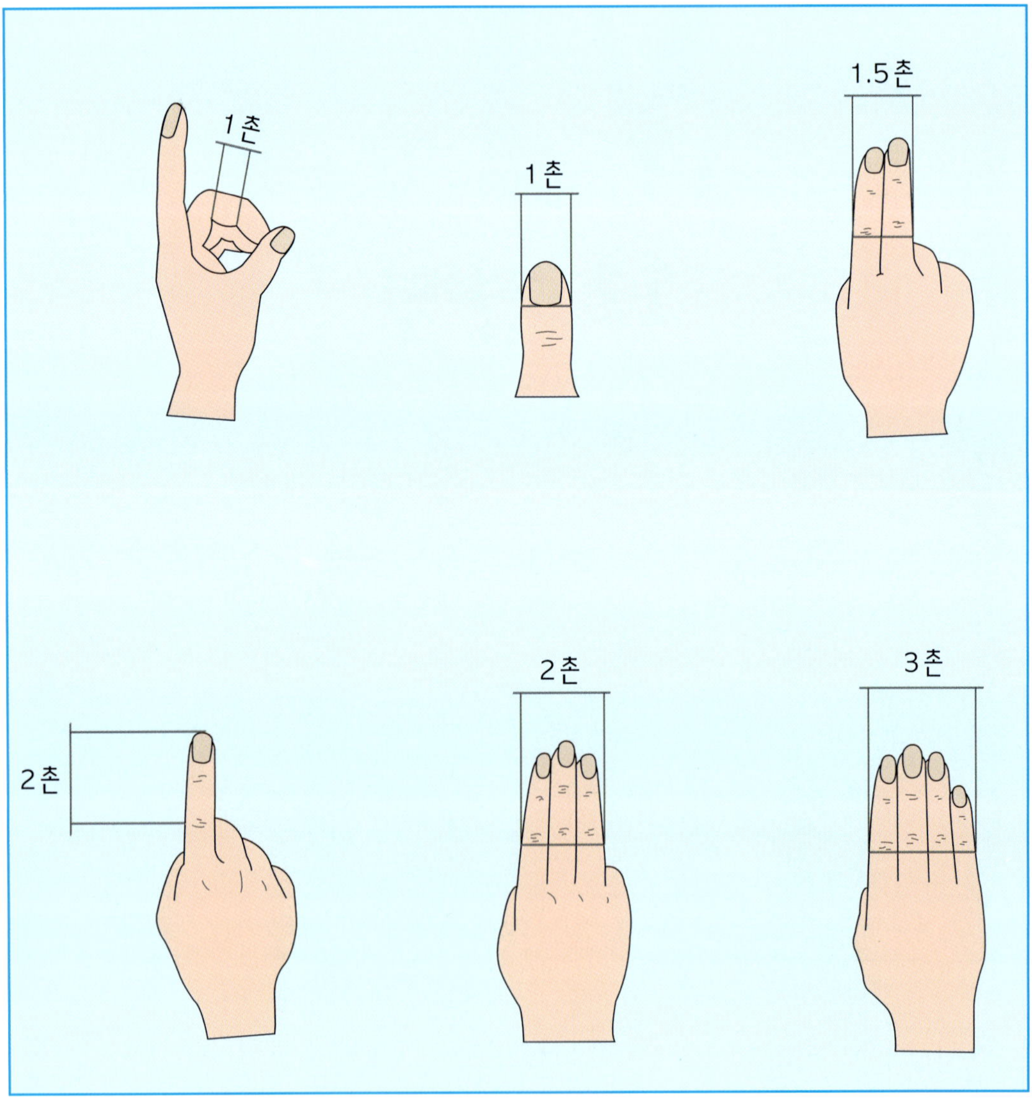

* : 부록용어 설명 참조

제6장 12 경맥

1. 수태음폐경(手太陰肺經) (LU : Lung Meridian)

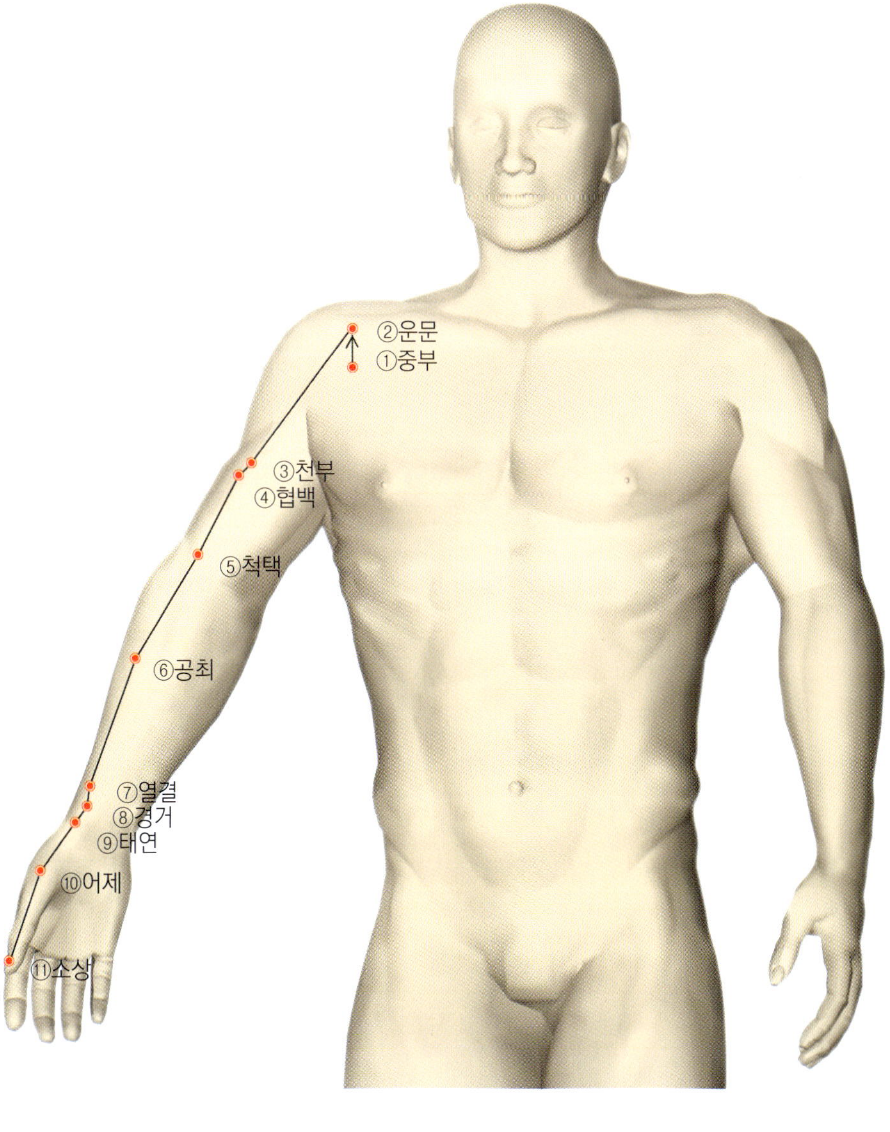

(1) 중부(中府)

위치 : 흉부 정중앙선 양방 6촌, 쇄골아래 1.6촌 1·2 늑골 사이

주치 : 흉통, *견비통, 기침, 천식, 호흡기계 질환, 소화불량, 원기부족, 피부질환, *소변불리, 편도선염

부주 : 수, 족태음경의 교회혈 폐경의 모혈, '부'(府)는 사람이 모이는 한나라의 중심지이므로, 중부는 순환계 중 가장 중요한 급소로 취급

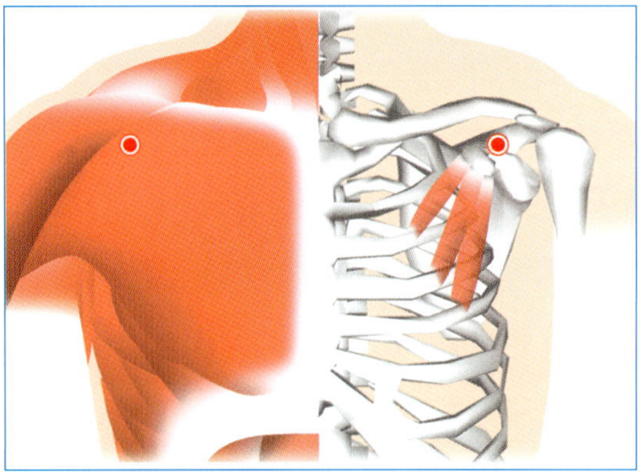

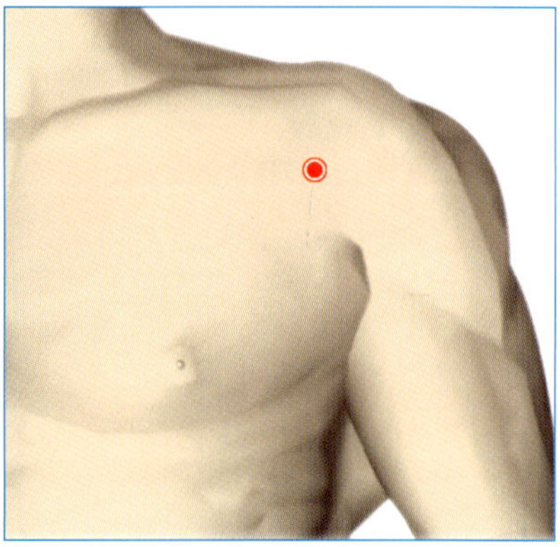

(2) 운문(雲門)

위치 : 흉부 정중선 양방 6촌 쇄골 바로 아래 함몰된 부분, 쇄골 외측단 하연의 오목한 부위

주치 : 천식, 어깨통, 흉통, 기침

(3) 천부(天府)

위치 : 겨드랑이 앞부분과 횡문두 아래 3촌의 상완 이두근 외측 연, 겨드랑이 앞부분 주름 끝부분의 수평선 밑으로 3촌, 이두박근의 외측연

주치 : 코피, 천식, *류머티즘, 호흡기질환, 뇌출혈, 팔의 *동통(요골신경통)

부주 : 팔 안쪽 동맥가운데 天(천) 형태에 위치한다.

(4) 협백(俠白)

위치 : 전액과 횡문두 아래 4촌 상완 이두근의 외측 연, 천부혈 밑 1촌, 팔꿈치 *주횡문 위 5촌 어깨 관절부분(*흉골 전면의 양방 6촌)

주치 : 기침, 천식, 헛구역질, 상비통, 요골신경통, 류머티즘, 호흡기질환, 심장질환, 심계항진

(5) 척택(尺澤)

위치 : 주관절 내외측 주횡문내측 팔꿈치의 주름에 위치

주치 : 천식, 편도선염, 인후질환, 기침, 객혈, *인후종통, 소아*경풍, 열, 호흡기 질환, 대장 질환, 피부 질환, 치질, 손과 팔이 아프거나 저릴 때(팔, 무릎 동통, 요골 신경통)

부주 : 수태음맥기가 이르는 것이 물이 고이는 곳 같으면서 *척측에 있으므로 척택이라 명칭

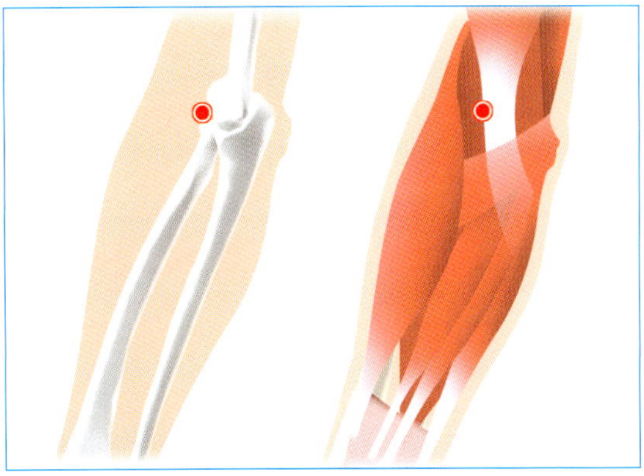

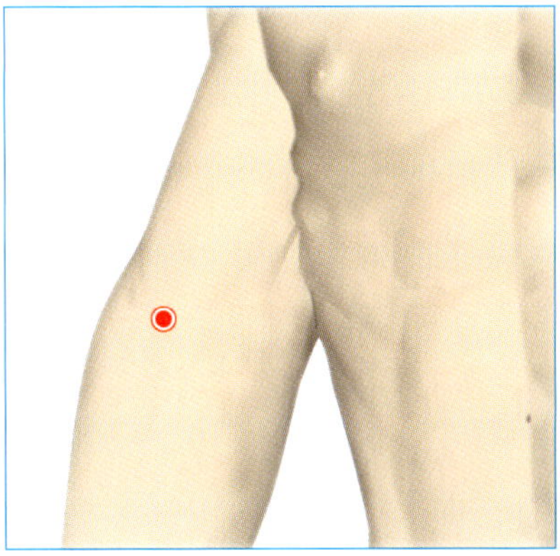

(6) 공최(孔最)

위치 : 척택혈에서 태연혈 방향으로 3촌되는 지점

주치 : 기침, 천식, 객혈, 인후종통, 치질, 요골신경통, 팔꿈치 관절염, 폐염, 편도선염

부주 : 수태음폐경의 '극혈', 급성증세에 효과적

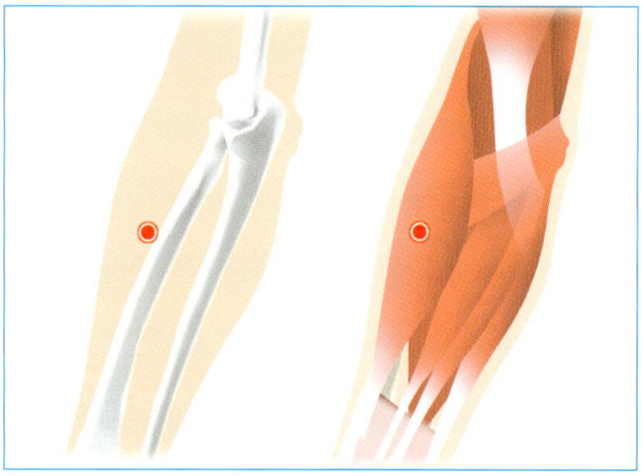

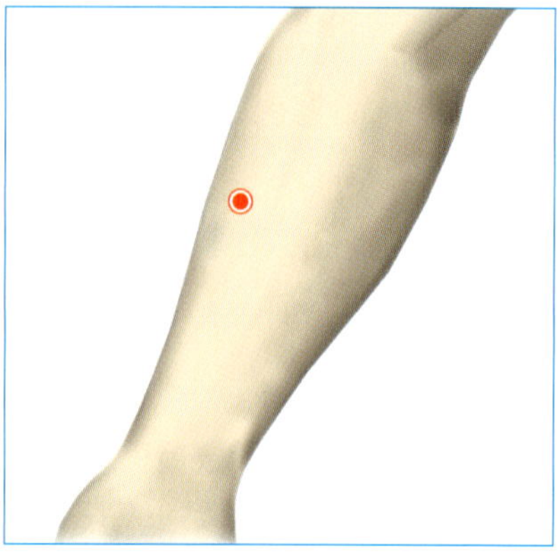

(7) 열결(列缺)

위치 : 손목 횡문 위로 1.5촌 요골 동맥 응수처

주치 : 편도선염, 손과 팔꿈치 통증, 두통, 기침, 천식, 인후통, 치통, *구안와사, 열, 복통, 호흡기 질환, 심장질환, 정신질환, 배뇨곤란, 삼차신경통, 반신불수, 엄지손가락통증

부주 : 수태음경의 낙혈, 임맥과 통한다.'열'은 분해한다는 뜻이고, '결'은 그릇이 깨어짐을 의미

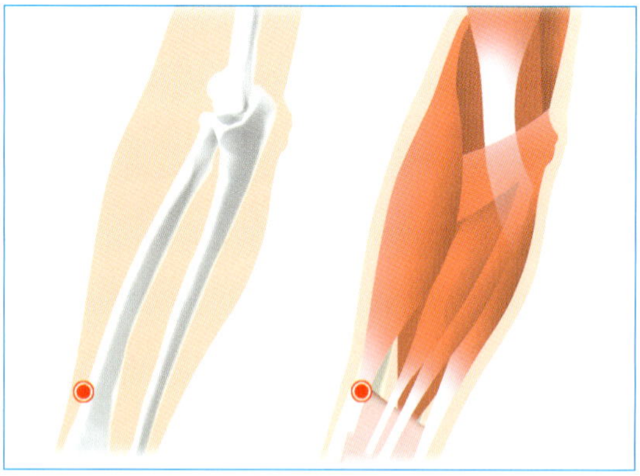

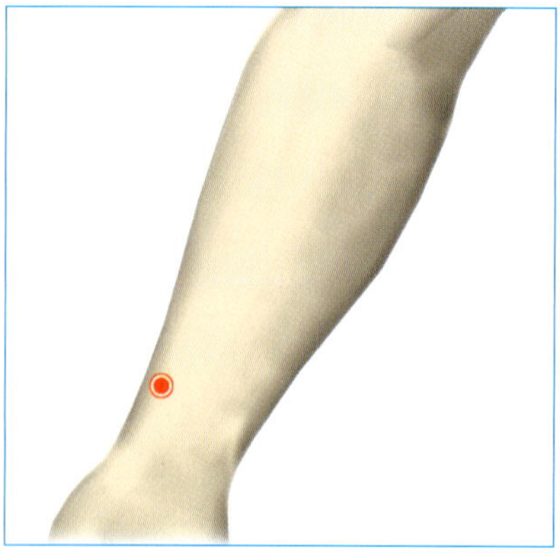

(8) 경거(經渠)

위치 : 손목 횡문 위로 1촌 요골 동맥 응수처

주치 : 기침, 천식, 흉통, 인후종통, 손목통증, 호흡기계 질환, 코피, 빈혈, 요통, 두통, 편도선염, 식도경련, 구토, 오한, 발열

부주 : 수태음경의 오수혈 중의 경혈, 혈기가 끊이지 않고 흐르는 함요처. 다른 장기를 조절

(9) 태연(太淵)

위치 : 손목 횡문(손목관절) 위로 0.5촌 요골 동맥 응수처

주치 : 토혈, 객혈, 기침, 천식, 흉통, 인후종통, 손목통증과 감각 둔화, 호흡기 질환, 순환기 질환, 기 부족, 요통, 설사, 변비, 두통, *결막염

부주 : 수태음경의 오수혈 중의 '수'혈, 폐경의 원혈, 폐경의 진단혈, 팔회혈 중의 맥회, 맥기가 크게 모이는 곳으로 큰 연못(태연, 太淵)을 의미

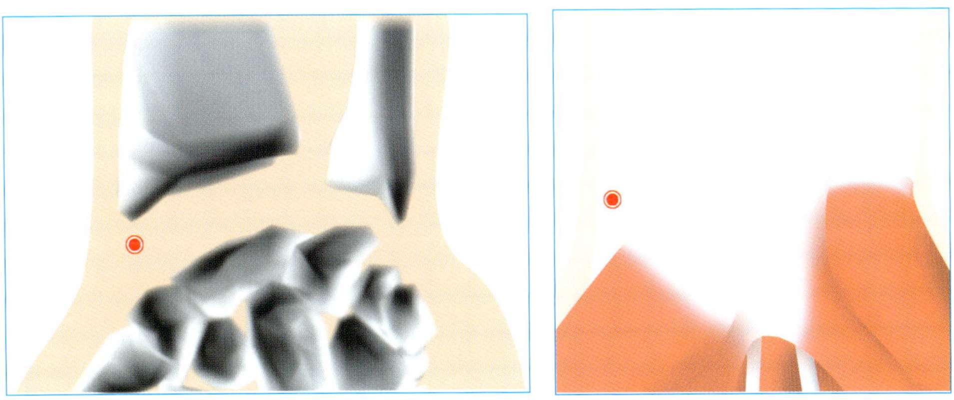

(10) 어제(魚際)

위치 : 엄지손가락 아랫부분 적백육제 부위

주치 : 기침, 객혈, 인후종통, 발열, 천식, 엄지손가락 통증, 폐 질환, 코 질환, 피부 질환

부주 : 수태음경의 오수혈 중의 '형'혈 모습이 물고기의 배와 같으므로 어(魚)라고 하며, 이 혈이 그 부분의 변두리(제, 際)에 있으므로 어제라 명칭

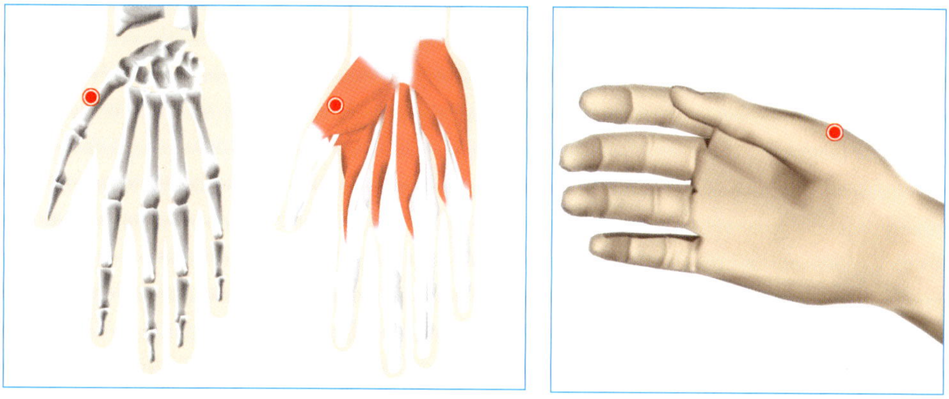

(11) 소상(少商)

위치 : 엄지손가락 손톱 *요측 1분처

주치 : 해수, 인후종통, 경련, 식체, 기침, 코피, 발열, 혼미, 전광, 곽란, 수족경련, 감기, 복통, 폐렴, 뇌충혈, 황달, 가슴 답답할 때

부주 : 수태음경의 '정' 혈

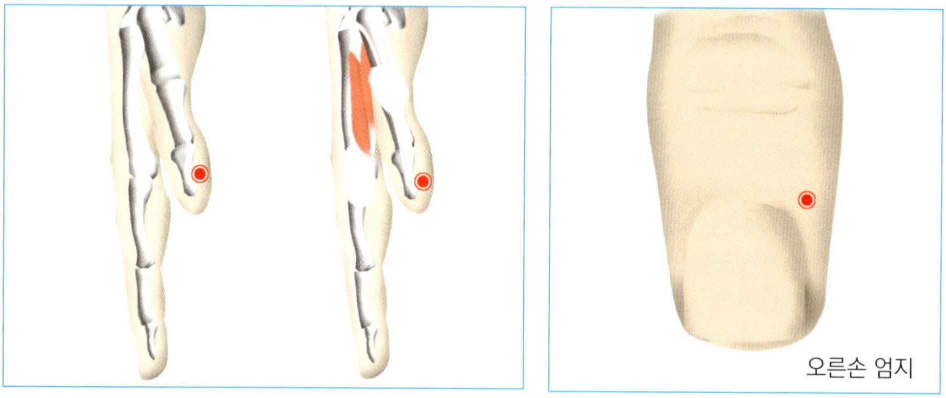

2. 수양명대장경(手陽明大腸經) (LI : Large Intestine Meridian)

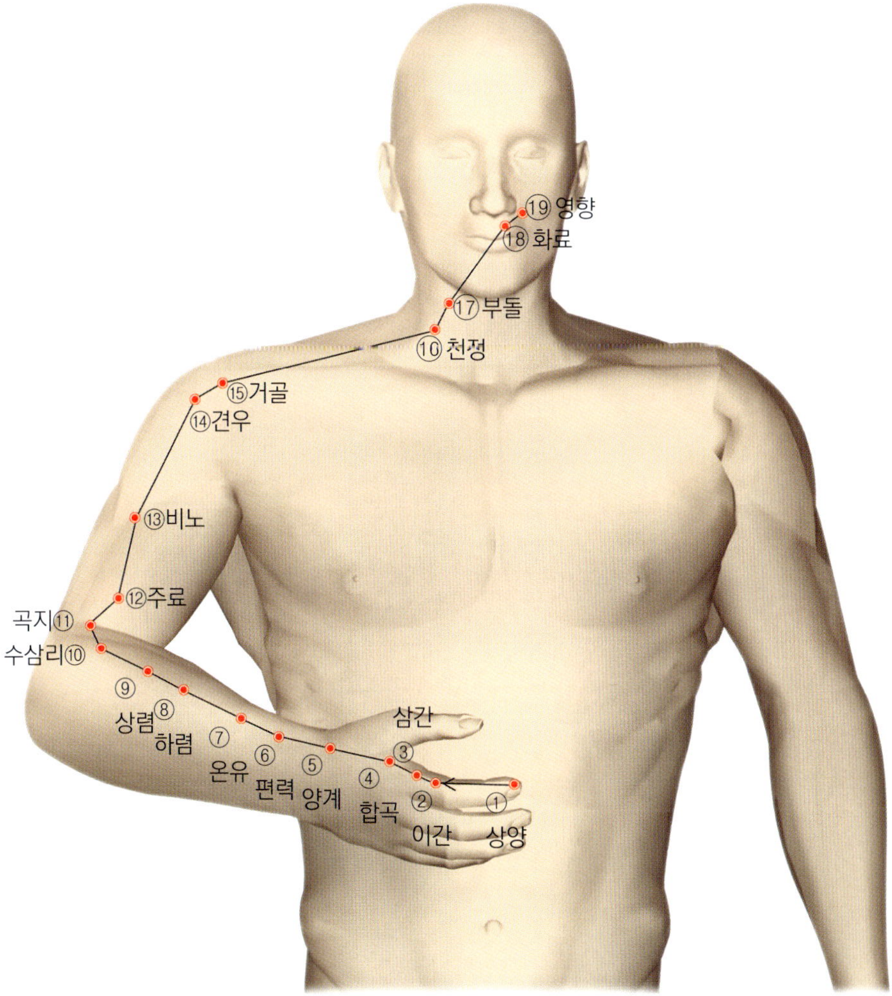

(1) 상양(商陽)

위치 : 검지손가락 손톱 근처 요측 1분처

주치 : 치통, 편도선염, *이통, 인후종통, 의식 혼미, 손가락 저림증, 체증, 소화불량, 두통, 대장질환, 배뇨곤란, 눈병, 중풍, 고열

부주 : 수양명경의 오수혈 중의 '정'혈, 수양명대장경의 시작혈로서 수태음맥과 교차점이 되어 흐른다. 대장과 폐는 서로 표리가 되어 합하게 된다. 대장의 대표 혈

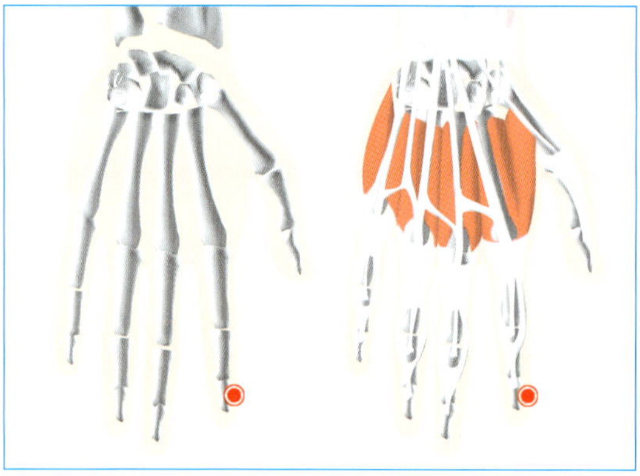

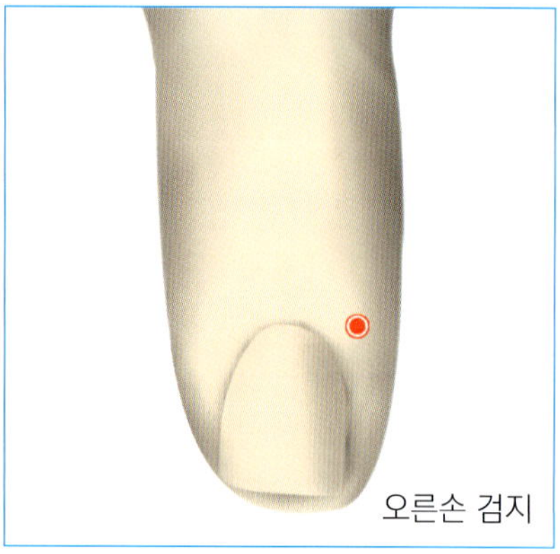

오른손 검지

(2) 이간(二間)

위치 : 주먹 쥐었을 때 검지 손가락뼈 관절 앞쪽 요측 오목한 부분

주치 : 코피, 치통, 인후종통, 열병, 두통, 견갑통, 체증, 소화불량, 요통, 중풍

부주 : '간'이란 구멍처럼 푹 들어간 곳으로, 검지의 움푹 들어간 곳에 있다.

(3) 삼간(三間)

위치 : 주먹 쥐었을 때 검지 손가락뼈 관절 뒤요측 오목한 부위

주치 : 치통, 편도선염, 인후종통, 발열

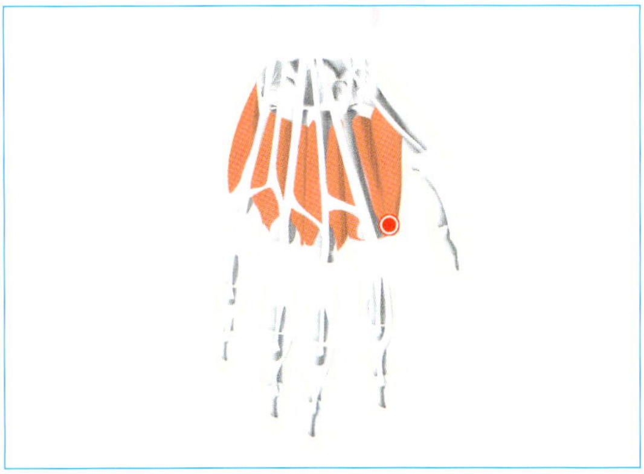

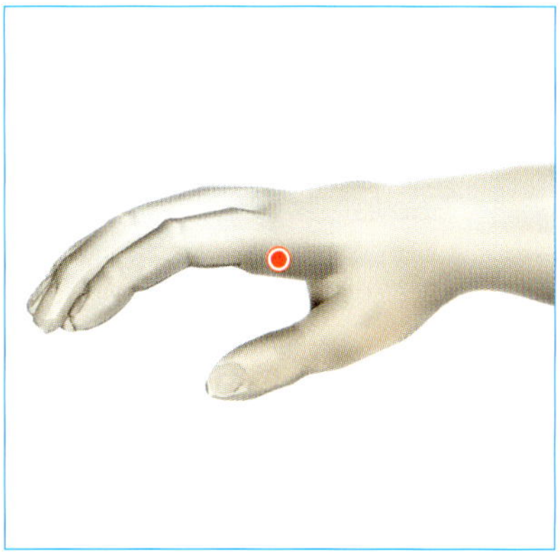

(4) 합곡(合谷)

위치 : 엄지와 검지 사이 오목한 부분, 손등 부분 제1,2 중수골 사이 V 자에 위치

주치 : 감기, 기침, 두통, 눈병, 코피, 콧물, 비염, 치통, 신경통, 신경성질병, 중풍, 구안와사, 언어장애, 인후종통, 열병, 청각장애, 엄지손가락 통증, 손의 감각 둔화, 대장의 원기조절, 복통, 변비, 장염, 설사, *장통, 호흡기 질환, 소화기계 질환, 오관질환(이,비,인후,안,*구강), 안면신경 마비

부주 : 수양명경의 '원' 혈, 임신부에게 적용을 삼가. 엄지와 검지가 갈라지는 뼈 사이에 있으며, 마치 골짜기 같아 합곡이라 명칭. 일반적인 건강과 면역체계 강화를 위한 가장 효과적인 경혈 중의 하나

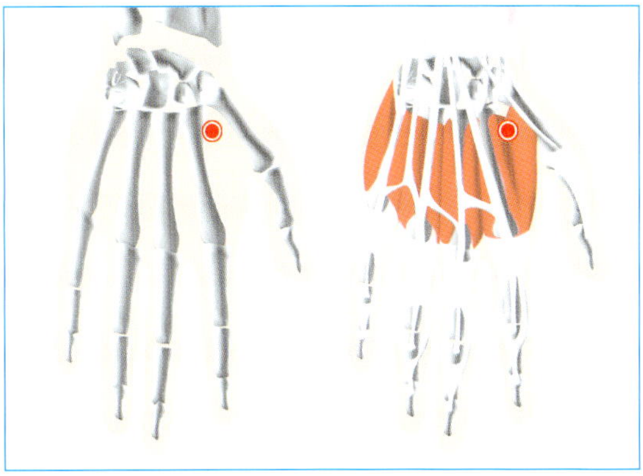

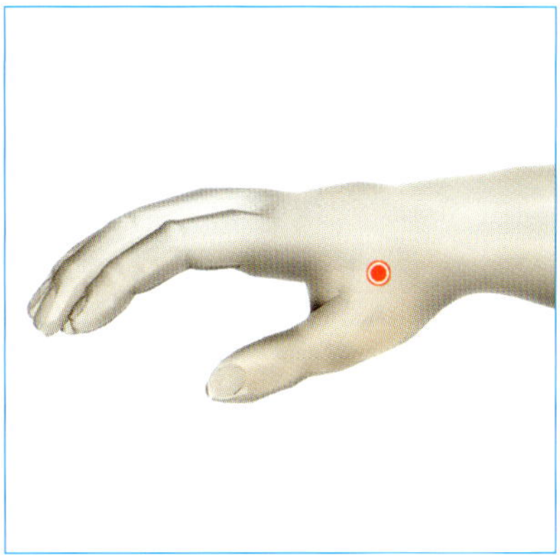

(5) 양계(陽溪)

위치 : 스너프박스 가운데 손가락을 쫙 펼 때, 손등 부분 손목 근처의 두 힘줄 사이의 오목한 곳

주치 : 두통, 이명, 이통, 치통, 인후종통, 소화불량, 눈병, 장염, 견갑통, 중풍, 반신불수, 수족마비, 손목통증

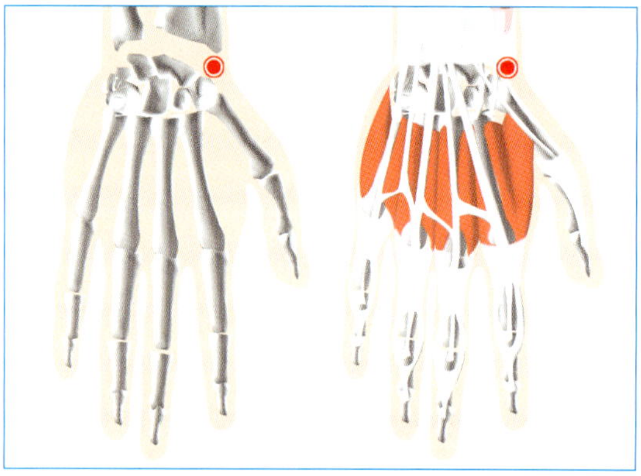

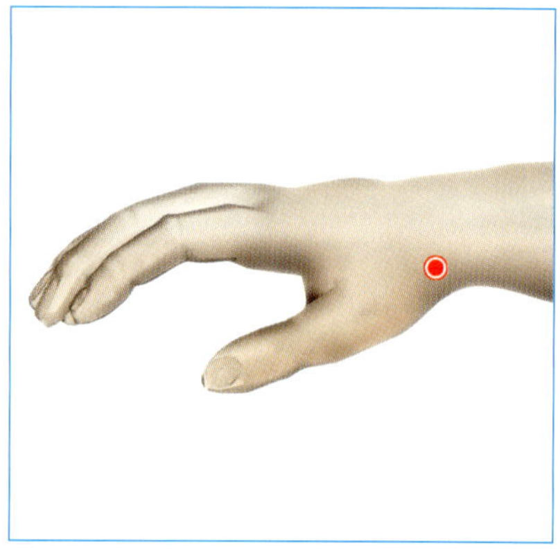

(6) 편력(偏歷)

위치 : 양계혈 위로 3촌

주치 : 눈병, 코피, *목적동통, 이명, 인후통, *수종, 주비통

부주 : 수양명경의 낙혈

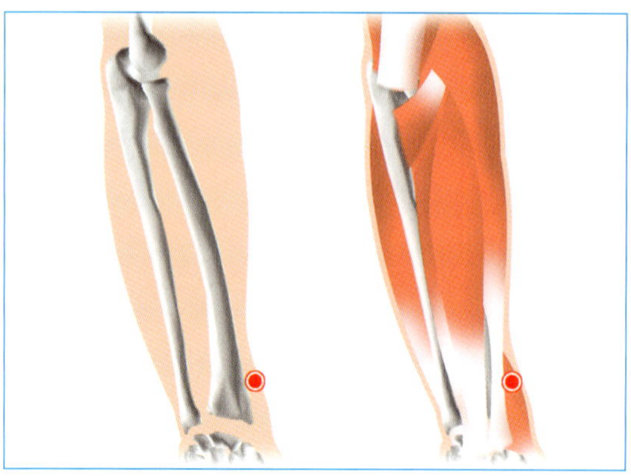

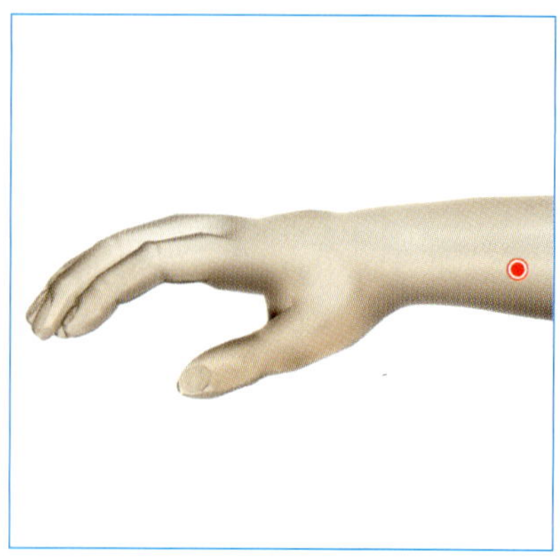

(7) 온유(溫溜)

위치 : 양계혈 위 5촌

주치 : 두통, 얼굴부종, 인후종통, 장명*복창, 견비통

부주 : 수양명경의 극혈

(8) 하렴(下廉)

위치 : 곡지혈 아래 4촌

주치 : 두통, 현기증, 복통, 주비통

(9) 상렴(上廉)

위치 : 곡지혈 아래 3촌

주치 : 두통, 반신불수, 손·팔저림, *장명복창

(10) 수삼리(手三里)

위치 : 곡지혈 아래 2촌

주치 : 견비통, 상지마비, 치통, 복통, 설사, 위와 장의 통증, 소화불량, 대장 질환, 축농증, 여드름, 궤양성 질환

부주 : 대장 질환에 효과 있는 효열로서'는 거주한다는 의미로 팔꿈치 끝으로부터 3촌 부위에 거하므로 수삼리라 명칭

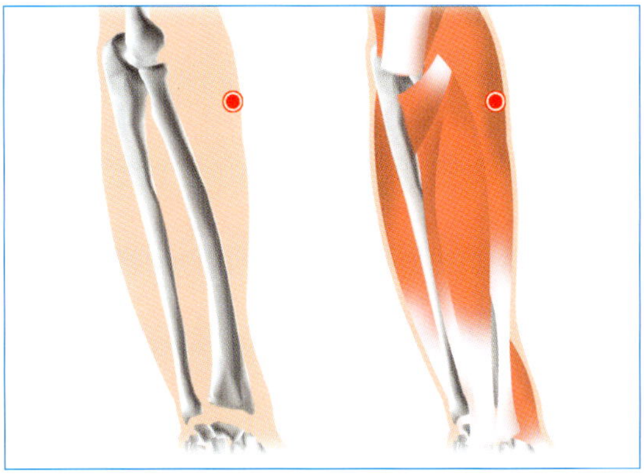

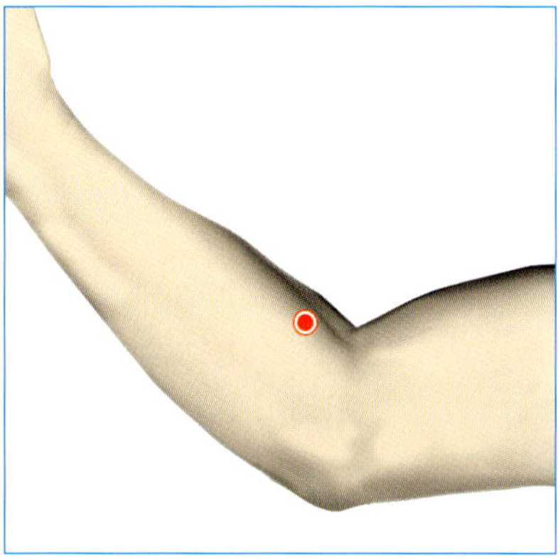

(11) 곡지(曲池)

위치 : 주관절 횡문상 요측 오목한 부분. 팔을 굽혔을 때 팔꿈치에 생기는 주름의 바깥쪽 가장자리에 위치

주치 : 발열, 인후종통, 치통, 구토, 설사, 변비, 간 질환, 심장질환, 피부질환, 위경련, 복통, 고혈압, 중풍, 얼굴, 눈, 코, 입 질환, 상지 관절통, 알레르기 질환

부주 : 팔을 굽혀서 혈을 취하며, 혈 부위가 얕은 연못과 같으므로 곡지라 한다.

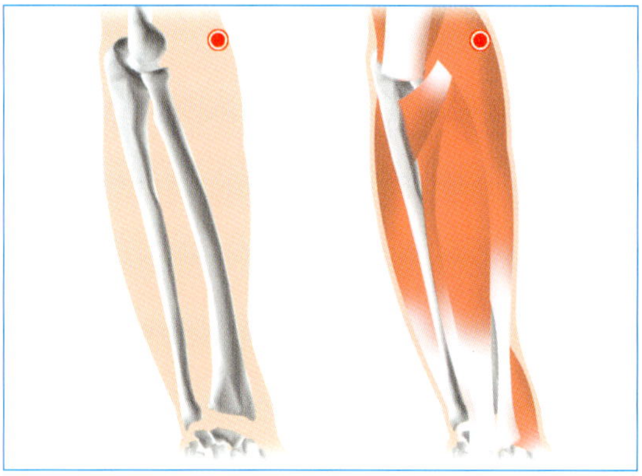

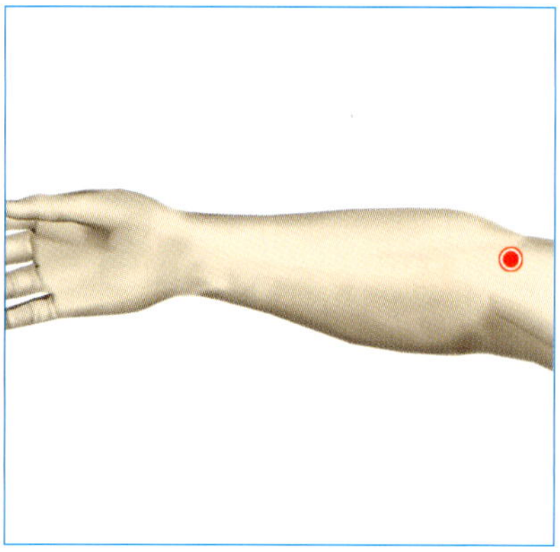

(12) 주료(肘髎)

위치 : 직각으로 팔을 굽힐 때 곡지혈 후방으로 1.5촌, *상완골 외측 대장경상

주치 : 상완부나 팔꿈치, 팔 부위의 통증, 저림증, 경련, 마비

부주 : 위의 보조혈

(13) 수오리(手五里)

위치 : 곡지혈 위로 3촌, 상완골 외측 대장경 선 상

주치 : 주비통, 팔(상완골)중간부분이 아플때, 객혈, 폐렴, 복막염, 경부 림프결핵, 주비통

부주 : 대장경락의 음성의 증상이 나타났을 경우 이 부위에 반응이 나타난다.

(14) 비노(臂臑)

위치 : 견우혈 아래 3촌 곡지혈 위로 7촌, 상완골 외측 대장경 선 상

주치 : 견비통, 목통, *나력, 경항구련, *삼각근 부위 통증이나 뻣뻣한 증상. 상지마비, 눈 질환, 오십견, *안구동통, *액와림프부종

부주 : '비'는 *전완을 나타내고 '노'는 팔굽, 팔, 상완을 말한다.

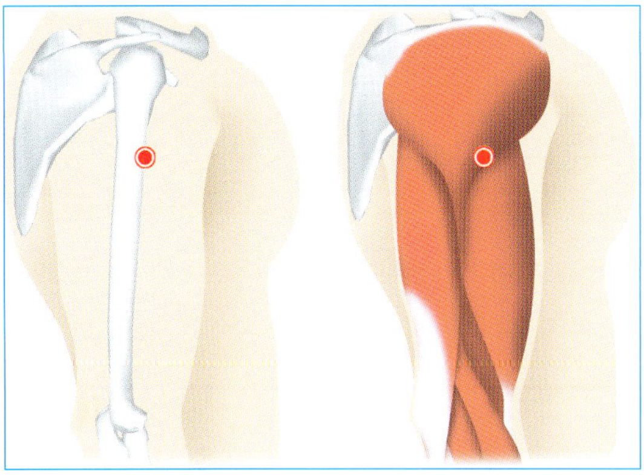

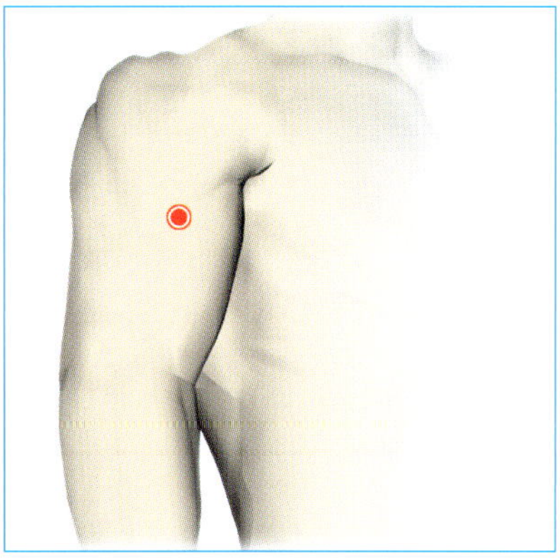

(15) 견우(肩髃)

위치 : 팔을 수평으로 들 때 어깨 앞쪽에 생기는 오목한 곳에 위치. *견관절 내측 오목한 곳

주치 : 상지불수, 견비통, 견갑통, 특히 상완골 동통, 두통, 치통, 장통 등 뇌졸증으로 인한 편마비, 고혈압

부주 : 수양명경과 양교맥의 교회혈. '견'은 어깨, '우'는 뼈의 끝. 즉 뼈 사이의 움푹 들어간 틈을 말함. 대장경과 소장경이 교회하는 곳

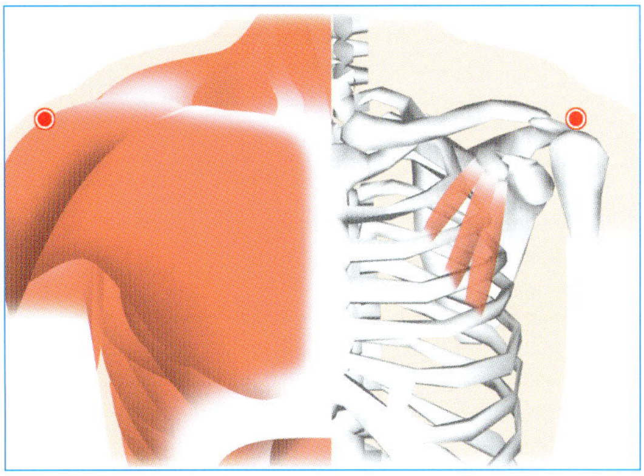

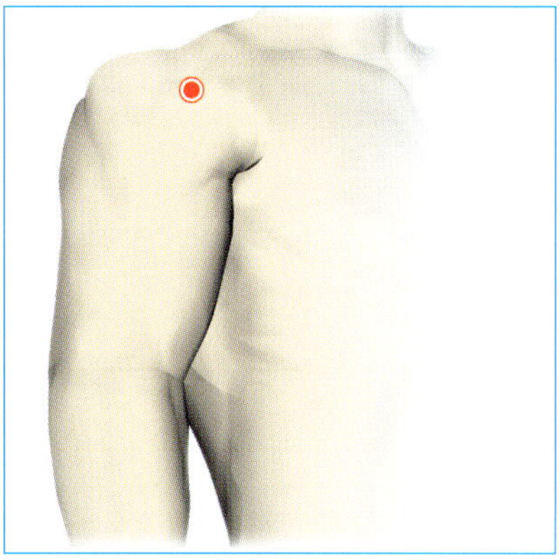

(16) 거골(巨骨)

위치 : 쇄골*견봉 끝과 견갑극이 만나는 곳의 오목한 곳

주치 : 견갑통, 상지불수, 나력, 중풍, 치통, 폐, 대장, 간, 신장 질환, 얼굴의 질환

부주 : 수양명경과 양교맥의 교회혈, 거골이란 쇄골을 말한다.

(17) 천정(天鼎)

위치 : 부돌혈 밑으로 1촌, *흉쇄유돌근의 후연

주치 : 폭음기경, 인후종통, 나력, *이하선염, *하치통, *항강, 편도선염, 경부림프결핵, 설골근마비, 목이 쉼

부주 : 인체를 상중하 즉 천, 인, 지 분류하는데, '천'은 머리라는 의미로, 천정은 천의 생기가 몸안으로 들어오는 것을 의미

(18) 부돌(扶突)

위치 : 결후(adam's apple) 양방 3촌, 흉쇄유돌근 정중앙, 인영혈 후 1.5촌

주치 : 기침, 천식, 인후종통, *폭음(갑자기 목이 쉼), 나력, 염기, 이하선염, 하치통, 목병, *연주창, 혈압항진

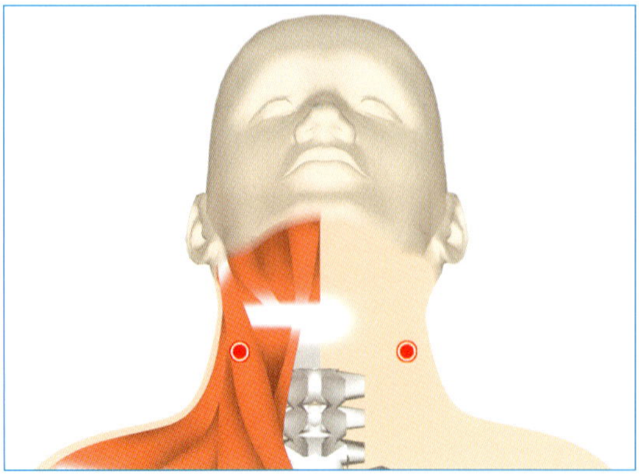

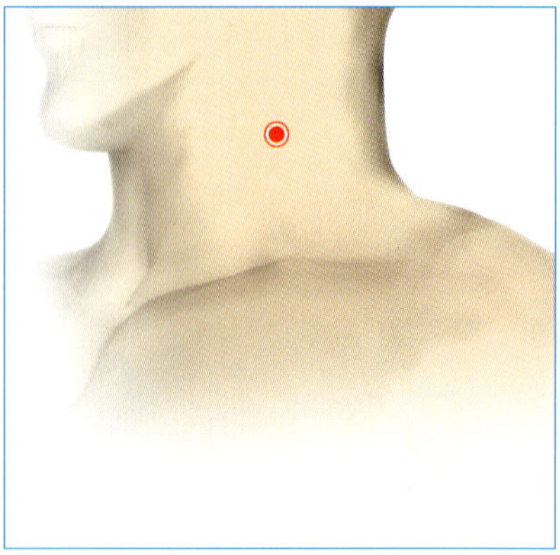

(19) 화료(禾髎)

위치 : 수*구혈(인중혈) 옆 0.5촌, 콧구멍의 외연에서 곧게 내려와 인중혈과 수평을 이루는 곳

주치 : 코막힘, 코피, 코 질환, 의식혼미, *구치병, 안면신경마비, *상치통

부주 : '화'는 벼나 보리 등의 이삭을 말하는 것으로 여기서는 입을 가리키며, '료'는 모서리를 뜻한다. 즉 위에 통하는 입의 모서리이며 입과 코 사이의 볼록하게 솟아 오른 곳

(20) 영향(迎香)

위치 : *비익 근처 5분처, 콧구멍 바깥쪽의 오목한 곳에 위치

주치 : 코 질환(비염, 부비강염 등), 코피, 코막힘, 콧물, 냄새 못 맡는 것, 안면부종, 안면신경마비, 입이 비뚤어짐, 담도 회충증, 치통, 결막염

부주 : 수족양명경의 교회혈. '영'은 맞이한다는 뜻이며 '향'은 향기, 향긋하다는 뜻

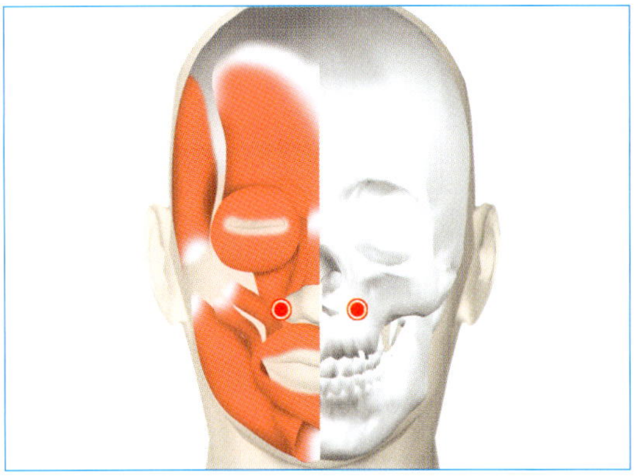
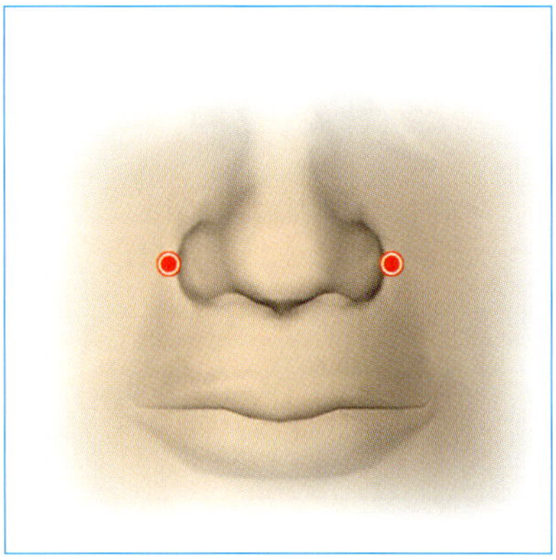

3. 족양명위경(足陽明胃經) (ST : Stomach Meridian)

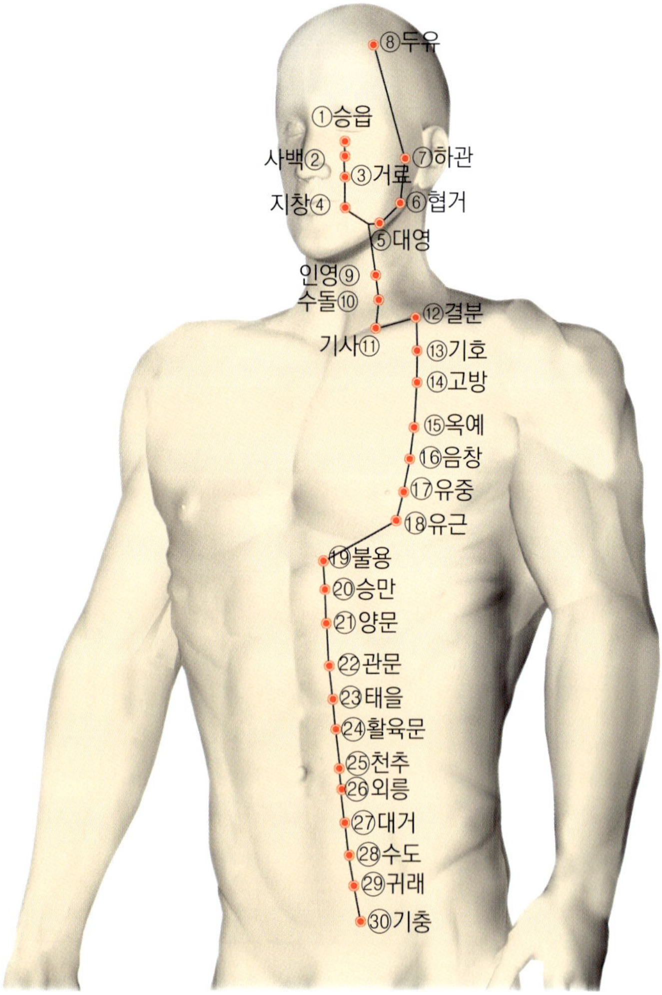

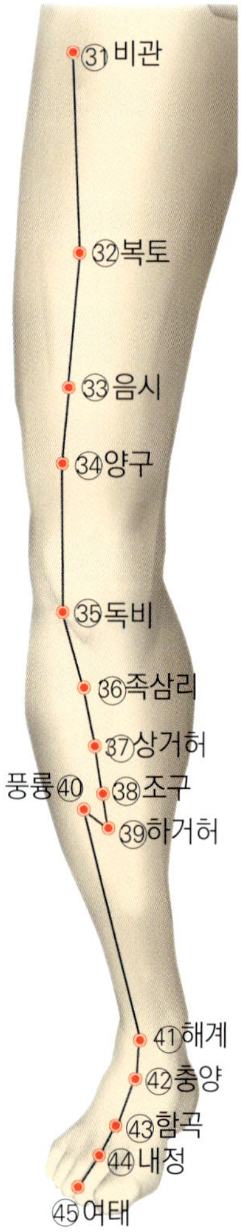

(1) 승읍(承泣)

위치 : 눈동자 밑으로 7분처, *동공 바로 밑

주치 : 목적종통, *유루, 구안와사, 모든 눈 질환

부주 : 족양명경, 양교맥, 임맥의 교회혈. '승'은 받아들이다, '읍'은 눈물의 의미로 눈 아래서 눈물을 받는 혈이라는 의미

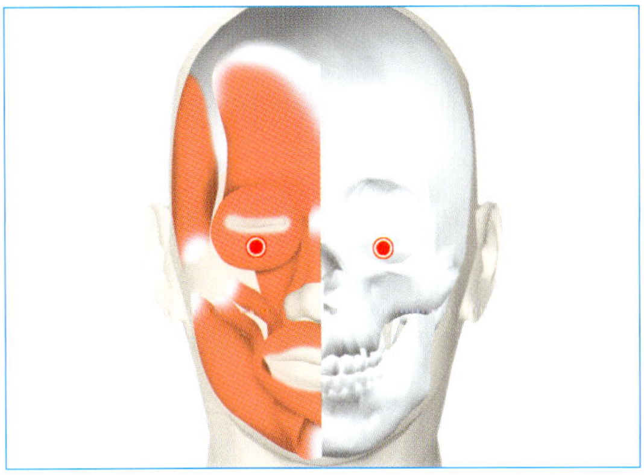

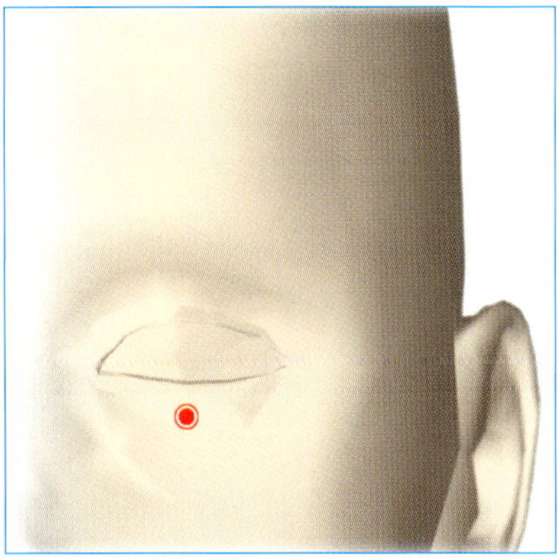

(2) 사백(四白)

위치 : 동공 바로 아래 안와하골의 오목한 부위

주치 : 목적종통, *안검경련, 구안와사, 두통, 현훈, 삼차신경통. 눈, 코 질환, 안구충혈

부주 : '사'는 사방을 의미하며, '백'은 희다의 뜻. 즉 안륜근 *건의 흰 부분에 해당

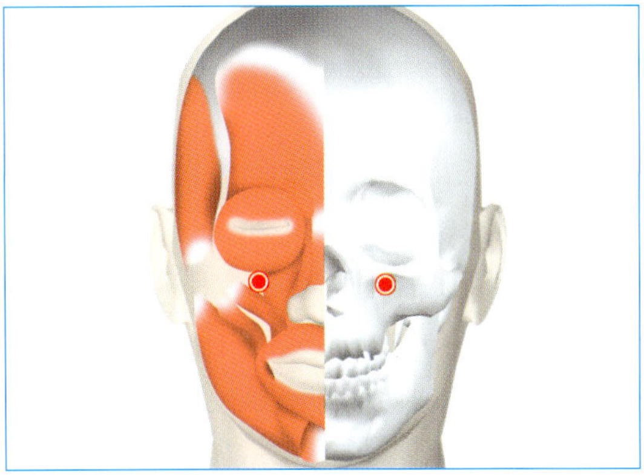

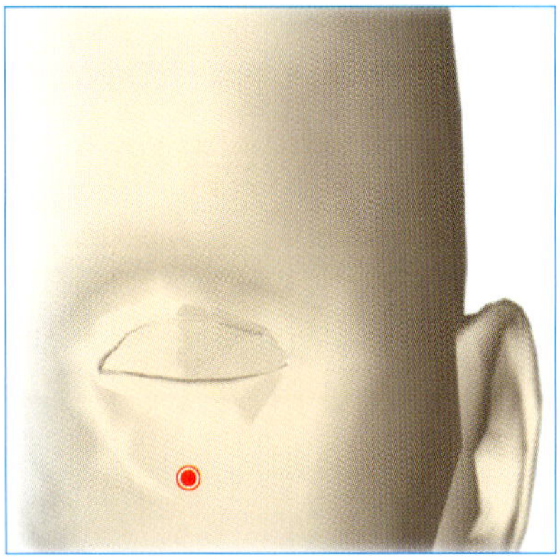

(3) 거료(巨髎)

위치 : 눈동자 밑의 선과 코 아래 양방을 이은 선의 만난 곳

주치 : 구안와사, 안검경련, 코피, 치통, 입술·뺨 부위 부종, 안면신경마비, 수족마비, 삼차신경통, 혈색을 좋게 함

부주 : 족양명위경과 양교맥의 교회혈, '거'는 크다라는 뜻이며 볼록하게 솟아오름의 뜻인 '료'와 합하여 얼굴 중앙의 튀어나온 뼈 밑의 함요부에 위치.

(4) 지창(地倉)

위치 : 입을 다물고 *구각 양방 4분처로 입술 양쪽 끝

주치 : 안면신경마비, 입술경련, 입이 비뚤어짐, 구내염, 발목 염좌, 안검경련, 침 흘릴 때

부주 : 수족양명경과 양교맥의 교회혈, 지창은 원기의 근원이며, 곡식을 저장하는 창고. 즉 위의 의미를 가진다.

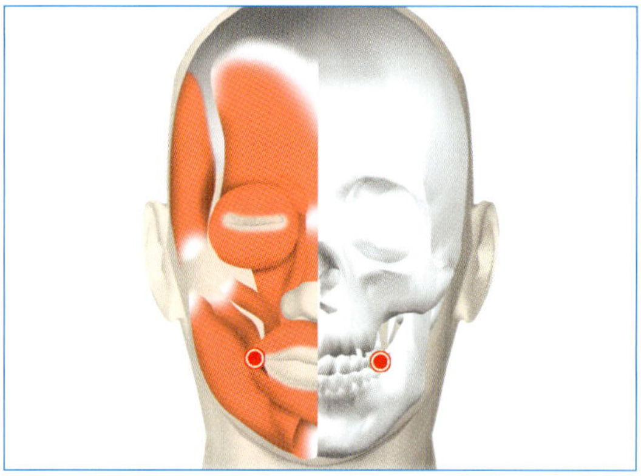

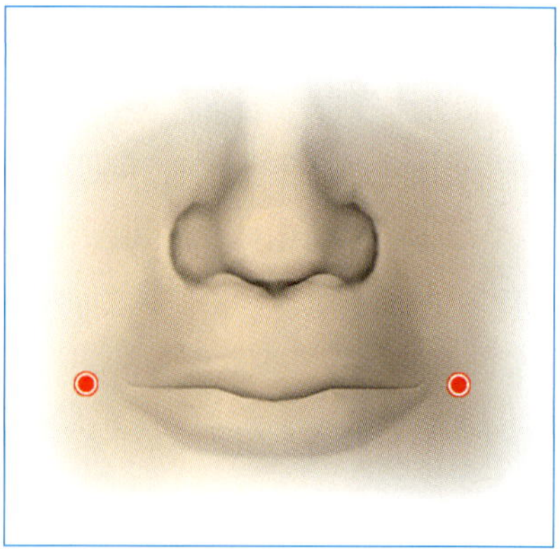

(5) 대영(大迎)

위치 : *하악각 앞 1.3촌 오목한 곳, 입을 다물 때 홈이 생기는데 홈 밑 끝 부분

주치 : 입이 비뚤어짐, 입술경련, 구금, 치통, *협통, 안면경련, 안면신경마비

부주 : 크다는 뜻을 가진 '대'와 맞아들임의 의미인 '영'이 합하여 높이 우러러 맞이한다는 뜻

(6) 협거(頰車)

위치 : 저작할 때 *교근이 제일 높이 두드러지는 곳, 귀하단과 *하악골 우각 사이의 저작할 때 오목한 곳

주치 : 입이 비뚤어짐, 치통, 협통, 구금불어, 안면신경마비, 볼거리, 하치통, 쉰 목소리, 악관절 질환

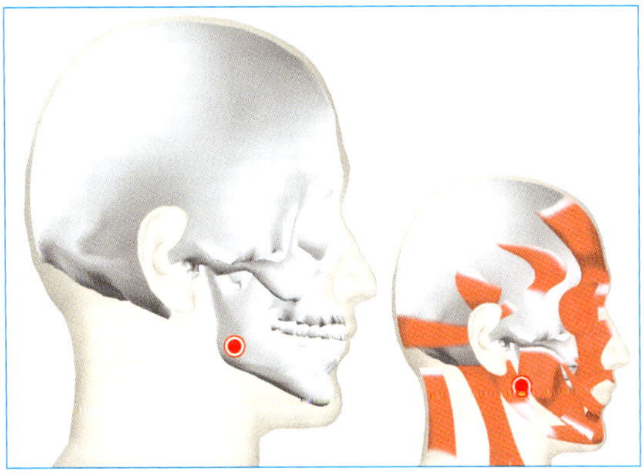

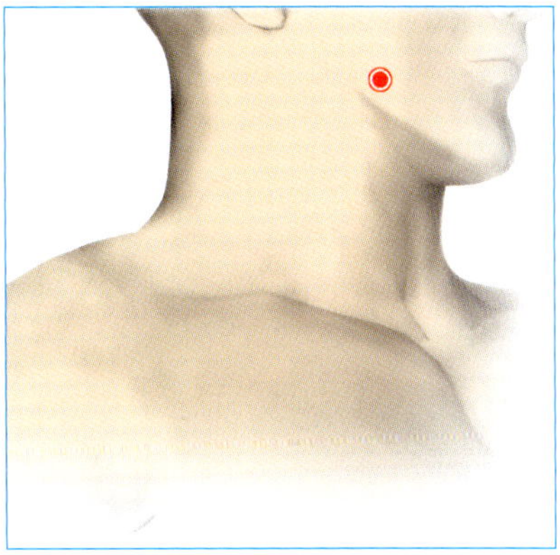

(7) 하관(下關)

위치 : *권골궁 후하연 함몰처

주치 : 안면신경마비, 치통(특히 위턱의 치통), 이명, 이통, 구안와사, 청각 장애, 코 질환, 삼차신경통, 턱 탈골, 잇몸염증

부주 : 족소양, 족양명경의 교회혈

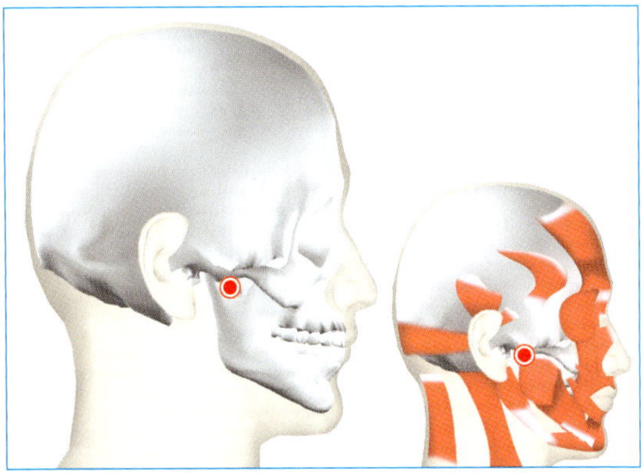

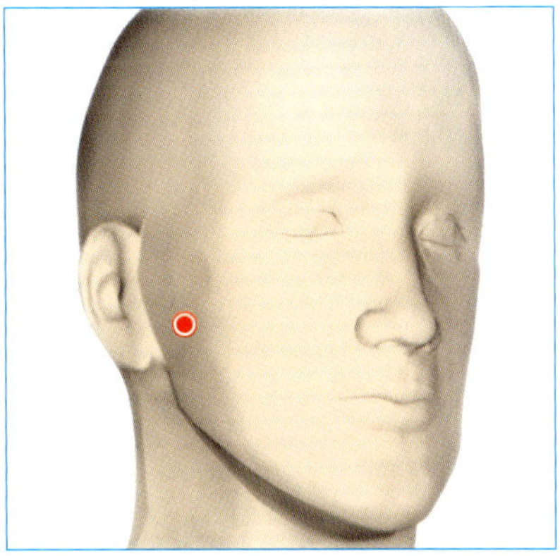

(8) 두유(頭維)

위치 : 신정 양방 4.5촌

주치 : 두통, 눈병, *목현, 안검경련

부주 : 족양명, 족소양경과 양유맥의 교회혈

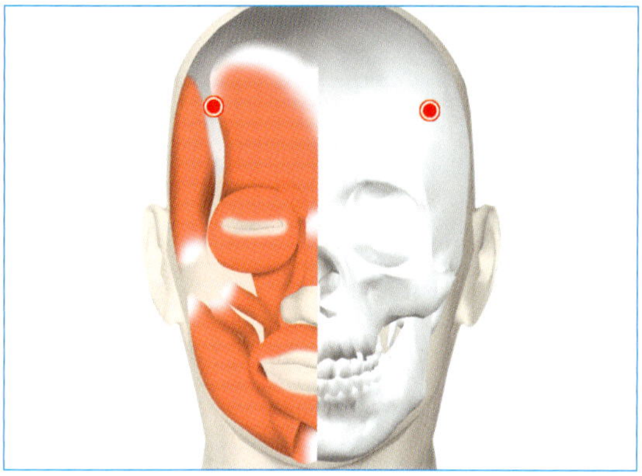

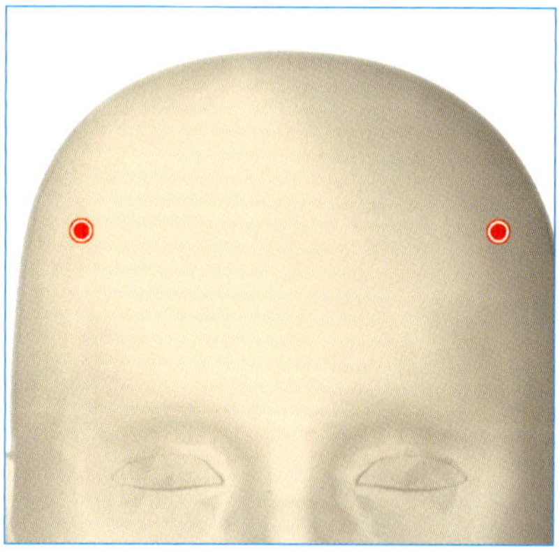

(9) 인영(人迎)

위치 : 결후(Adam's apple) 양방 1.5촌 동맥 응수처

주치 : 인후염(인후종통), *기천, 고혈압, 류머티즘, 천식, *갑상선 질환, 편도선염

부주 : 족양명, 족소양경의 교회혈, 인간생명을 주관하는 중요한 혈.

(10) 수돌(水突)

위치 : 인영혈과 기사혈의 연결선의 중점, 흉쇄유돌근의 전연

주치 : 인후종통, 기침, 천식, 갑상선 질환, 편도선염, 기관지염

부주 : '수'는 물로 ,수는 기관과 후두를 순행한다.

(11) 기사(氣舍)

위치 : 천돌혈 양방 1.5촌, 인영혈 바로 밑, 쇄골상연, 흉쇄유돌근의 흉골두와 쇄골두 사이

주치 : 인후종통, 기침, 천식, *오심(구역질), *경항강직

(12) 결분(缺盆)

위치 : 천돌 양방 4촌에서 쇄골 상연 오목한 곳. 임맥에서 양방으로 4촌 떨어진 선상

주치 : 기침, 천식, 인후종통, 나력

(13) 기호(氣戶)

위치 : 쇄골 하연, 선기혈 양방 4촌, 임맥에서 양방으로 4촌 떨어진 선상

주치 : 기침, 천식, 구역질, 흉통

(14) 고방(庫房)

위치 : 쇄골 하연, 제 1*늑간극에 해당됨, 앞면 중앙선 양방 4촌

주치 : 기침, 천식, 흉늑통

(15) 옥예(屋翳)

위치 : 쇄골 하연, 자궁 양방 4촌, 제 2늑간극, 앞면 중앙선 옆 4촌 선상

주치 : 기침, 천식, 흉늑*창통, 유방동통

(16) 응창(膺窗)

위치 : 제 3늑간극, 앞면 중앙선 양방 4촌, 쇄골 하연

주치 : 기침, 천식, 흉늑창통, 유방동통

(17) 유중(乳中)

위치 : 쇄골 하연, 앞면 중앙선 양방 4촌, *유두 중앙

주치 : 유방질환, 여성의 생리기능과 성 기능을 도움.

부주 : 흉복부 수혈의 정위

(18) 유근(乳根)

위치 : 쇄골 하연, 앞면 중앙선 양방 4촌, 제 5늑간극 유두 바로 밑

주치 : 기침, 천식, 구역질, 흉통, 유방동통, *유즙소

(19) 부용(不容)

위치 : 배꼽 위 6촌 임맥 양방으로 2촌

주치 : 구토, 위통, 식욕부진, 복창

(20) 승만(承滿)

위치 : 상완혈 양방 2촌, 배꼽 위 5촌,

주치 : 위통, 토혈, 식욕부진, 복창

(21) 양문(梁門)

위치 : 중완혈 양방 2촌, 배꼽위 4촌, 앞면 중앙선 양방 2촌

주치 : 위통, 구토, 식욕부진, 복창, 설사, 복부 근육의 경련, 복부 팽만

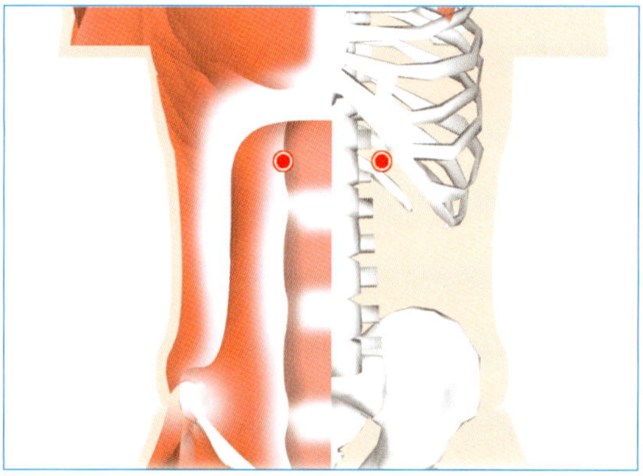

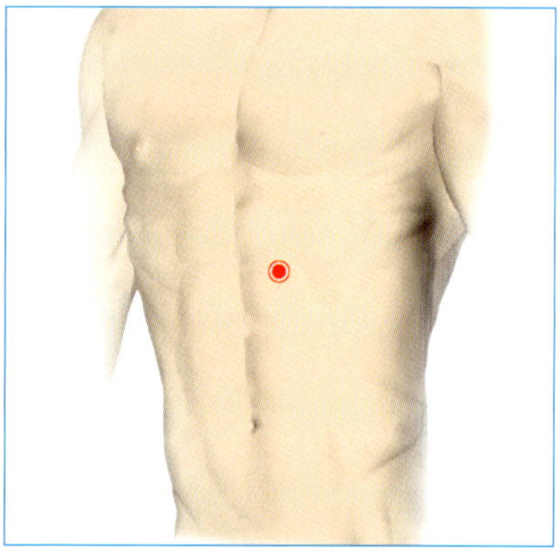

(22) 관문(關門)

위치 : 배꼽위 3촌, 양방 2촌되는 곳

주치 : 복통, 장명, 설사, 수종

(23) 태을(太乙)

위치 : 배꼽 위 2촌, 중앙선 양방 2촌

주치 : 위통, *심번, 정신병

(24) 활육문(滑肉門)

위치 : 배꼽 위 1촌, 양방 2촌

주치 : 위통, 구토, 정신병, 대장질환, 소장질환, 급·만성 신장염

부주 : '활'은 신을 가리키며 '육'은 비에 속한다. 그러므로 신과 비, 위 사이에 있으며 이 부위의 질환에 활용

(25) 천추(天樞)

위치 : 배꼽 양방 2촌되는 부위

주치 : 변비, 소화불량, 배꼽주위통증, 복창, 설사, 변비, 이질, 월경부조, 복통, 구토, 대장, 위, 간장, 심장 질환, 요통, 수족마비, 위염, 장염, 자궁내막염

부주 : 대장의 모혈, 친지의 기가 교사하는 곳에 위치

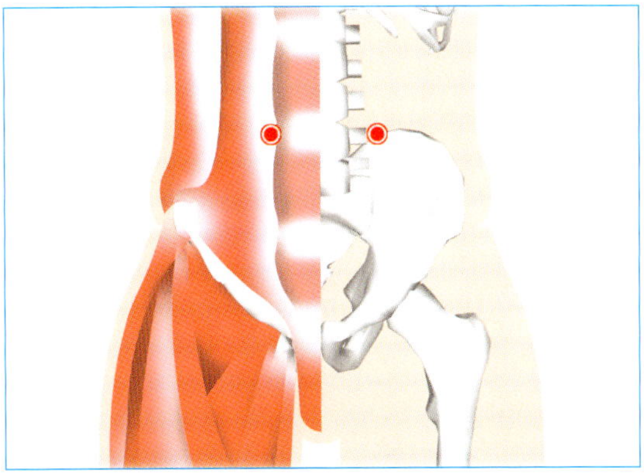

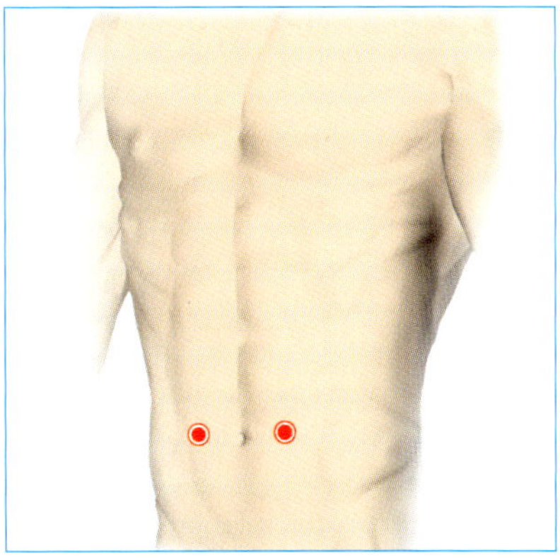

(26) 외릉(外陵)

위치 : 배꼽 아래 1촌, 양방 2촌

주치 : 복통, 월경통, 산기

(27) 대거(大巨)

위치 : 배꼽 아래 2촌, 양방 2촌

주치 : 배뇨곤란, 산기, 조설

(28) 수도(水道)

위치 : 배꼽 아래 3촌, 양방 2촌
주치 : 소변불리, 월경통, 불임증, 산기

(29) 귀래(歸來)

위치 : 배꼽 아래 4촌, 양방 2촌
주치 : 복통, 산기, 월경불순, 탈장, 생리불순, 자궁탈출증, 남성 발기부전

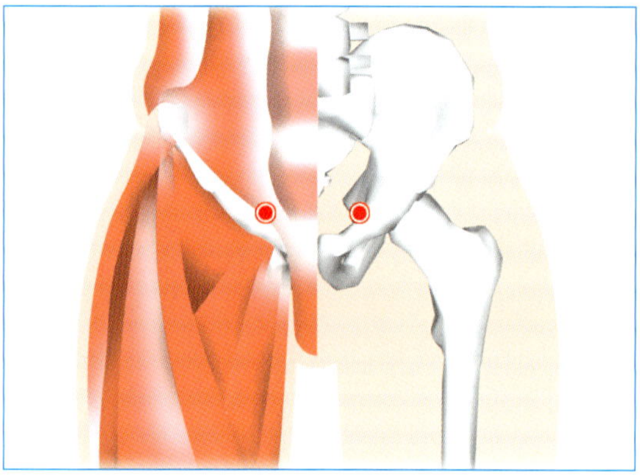

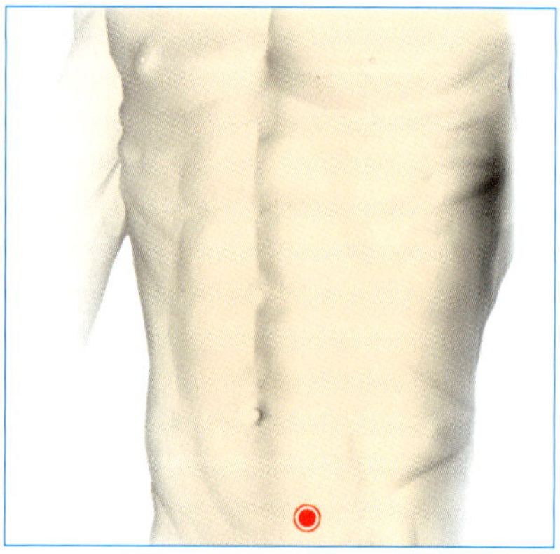

(30) 기충(氣衝)

위치 : 신체 앞면 정중앙선의 임맥 중 곡골혈 양방 2촌
주치 : 장명복창, 산기, 월경불순, 불임증, *양위

(31) 비관(婢關)

위치 : *슬개골의 상연 위 12촌. *치골 아랫부분과 같은 높이에 있는 좌골 앞쪽에 위치
주치 : 요통, 복통, 위증, 슬냉통, 다리, 둔부, 복부의 통증

(32) 복토(伏兎)

위치 : 슬개골의 상연 위 6촌

주치 : 요통, 슬냉, 하지마비, 산기

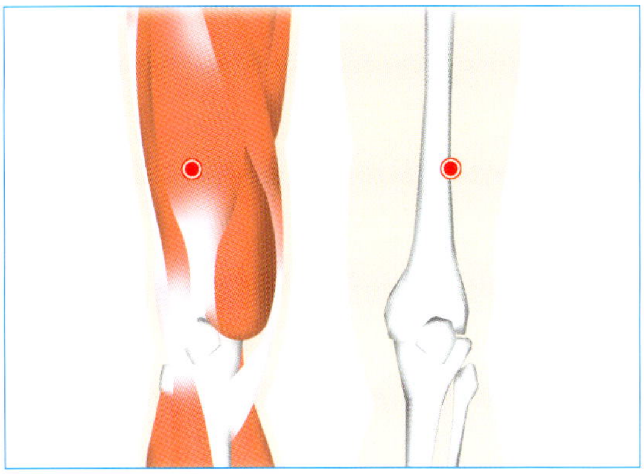

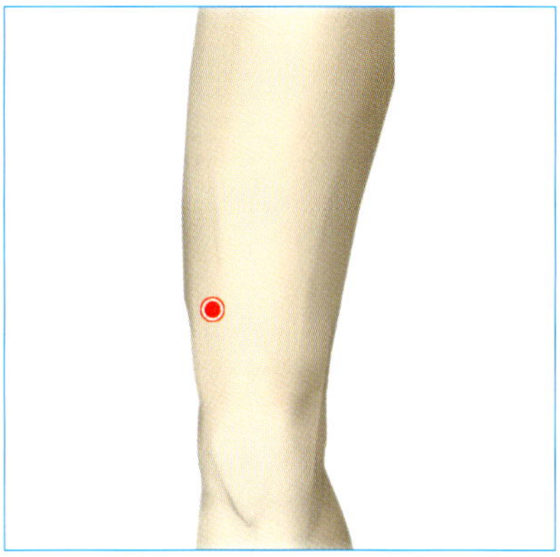

(33) 음시(陰市)

위치 : 슬개골의 상연 위 3촌

주치 : 무릎통증, 다리에 힘이 없을 때, *굴신불리, 산기, 복창, 요통

(34) 양구(梁丘)

위치 : 슬개골 상외측 2촌

주치 : 하지불수, 위통, 유통, 혈뇨, 위염, 중풍, 반신불수, 소화기 이상, 변비, 설사, 무릎과 위의 통증, 슬관절통

부주 : 족양명경의 극혈, '양'은 대들보의 뜻이며 '구'는 언덕을 의미

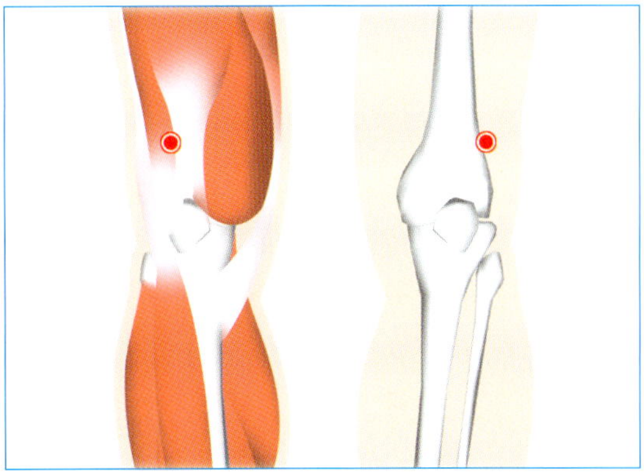

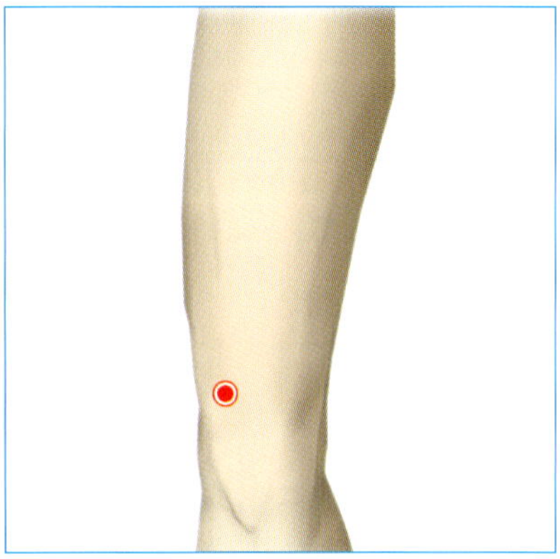

(35) 독비(犢鼻)

위치 : 와슬안, 슬개골하연, 슬개골 인대 외측의 오목한 부위

주치 : 무릎통증, 무릎관절염, 슬통, 하지마비, 굴신불리

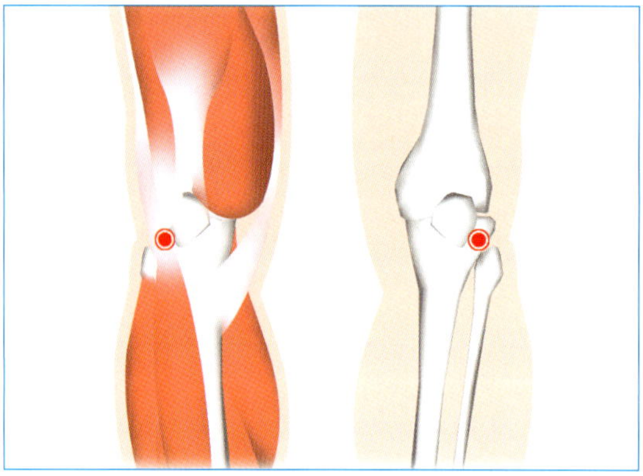

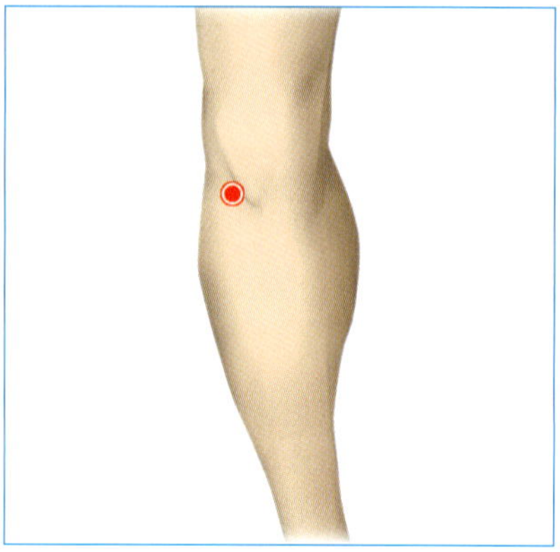

(36) 족삼리(足三里)

위치 : 경골 *조면 외측 독비혈 아래 3촌

주치 : 위통, 위궤양과 십이지장 궤양, 복통, *창만, 변비, 설사, 눈병, 구토, 복창, 이질, 하지마비, 수종, 수족권태, 발 아픈데, 소화기 질환, 신경통, 호흡기질환, 비후성 비염, 생리불순, 무릎의 통증

부주 : 위경의 합혈. 삼은 천, 지, 인을 가리키므로 크고 중요하다는 의미. 리는 인체의 위장을 가리키므로 위장과 깊은 관계를 갖는 중요한 혈이다. 면역체계, 신장의 기능을 강화하고, 소화작용을 도움으로써 비장과 위의 기능 조절

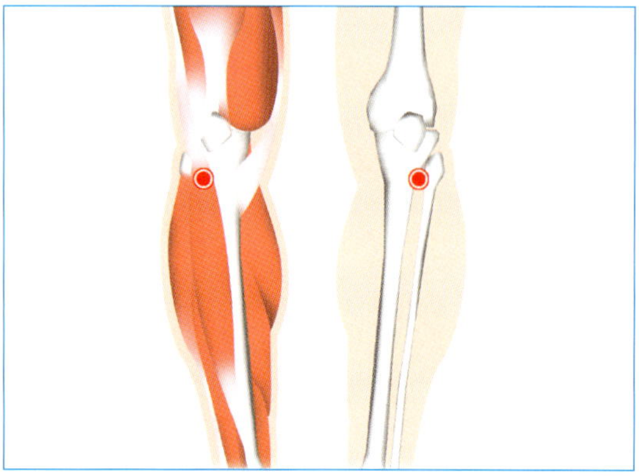

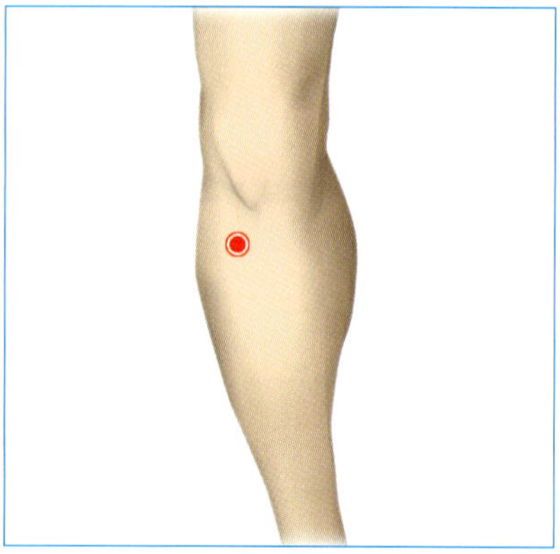

(37) 상거허(上巨虛)

위치 : 독비혈 아래 6촌, 족삼리혈 아래 3촌

주치 : 복통, 설사, 변비, 하지마비, 소화기 질환(특히 대장 질환), 수족무력, 정신질환, 맹장염, 장염

부주 : 대장경의 합혈

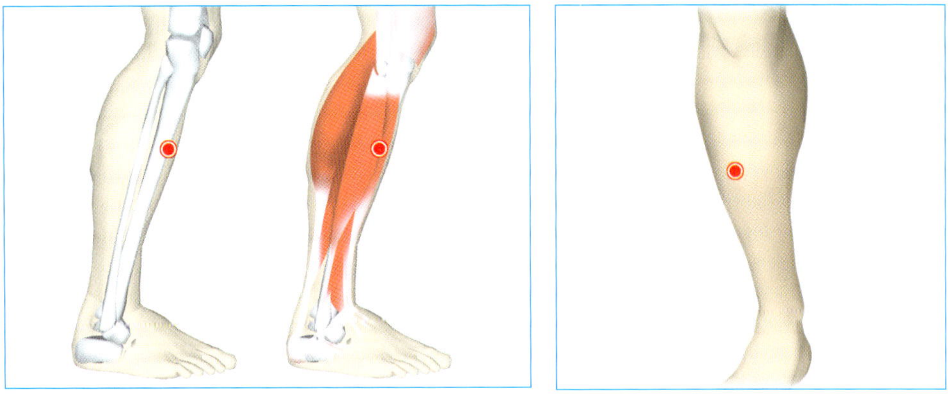

(38) 조구(條口)

위치 : 독비혈 아래 8촌 경골 골간 연, 독비혈과 *외과첨의 중간

주치 : 하지마비, 견비통

(39) 하거허(下巨虛)

위치 : 독비혈 아래 9촌 경골 골간, 무릎외측 경골 밑 9촌

주치 : 요통, 설사, 이질, 하지마비, 소장질환, 급만성 장염

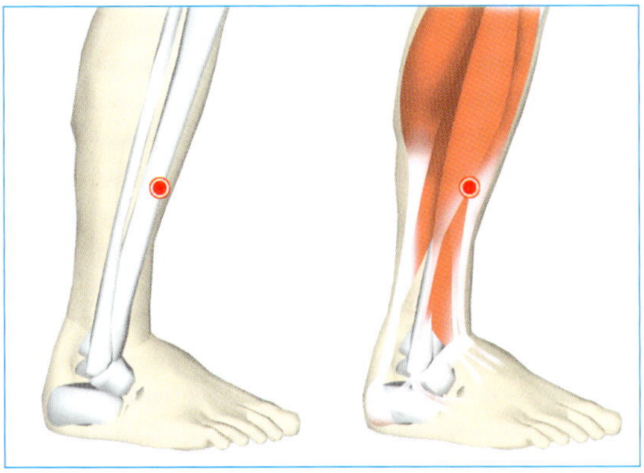

(40) 풍륭(豊隆)

위치 : 외측 복사뼈 위 8촌

주치 : 두통, 해수천식, 정신질환, 변비, 현훈, 담다해소, 구토, 수종, 하지마비, 담, 울혈, 기침, 소화기 질환, 족경부질환, 흉복통, 각기

부주 : 족양명경의 낙혈, '풍'은 풍요로움을, '륭'은 솟아오름을 나타내므로 하퇴 외측의 볼록한 곳을 가리킴

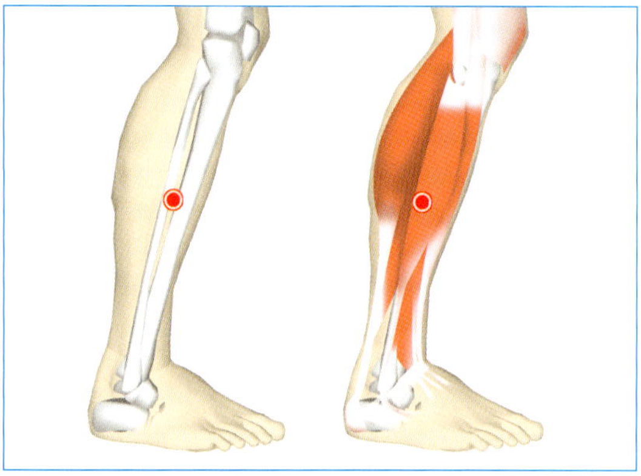

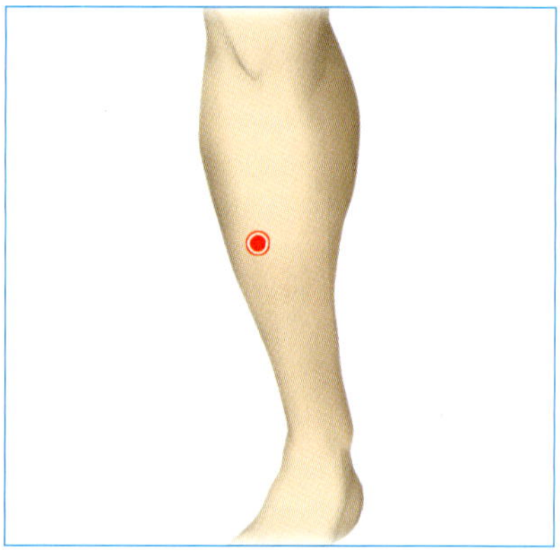

(41) 해계(解谿)

위치 : 십자 인대 사이, 발등부분 발목관절 횡문의 중앙, 계곡처럼 깊숙한 함요부

주치 : 두통, 안면부종, 발목의 통증, 현훈, 복창, 변비, 하지마비, 소화기계통 질환, 정력부족, 장딴지의 경련, 관절염

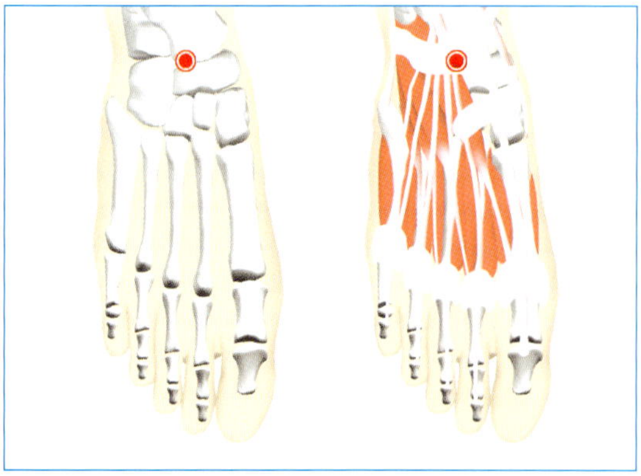

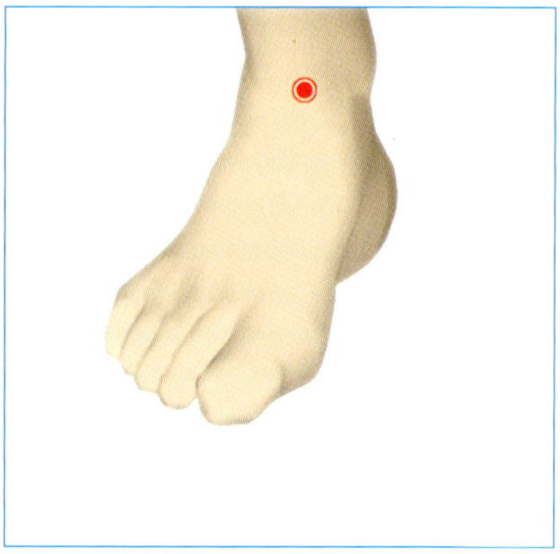

(42) 충양(衝陽)

위치 : 해계혈 아래 1.5촌, 족배 동맥 박동 부위

주치 : 안면부종, 안면신경마비, 정신질환, 위장질환, 이통, 구안와사, 치통

(43) 함곡(陷谷)

위치 : 족 2, 3발가락 발등부분 본절 후 2촌

주치 : 안면부종, 목적동통, 열병, 족배종통, 소화불량, 두통, 변비, 치통, 발목동통, 결막염, 히스테리

부주 : 오수혈 중의 '수'혈

(44) 내정(內庭)

위치 : 발등, 2,3 발가락 사이의 갈라진 부분에 위치

주치 : 치통, 코피, 복통, 설사, 인후종통, 위통, 복창, 이질, 변비, 열병, 소화불량, 두통, 체증, 발등 동통, 삼차신경통, 편도선염, 위염

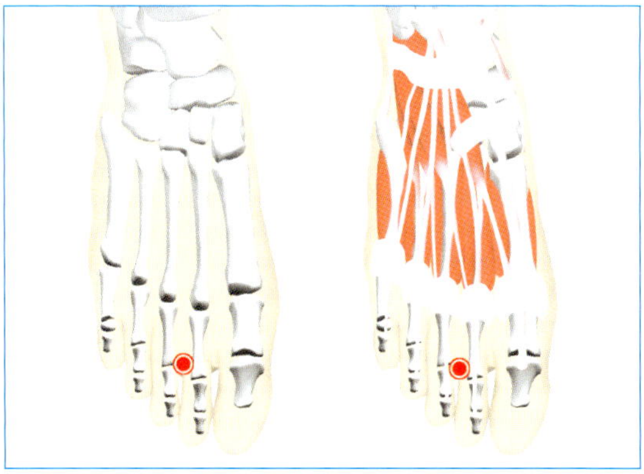

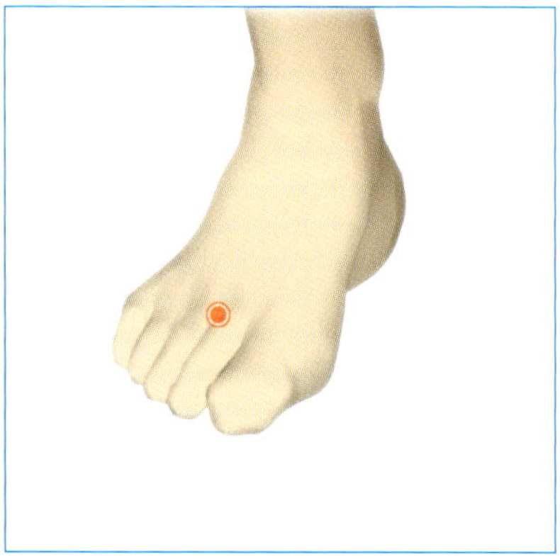

(45) 여태(裹兌)

위치 : 두 번째 발가락 발톱 외측 약 0.1촌, 둘째발가락 외측 끝

주치 : 정신질환, 신경쇠약, 불면, 코피, 치통, 인후종통, 복창, 열병, 다몽, 체증, 소화불량, 복통, 두통, 유방 질환, 무릎관절통, 뇌빈혈, 편도선염

부주 : 오수혈 중의 '井' 혈, 위경의 정혈

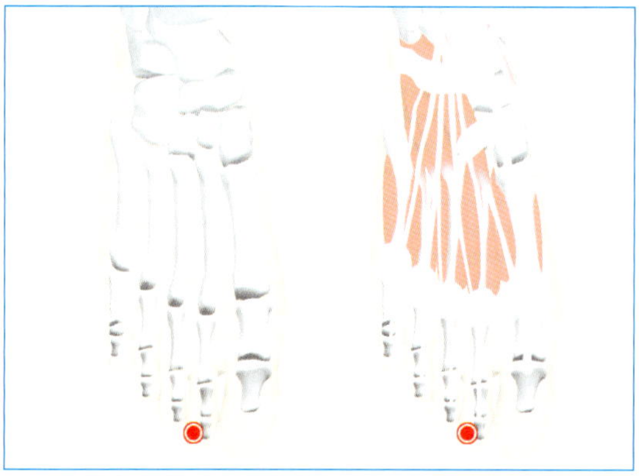

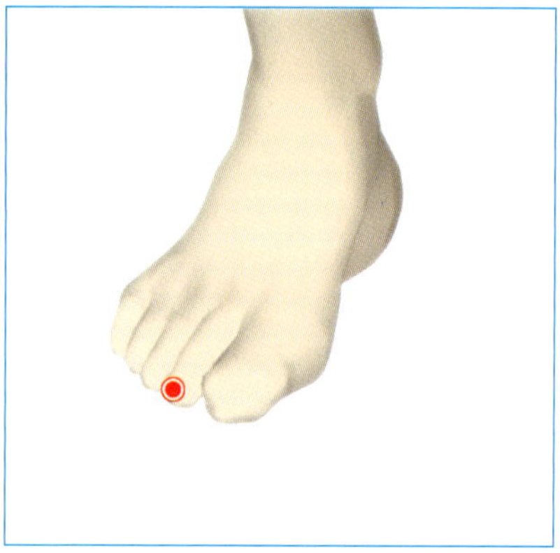

4. 족태음비경(足太陰脾經) (SP : Spleen Meridian)

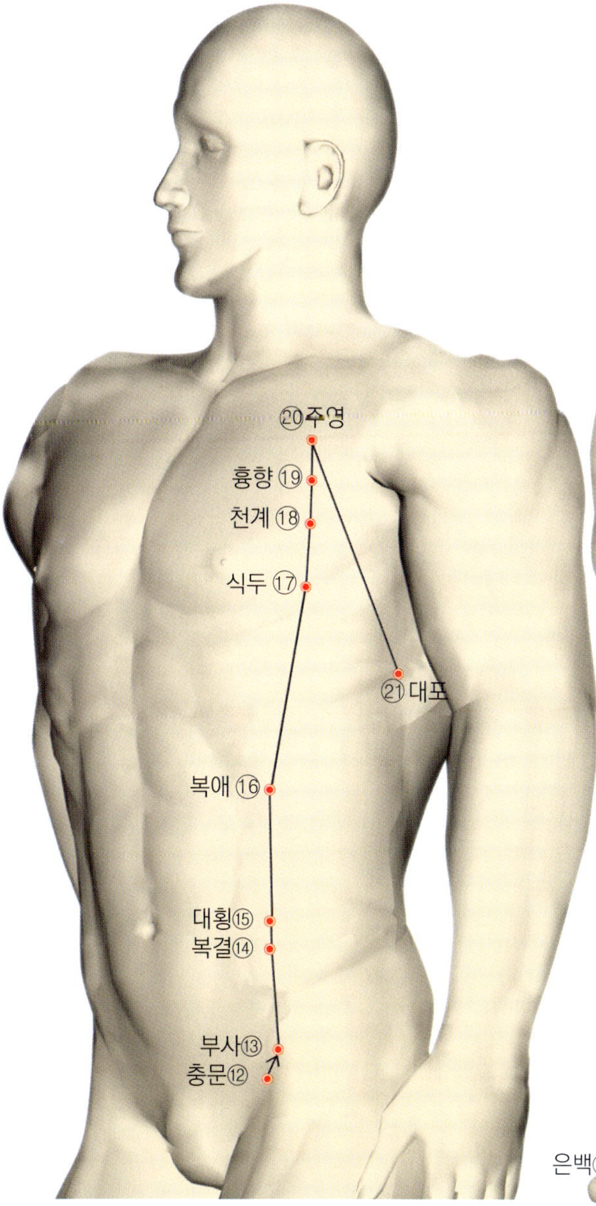

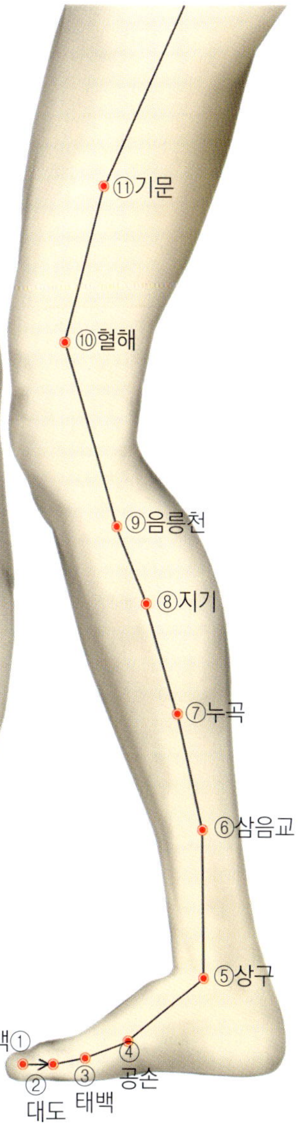

(1) 은백(隱白)

위치 : 대지(엄지 발가락) 내측 발톱 1분처

주치 : 비, 위장질환, 복통, 설사. 복창, 식중독, 월경불순, 월경과다, *소아경풍(小兒驚風), 빈혈, 전광, 다몽, 소화관 출혈, 다리 마비

부주 : '井' 혈, 비경의 정혈. 구급요법에 쓰임. '은'은 숨기다, 비밀로 하다의 뜻이며, '백'은 희다 의 뜻. 비장을 조절하는 필수 혈

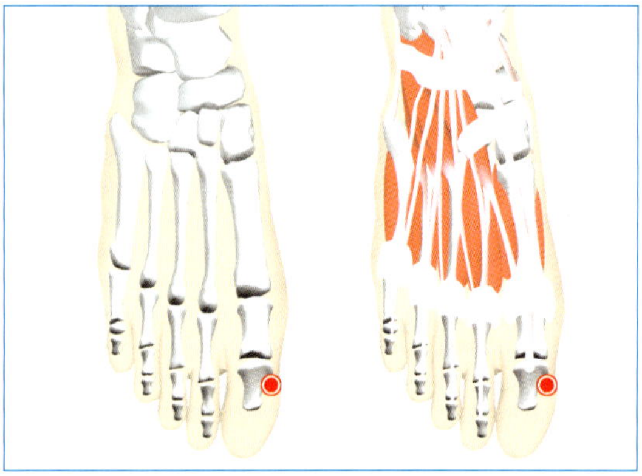

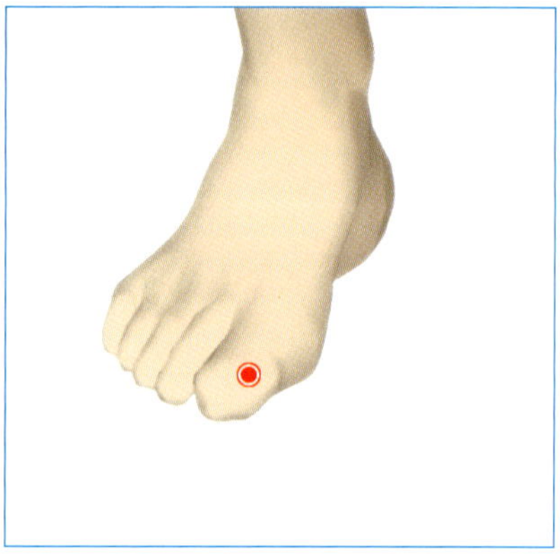

(2) 대도(大都)

위치 : 엄지발가락 내측 제 1중족관절의 전방 적백육제

주치 : 복창, 위통, 구토, 설사, 변비, 소화불량, 식욕부진, *횡격막경련, 관절염, 통풍

부주 : '영' 혈, '대'는 존칭의 의미, '도'는 도회지를 나타내며, 모인다는 의미를 가지고 있다. 몸의 열을 주관하는 혈이며 발열 증상에 효과가 있다.

(3) 태백(太白)

위치 : 엄지발가락 중족 관절 후방 오목한 부분. 제 1 *중족골 소두 외연, 적백육제

주치 : 위통, 복통, 구토, 설사, 변비, 복창, *치루

부주 : '수', '근원' 혈

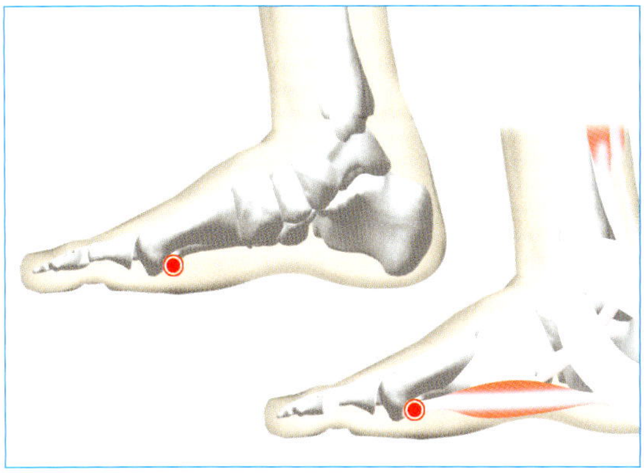

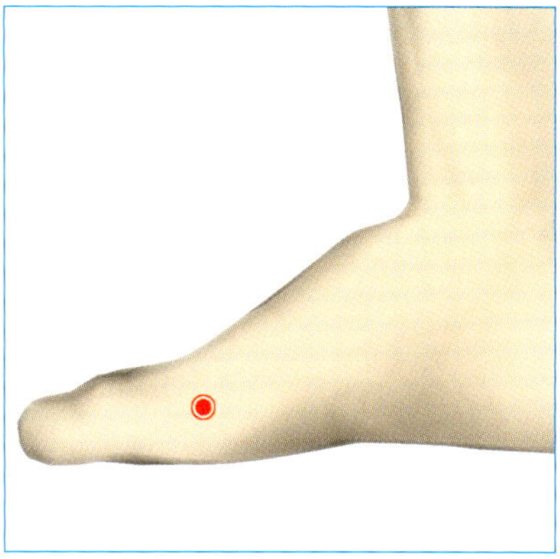

(4) 공손(公孫)

위치 : 발등 내측 엄지발가락 중족골 기저부 전하연 후방 1촌

주치 : 위통, 구토, 복통, 설사, 이질, 우울증, 불면증, 월경불순, 요통, 급반성 장염, 고혈압

부주 : '락' 혈, 충맥에 통한다. '공'은 공평하다라는 뜻이며 '손'은 뒤를 잇는 사람을 의미

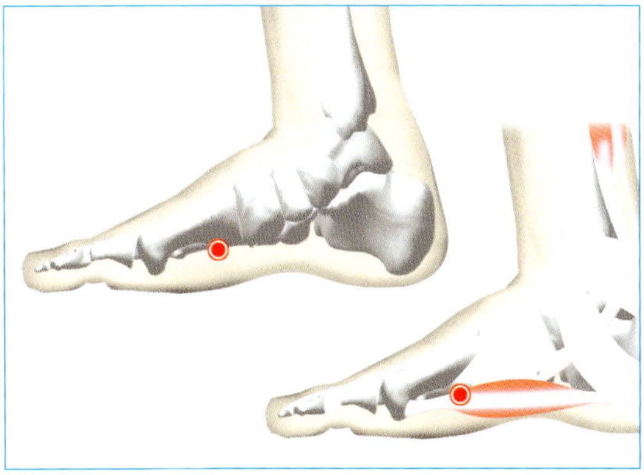

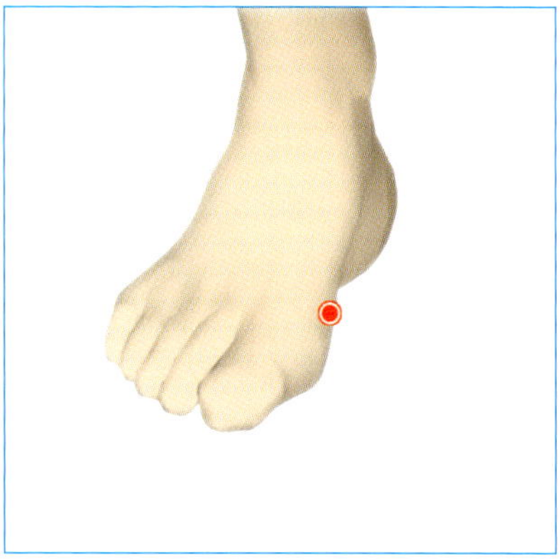

(5) 상구(商丘)

위치 : 족*내과(발 내측 복사뼈) 전하방 오목한 부분

주치 : 복창, 장명, 설사, 식욕부진, 변비, 황달, 피로, 소화불량, 신경통, *심통, 요통, 배뇨곤란, 당뇨, 췌장질환, 빈혈, 의식혼미, 위염, 장염, 각기, 폐결핵, 위하수

부주 : '경' 혈, '상'은 상인을 뜻하며 '구'는 언덕에 모인다는 뜻이다. 폐와 비와 관계하는 병에 효과적.

(6) 삼음교(三陰交)

위치 : 족내과(발 내측 복사뼈)위 3촌 경골후연

주치 : 복수, 복막염, 자궁질환, 월경불순, 대하, 불임, 소변불리, 장명복창, 설사, 유정, 양위, 유뇨, 하지마비, 습진, 복부팽만, 출혈, 탈장, 불면증, 발기부전, 조루, 비뇨생식기계질환, 신경쇠약

부주 : 족삼음경(비경, 신경, 간경)의 교회혈, 임신 중에는 시술하지 말 것. 생식기질환에 좋은 혈이며, 특히 부인병에 효과

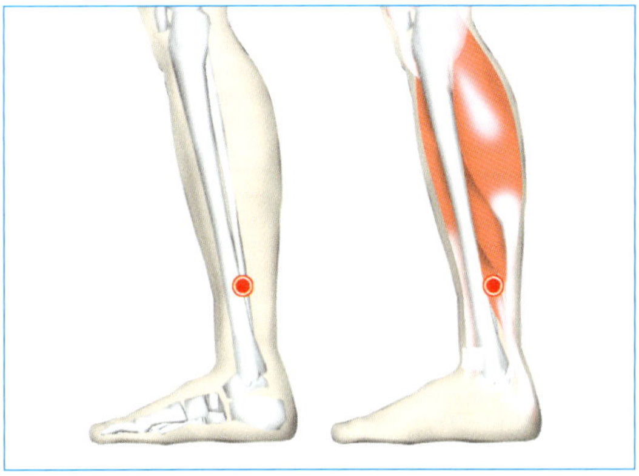

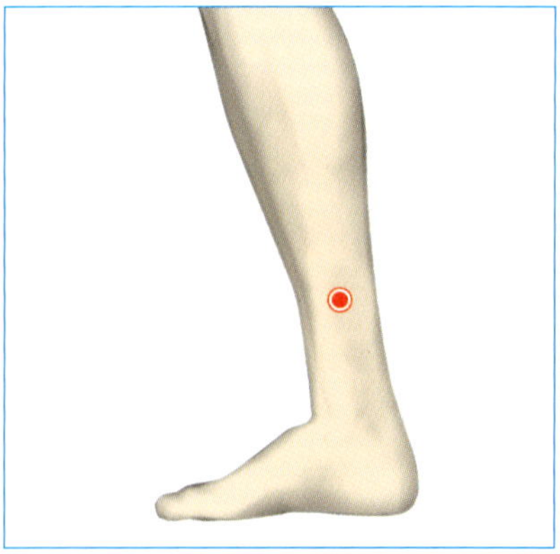

(7) 누곡(漏谷)

위치 : 족내과 위 6촌 경골후연, 삼음교혈 위로 3촌

주치 : 복창, 장명, 소변불리, 유정, 하지마비, 수족통증, 신경통, 복통, 월경불순, 요통, 생식기 질환, 복명, 요로 감염, *신허증, 다리의 근력이 약할 때

부주 : '누'는 스며들다, 틈새로 나타나다. '곡'은 골짜기의 뜻으로 골육의 틈 사이를 가리킴.

(8) 지기(地機)

위치 : 족내과 위로 8촌 경골후연, 음릉천혈 아래 3촌

주치 : 복통, 설사, 수종, 배뇨곤란, 월경불순, 생리통, 유정

부주 : 족태음경의 극혈

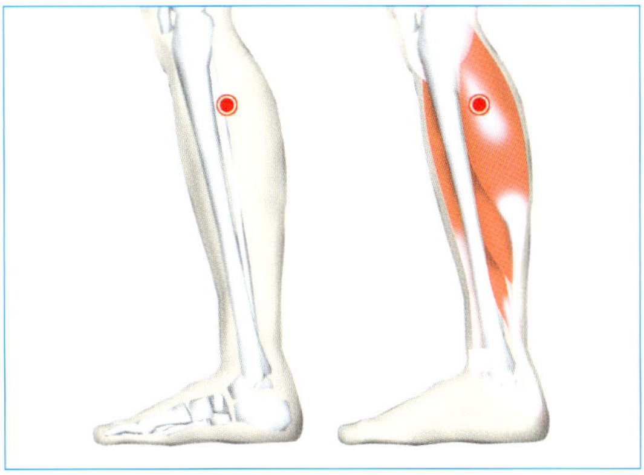

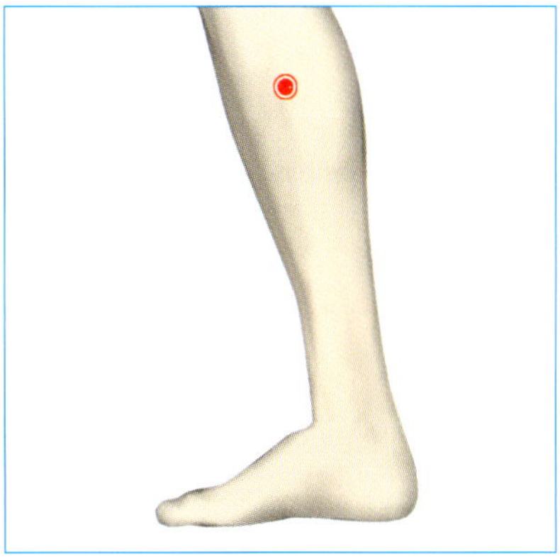

(9) 음릉천(陰陵泉)

위치 : 경골내과 하연의 경골과 비복근 사이

주치 : 부종, 수종, 소변불리, 야뇨증, 복창, 설사, 황달, 위통, 월경불순, 요통, 자궁질환, 하복부질환, 슬관절염, 신경통, 복부의 냉증, 유정

부주 : 뼈의 깊은 아래, 즉 언덕의 깊은 샘과 같아서 음릉천이라 명칭

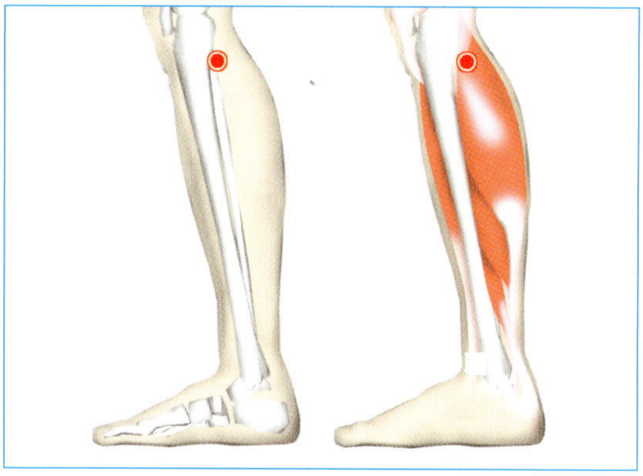
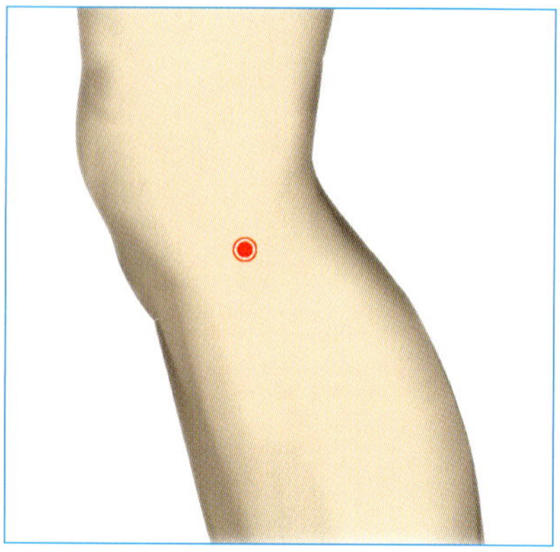

(10) 혈해(血海)

위치 : 슬개골 내측 상연 위로 2촌

주치 : 생리불순, 자궁출혈, 냉 대하, 피부염, *붕루, 습진, 단독, 피부 가려움증, 건선, 두드러기, 어혈질환(혈액순환장애), 생식기, 하복부, 소화기 질환, 자궁출혈, 다리 부종

부주 : '혈'은 피, '해'는 바다로 피의 바다를 뜻함-어혈 등에 관하여 적응이 광범위하다. 비습에 의한 비만일 경우 효과

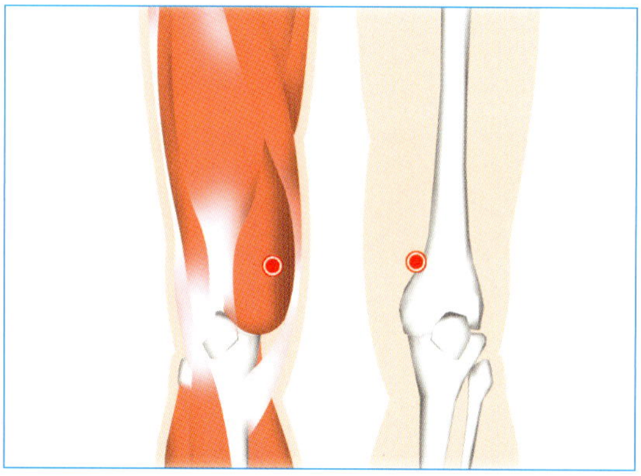
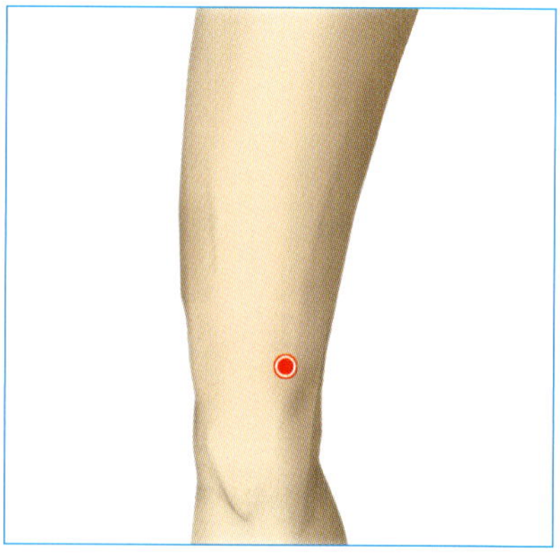

(11) 기문(箕門)

위치 : 슬개골 내측 상연 직상으로 8촌, 혈해혈 위로 6촌

주치 : 배뇨곤란, 유뇨(뇨실금)

(12) 충문(衝門)

위치 : 곡골혈 양방 4촌, *치골결합부의 상연의 중점에서 4촌 되는 곳

주치 : 복통, 산기, 붕루(자궁출혈), 대하, 고관절통, 하지마비, 생식기 질환, 산통, 뇨폐, 자궁내막염

부주 : 족태음과 족궐음경의 교회혈. '충'은 찌르다, 향하다, 맞부딪치다의 의미이며, 충이 들어간 혈에는 맥박이 촉진된다. 비경이 복부를 향해 나가는 관문이 된다. 위경의 기충혈과 함께 남자 생식기병이나 부인병으로 인한 당기는 듯한 통증에 특히 효과

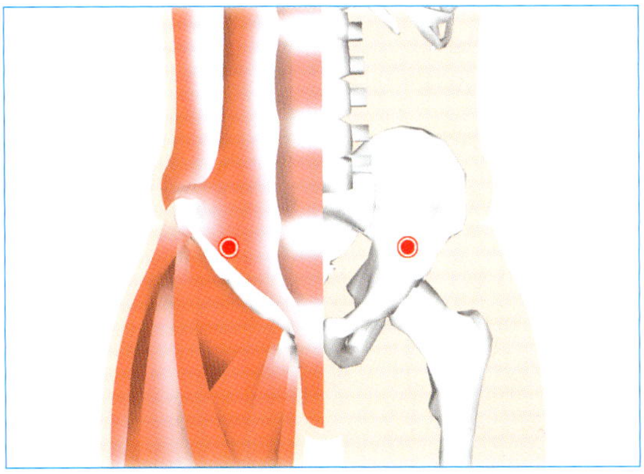

(13) 부사(府舍)

위치 : 중극 양방 4촌, 충문혈 외상방 0.7촌

주치 : 복통, 산기, *결취

부주 : 족태음 궐음경과 음유맥의 교회혈

(14) 복결(腹結)

위치 : 음교 양방 4촌, 부사혈 위로 3촌, 대횡혈 밑 1.3촌

주치 : 복통, 설사, 산기

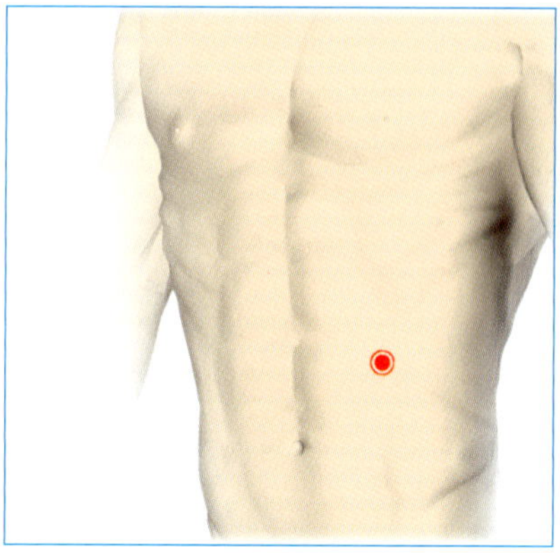

(15) 대횡(大橫)

위치 : 배꼽 양방 4촌

주치 : 설사, 변비, 복통, 내장의 연동 운동을 좋게 한다. 췌장, 당뇨병, 요통, 위장, 간, 신장 질환, 월경불순, 장 마비

부주 : 족태음경과 음유맥의 교회혈. '대'는 크다 왕성하다의 뜻이며, '횡'은 가로, 옆을 말하므로 배꼽양옆의 중요한 혈이다. 소화기병을 주관하며 장 활동을 조절. 비장전체 질병을 다스린다.

(16) 복애(腹哀)

위치 : 배꼽위 건리혈 양방 4촌

주치 : 소화불량, 복통, 변비, 이질, 췌장질환, 복부질환, 십이지장, 담낭질환, 냉증

부주 : 족태음과 음유맥의 교회혈. '복'은 배, '애'는 슬퍼하다, 근심하다, 아프다의 뜻으로 해석. 복부의 통증을 치료하는 중요한 혈이다.

(17) 식두(食竇)

위치 : 제 5늑간근 앞면 정중앙선 양방 6촌

주치 : 흉협창통, 복창, 수종, 반위

(18) 천계(天谿)

위치 : 제 4늑간근 앞면 중앙선 양방 6촌

주치 : 흉협동통, 기침, 유통, 유즙소

(19) 흉향(胸鄕)

위치 : 제 3늑간근 앞면 중앙선 양방 6촌

주치 : 흉협동통

(20) 주영(周榮)

위치 : 제 2늑간근 앞면 정중앙선 양방 6촌

주치 : 기침, *흉협창만

(21) 대포(大包)

위치 : 겨드랑이 직하 6촌. *액중선에서 제 6늑간근에 해당되는 곳

주치 : 늑간신경통, 천식, 기천, *흉협통, 전신동통, *사지무력, 사지통, 구내염, 입 건조, 살빠지는 것, 몸이 무거운 것, 호흡기, 흉부질환

부주 : '대'는 크다, 훌륭하다, 왕성하다의 뜻으로 중요성을 나타낸다. '포'는 포장한다는 뜻이므로 음양을 총괄하여 오장을 감싸는 중요한 혈

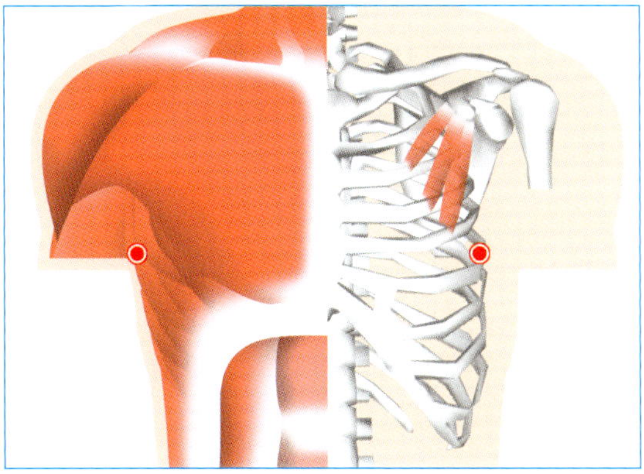

5. 수소음심경(手少陰心經) (HT : Heart Meridian)

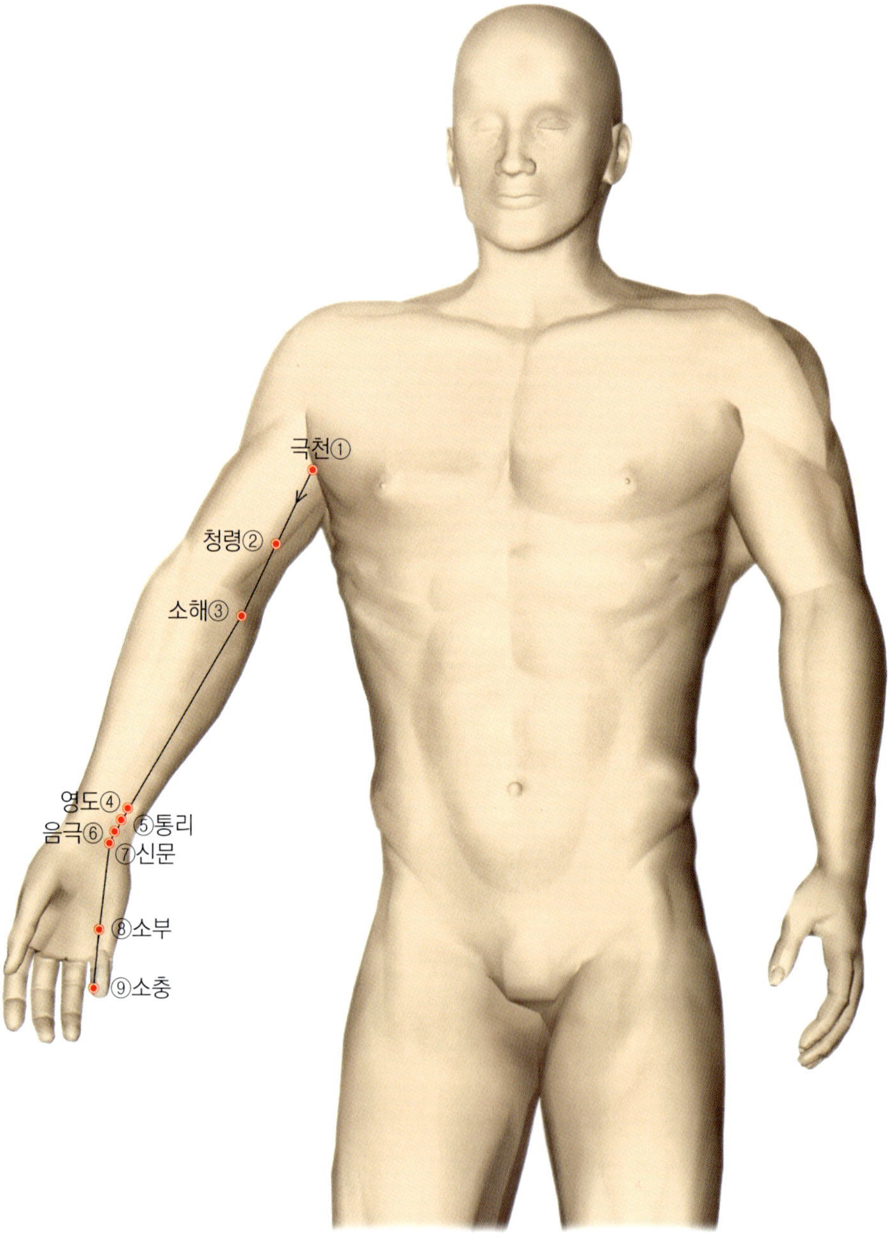

(1) 극천(極泉)

위치 : 겨드랑이 중앙, 액동맥 박동부위

주치 : 늑간신경통, 어깨부위통증, 심통, *번갈, *협늑동통, 식욕부진, 소화불량, 설사, 경풍, 눈병, 두통, 젖이 적게 나올 때, 심염, 히스테리, 암내

부주 : '극'은 그만두다, 끝나다 의미를 갖고 있으며 여기서는 사물의 최종, 가장 올바른 길이라는 뜻이며, '천'은 물의 원천이라는 의미로서 수소음심경의 시발점이 된다.

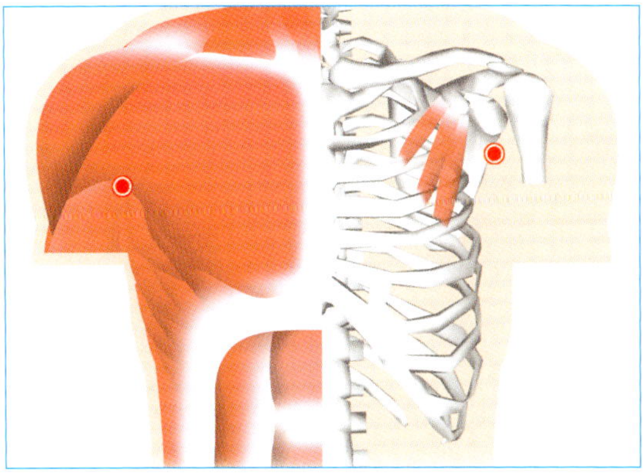

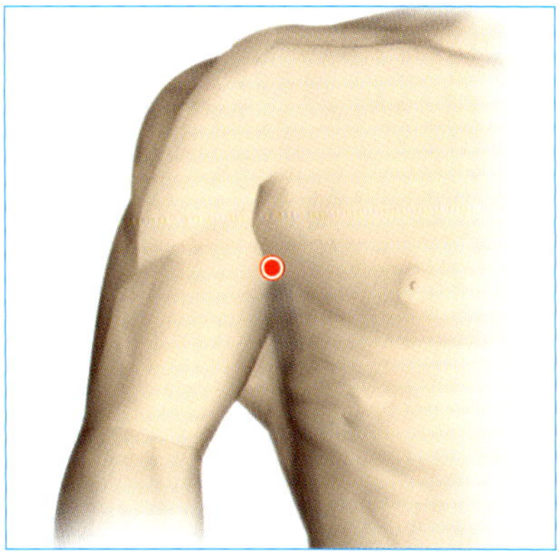

(2) 청령(青靈)

위치 : 소해혈 위로 3촌

주치 : 두통, 협통, 견비동통, 목황

(3) 소해(少海)

위치 : 팔을 굽혔을 때 팔꿈치에 생기는 주름의 제일 안쪽 부분

주치 : 심통, 구토, 어깨마비, *두항통, 겨드랑이 동통, 팔꿈치 저릴 때, 주관절통, 팔 근육의 쇠약, 만성 소화불량, 경풍, 심장질환, 어지럼증, 충혈, 비만증

부주 : '소'는 적다, 좁다라는 뜻으로, 즉 소해는 소음의 바다를 이루는 곳이다.

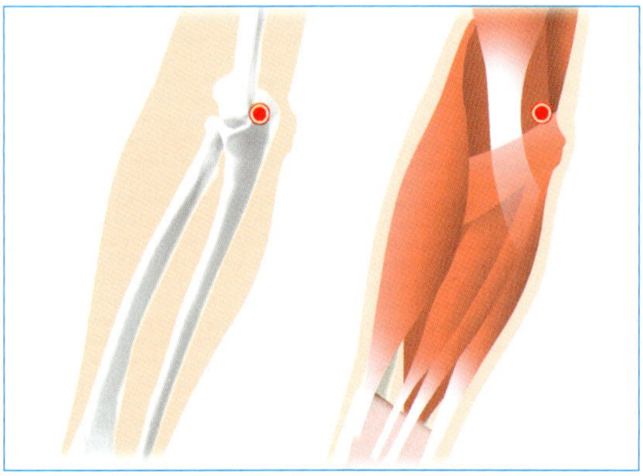

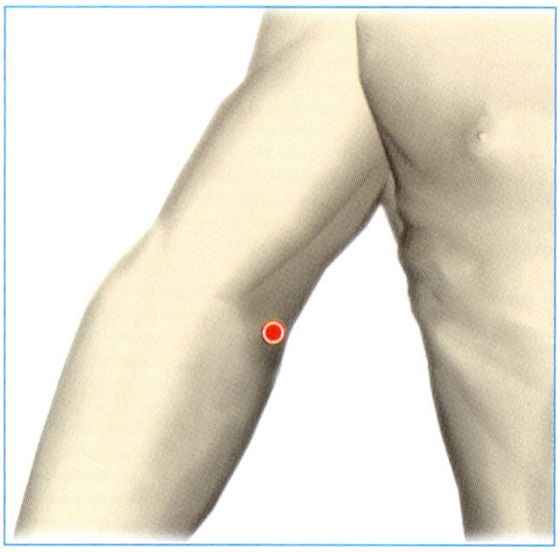

(4) 영도(靈道)

위치 : 손바닥면 손목횡문 상방 1.5촌

주치 : 심통, 주비동통, 경련, 폭음

부주 : 오수혈 중의 '경' 혈

(5) 통리(通里)

위치 : 손목횡문 위로 1촌

주치 : 심계항진, 혀 마비, 언어곤란, 팔과 팔굼치 동통

부주 : 수소음경의 낙혈

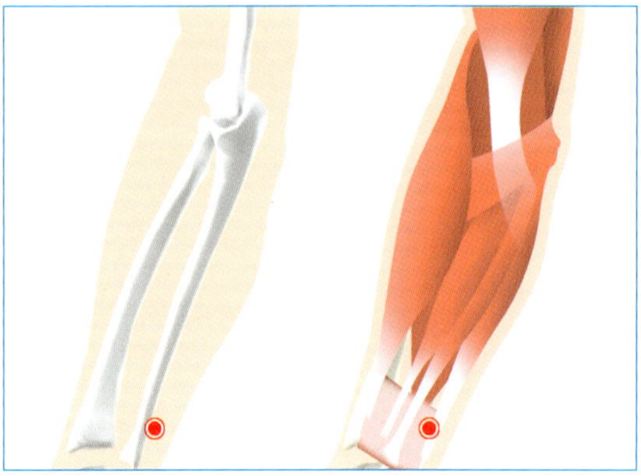

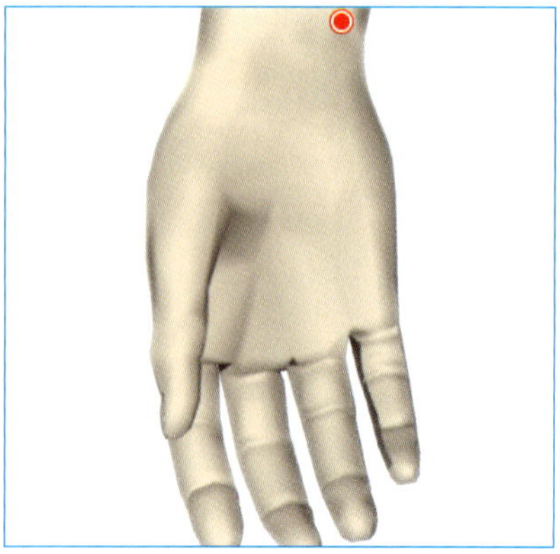

(6) 음극(陰極)

위치 : 손목횡문 위로 0.5촌

주치 : 땀 분비 과다, 심계항진, 심통, 코피, 폭음, *경계정충

부주 : 수소음경의 극혈

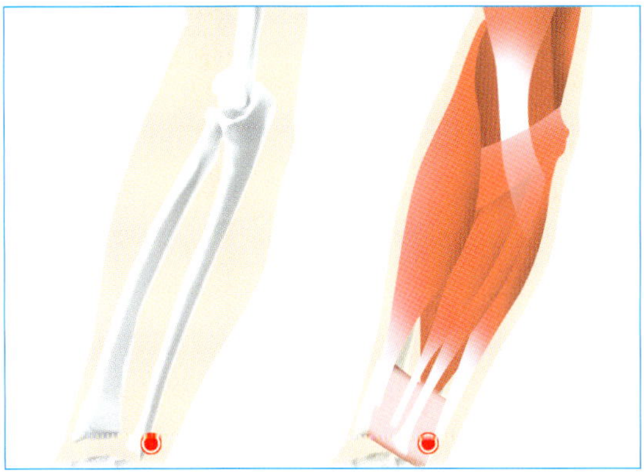

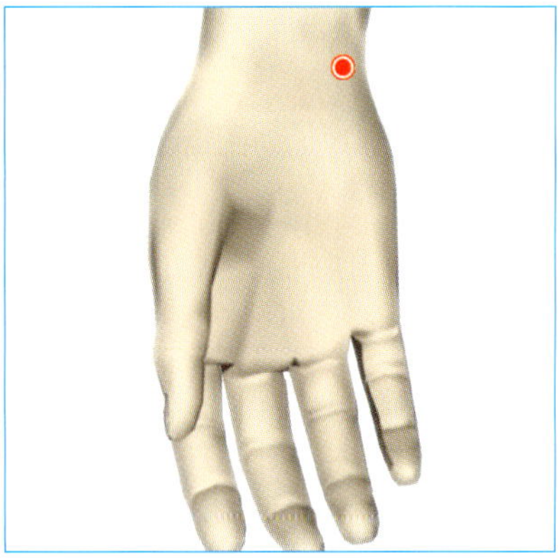

(7) 신문(神門)

위치 : 손바닥면 손목횡문의 척측, 새끼손가락 선상 오목한 부분. 손목내측 척골동맥상

주치 : 심장질환, 건망증, *전간, 경계*정충, 불면증, 흉협통, 무맥증, 정서불안, 의기소침, 혀의 궤양, 히스테리, 눈의 피로, 꿈이 많다.

부주 : '수' 혈, '원' 혈. 심장질환의 제일 첫째 혈, 원기를 다스리고 억제함. 심경의 원혈로서 심경의 이상유무를 진단한다. 심장으로 통하는 문

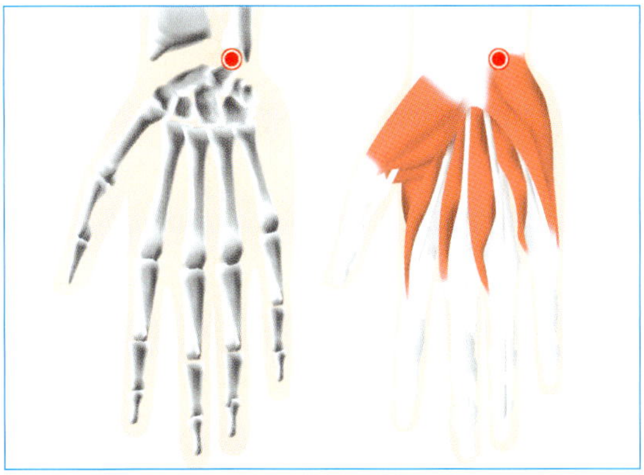

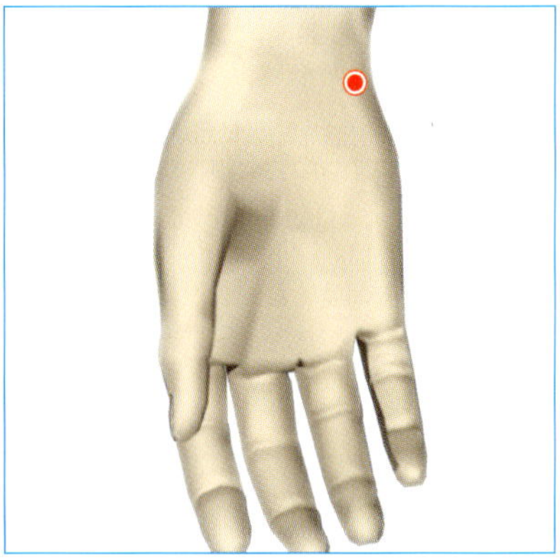

(8) 소부(少府)

위치 : 제 4, 5 중수골 사이, 주먹 가볍게 쥐어 약지 끝이 닿는 부분

주치 : 배뇨곤란, 유뇨, 심장질환, 손바닥의 열기, 히스테리, 원기부족, 변비, 설사, 간염 등

부주 : '영' 혈. 수소음심경의 영혈. 수소음심포경의 노궁과 나란히 하고 있으며 '부'는 문서를 보관하는 곳, 사람이 모이는 곳으로 여기서는 사기가 모이는 곳

(9) 소충(少衝)

위치 : 약지손가락 손톱 요측 1분처

주치 : 심통, 정신질환, 노이로제, 중풍, 발열, 심계항진, 흉협통, 혼미, 전광, 불안, 초조, 다몽, 어지러움

부주 : '정' 혈. 새끼손가락 안쪽 끝에 있으며 맥기가 깊고 수소음맥이 솟구쳐 나오는 곳. 구급혈로 많이 쓰임

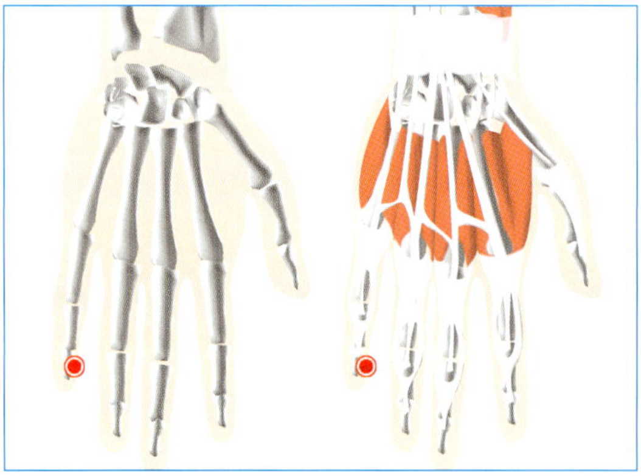

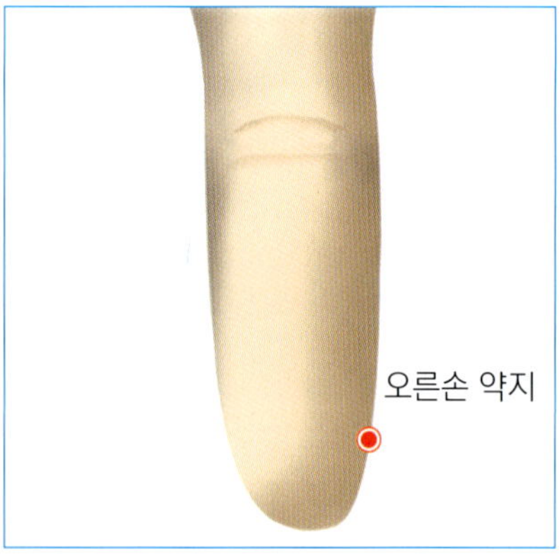

6. 수태양소장경(手太陽小腸經) (SI : Small Intestine Meridian)

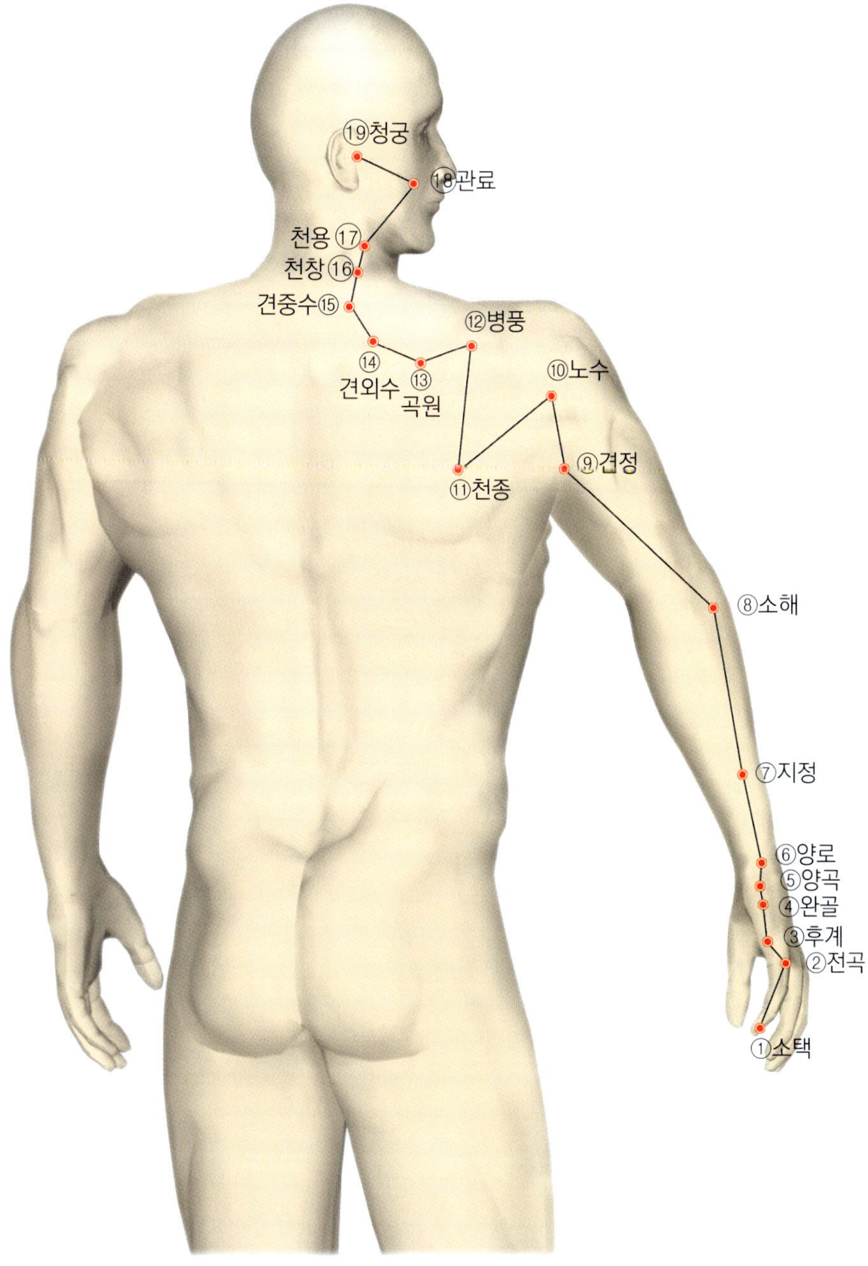

(1) 소택(少澤)

위치 : 약지손가락 손톱 척측 끝

주치 : 두통, *안질, 편도선염, 유방통증, 중풍, 인후종통, 혼미, 열병, *유즙소, 반신불수, 인후통증, 하복통, 견갑통증, 심장마비

부주 : '정' 혈. '소'는 적다, '택'은 윤택하다, 습하다는 의미를 가지고 있으며 '소'는 끝에 있는 혈을 나타내기도 한다. 구급혈

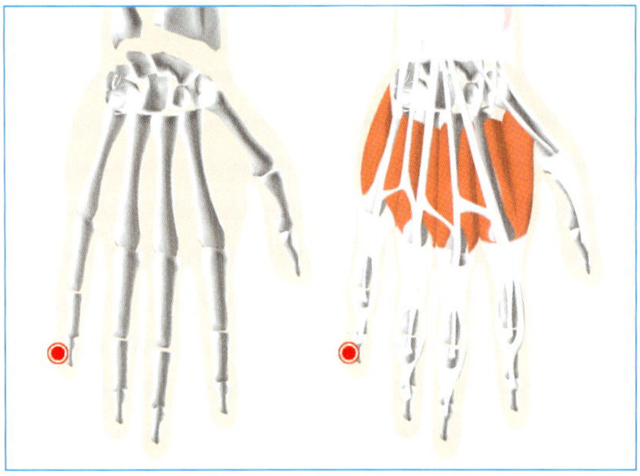

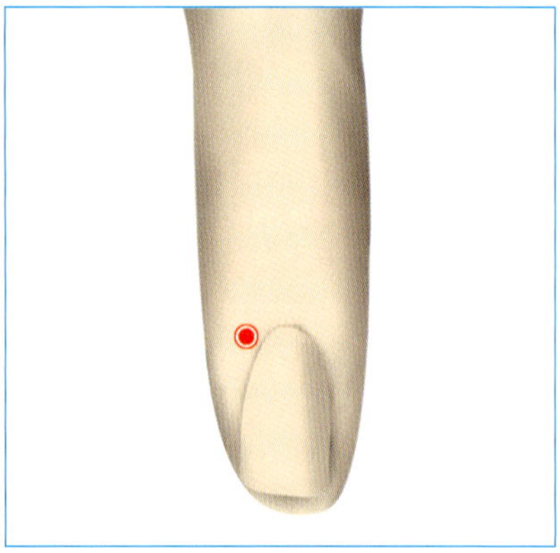

(2) 전곡(前谷)

위치 : 주먹을 쥐고 제5중수관절 앞 오목한 부위, *적백육제

주치 : 주통, 목통, 이명, 인후종통, 열병, 유즙소

(3) 후계(後谿)

위치 : 손등 소지측 적백육제. 새끼손가락 바깥쪽 주먹을 쥐면 산봉우리처럼 볼록하게 솟아오른다.

주치 : 정신질환, *학질, 안질, 코피, 중이염, *두항강통(頭項强痛), *목적동통, 이통, 인후종통, *요배통, 손과 팔의 바깥쪽에 통증이 있거나 새끼손가락의 감각이 무디어지는 경우. 소장의 기능을 조절, 해열, 젖이 잘 안나오는 것, 흉통

부주 : '영' 혈

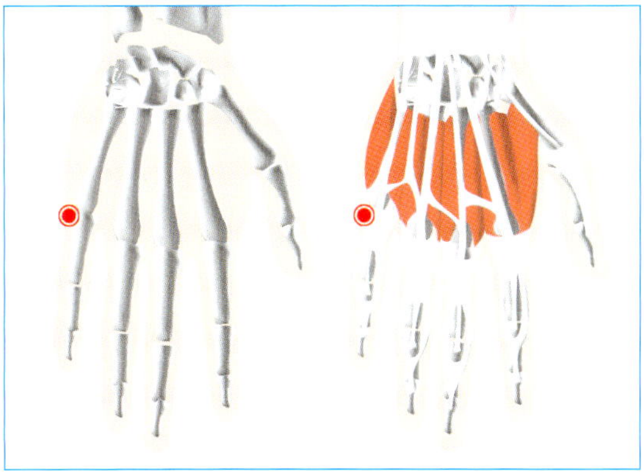

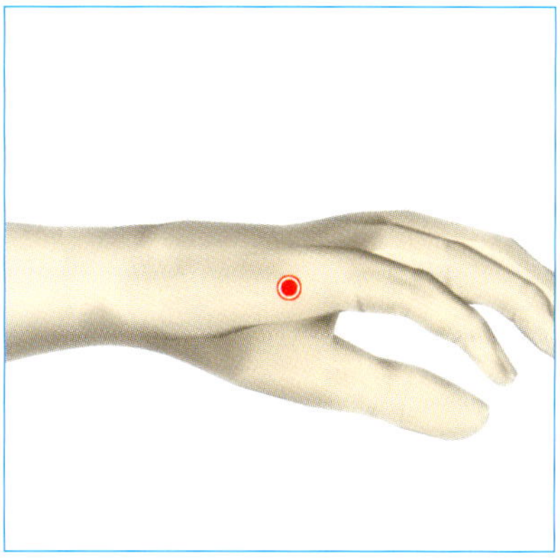

(4) 완골(腕骨)

위치 : 제 5중수골 위 유구골과 두상골 사이

주치 : 두통, 이명, 황달, 열병, *두항강통, 학질, 손가락 손목통증

부주 : 수태양경의 '원' 혈

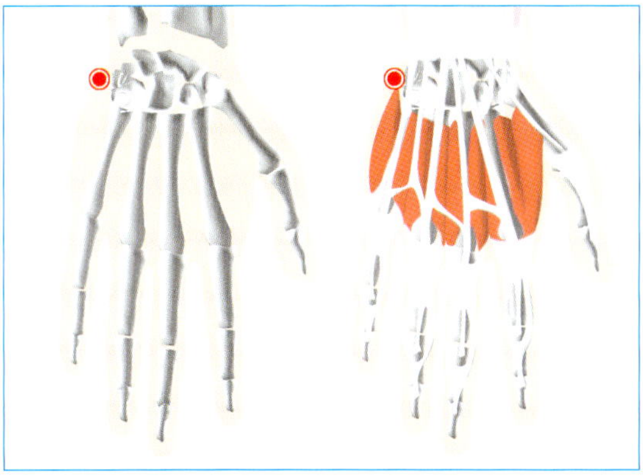

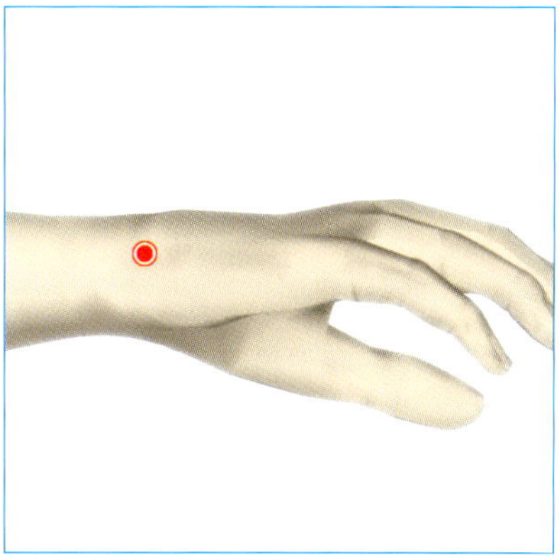

(5) 양곡(陽谷)

위치 : 손등 손목금의 내측단 *척골경상돌기의 앞 오목한 부위

주치 : 두통, 목현, 이명, *이롱, 열병, 손목 팔목통증, 전광, 이하선염, 정신질환, 수족경련, 안면경련, 반신불수, 눈병, 요통, 척추질환, 심장쇠약

부주 : '경' 혈. '양'은 음양을 나타내며 '곡'은 계곡을 의미하므로 수태양경의 손목 골짜기에 위치한 혈이다. 소장의 원기다스림

(6) 양노(養老)

위치 : *척골 경상돌기 위에서 손바닥을 가슴쪽으로 향할 때 척골경상돌기의 요측 오목한 부위

주치 : 이명, 이롱, 견, 배, 주, 비의 산통, *목시불명

부주 : 수태양경의 극혈

(7) 지정(支正)

위치 : 소해와 양곡의 중간점, 양곡혈 위 5촌

주치 : 턱의 부기, 어지러움, 정신질환, 두통, 목현, 열병, *전광, *항강

부주 : 수태양경의 '낙' 혈

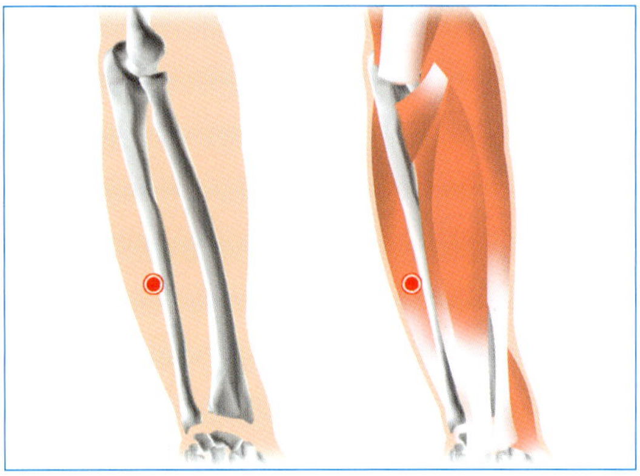

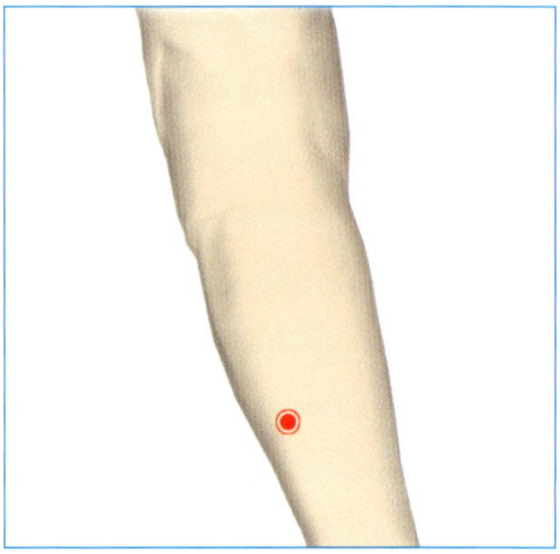

(8) 소해(小海)

위치 : 상완골의 아랫부분과 척골의 윗 부분 사이에 있는 팔꿈치 아래쪽의 오목한부위

주치 : 귓병, 치통, 하복통, 주비동통, 목, 견갑통, 두통, 요통, 목병, 연주창 등, 오십견, 정신질환

부주 : '소'는 작다는 뜻으로 소장경을 의미하며, '해'는 냇물이 바다에 합한다는 의미로서 소해와 서로 연계하여 치료효과를 가진다.

(9) 견정(肩貞)

위치 : 겨드랑이를 몸에 완전히 붙였을 때 겨드랑이 뒤쪽 주름위 1촌

주치 : 이명, 나력, 귀 질환, 견갑 질환, 상지마비, 오십견, 어깨나 상지의 이상

부주 : '견'은 어깨, '정'은 곧다, 정하다, 올바르다의 뜻으로 사기를 몰아내고 정기를 돋우어 준다는 의미

(10) 노수(臑輸)

위치 : 견정 위 수직선상, 견갑골 바깥쪽 가장자리 아래

주치 : *견갑동통, 견비동통, 나력, 흉통, 두통, 수족불수, 후두통, 오십견

부주 : 수, 족태양, 양유맥과 양교맥의 교회혈. '노'는 팔꿈치, 팔뚝의 뜻이며 '수'는 수혈을 뜻한다. 그러므로 상완의 증상을 다스리는 중요한 혈이다.

(11) 천종(天宗)

위치 : 견갑골의 거의 정중앙에 있는 오목한 부위. 견갑극 중앙하방

주치 : 견갑동통, 유통, 수조반신불수, 유방질환, 견비통, 유즙부족, 유선염, 오십견

부주 : 천종의 '천'은 천, 지, 인의 뜻이며, '종'은 사당, 마루, 높다의 뜻이다. 견갑골의 중앙에 위치하여 소장경의 수혈로도 쓰인다. 천부에 병이 났을 때 쓰이는 아주 중요한 혈

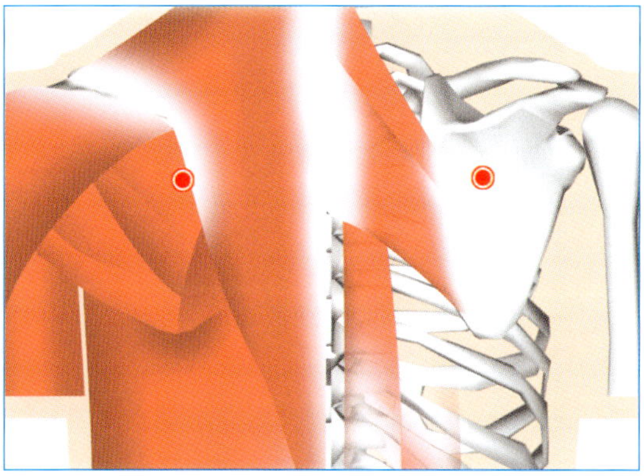

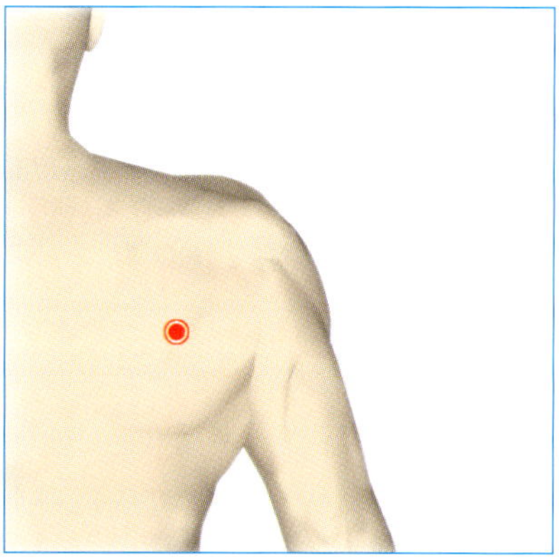

(12) 병풍(秉風)

위치 : 견갑골 상연 중간점, 천종에서 위쪽으로 수직선상에 있는 견갑골의 뾰족한 부분 바로 위

주치 : 견갑통, 어깨 동통

부주 : 수삼양경과 족삼양경의 교회혈

(13) 곡원(曲垣)

위치 : 견갑골 상연 내측단, 노수혈과 제2흉추극돌기 연결선의 중점

주치 : 견갑동통

(14) 견외수(肩外輸)

위치 : 도도혈 양방 3촌 견갑골 안쪽 모서리의 윗 부분, 제 1흉추 극돌기 밑 양방 3촌

주치 : 목, 어깨, 등, 팔꿈치의 통증, 풍사 침입으로 몸이 나른할 때, 견갑동통, 경항강직, 이통, 류머티즘

부주 : 견외는 어깨부위 바깥쪽의 위치를 표시하며, 수는 수혈을 나타낸다.

(15) 견중수(肩中輸)

위치 : 대추혈 양방 2촌 견정혈과 대추혈 사이. 7번 *경추 극돌기 밑 양방 2촌

주치 : 기침, 천식, *견배동통, 목시불명

(16) 천창(天窓)

위치 : 흉쇄유돌근 후연으로 결후 양방 3.5촌, 후두결절 옆 3.5촌, 흉쇄유돌근의 후연

주치 : 이명, 이통, 인후종통, 경항강통, 폭음

(17) 천용(天容)

위치 : 하악각 뒤, 흉쇄유돌근의 전연, 목옆 턱밑

주치 : 이명, 이통, 인후종통, 경항종통, 견갑통, 류머티즘, 호흡곤란, 목 신경통, 편두통, 편도선염

부주 : '천'은 천부(목 윗부분, 머리), '용'은 담다, 포장하다의 뜻으로 쓰이므로 천용은 천부의 여러 가지 증상을 담아서 제거하는 혈을 의미

(18) 관료(觀髎)

위치 : *목외자(눈꼬리) 밑, 관골하연의 오목한 부위

주치 : 구안와사, 안검경련, 치통, 협통, 안면신경마비, 치통, 눈병, 시력장애, 편두통, 안정피로, 삼차신경통, 안면 주름, 이통

부주 : 수소양경과 수태양경의 교회혈. '관'(권)은 광대뼈를 말하며, '료'는 *관골을 의미하므로 관료는 광대뼈 아래의 움푹 들어간 곳에 위치한다. 삼초경과 소장경이 만나는 곳

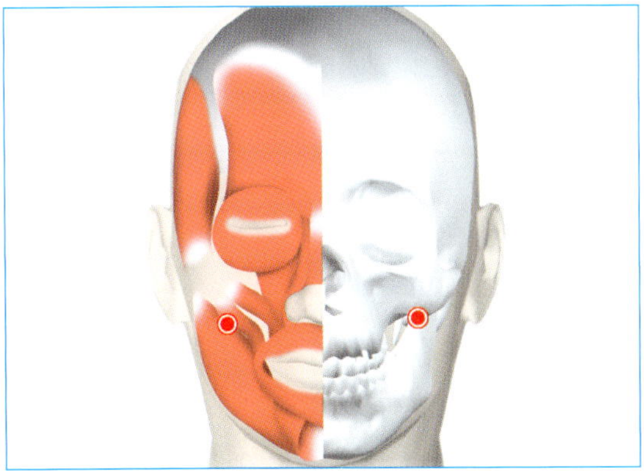

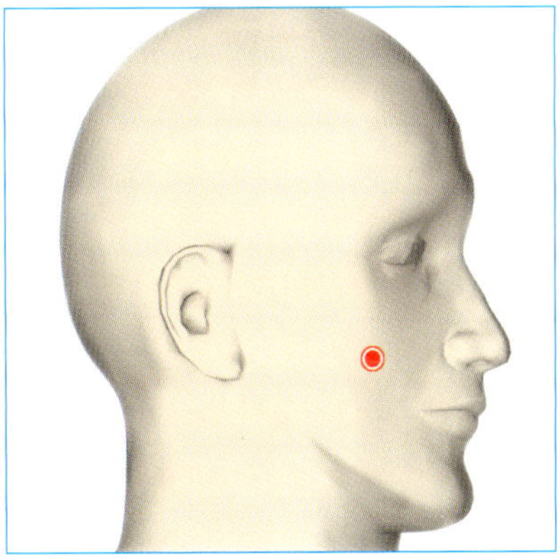

(19) 청궁(聽宮)

위치 : 하악골 과상돌기의 후연, 입을 벌릴 때 오목한 부위. 귓구멍의 앞쪽에 위치

주치 : 이명, 이롱, 치통, 전광, 심통, 두통, 어지럼증, 중이염, 이통

부주 : 수족소양과 수태양경의 교회혈. '청'은 듣다, 똑똑하게 듣는다는 의미이며, '궁'은 주거의 의미이다. 귓바퀴 안쪽의 깊숙한 곳에 위치

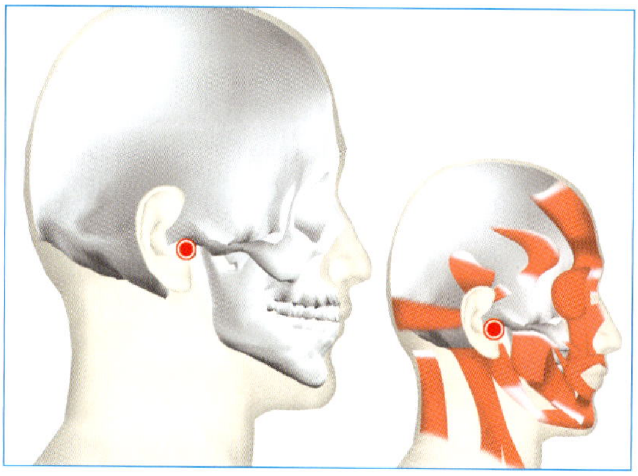

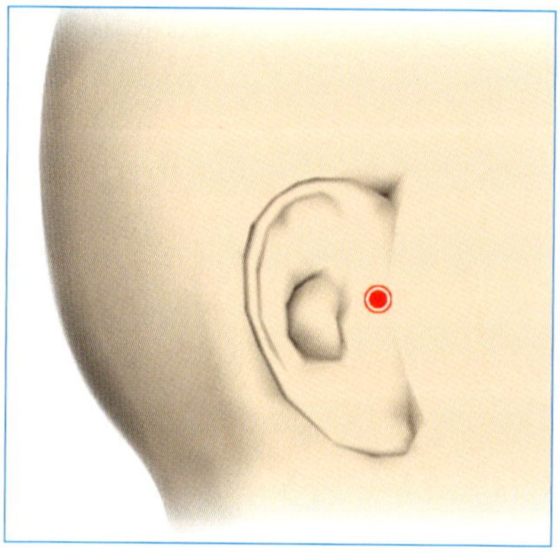

7. 족태양방광경(足太陽膀胱經) (BL : Bladder Meridian)

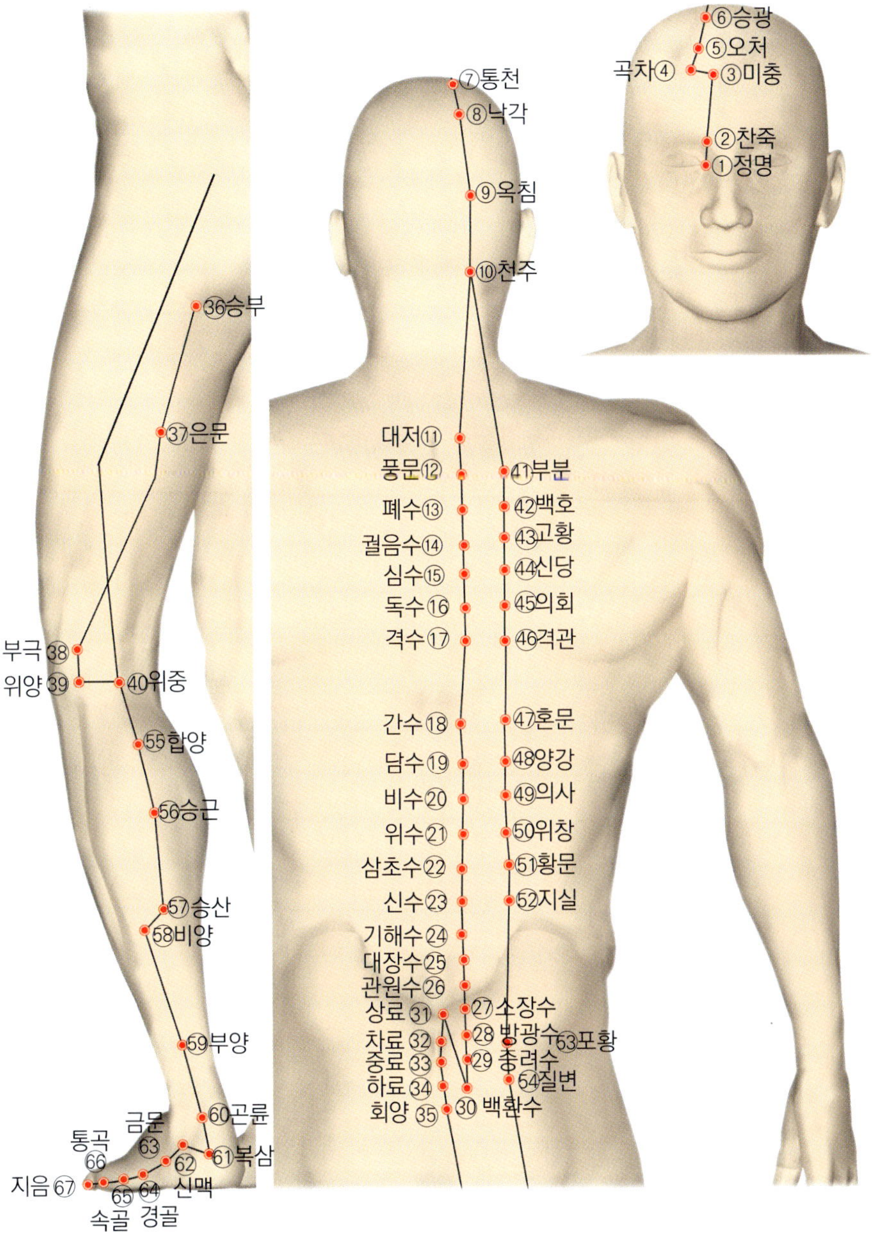

(1) 정명(睛明)

위치 : 목내자 옆 0.1촌. 양쪽눈머리 지압점

주치 : 유행성 결막염, 근시, 야맹증, 색맹, 눈이 뻑뻑할 때, 눈덩이 피로제거, 만성안구결막염, 근시, 원시, 난시, 야맹증, 시신경염, 목적종통, 유루, 목현

부주 : 수족태양, 족양명, 음교맥, 양교맥 등 5맥의 교회혈, '정'은 눈동자를 말하며 '명'을 밝음의 뜻. 즉 눈동자를 시원하게 하여 사물을 밝고 분명하게 보게 하는 혈

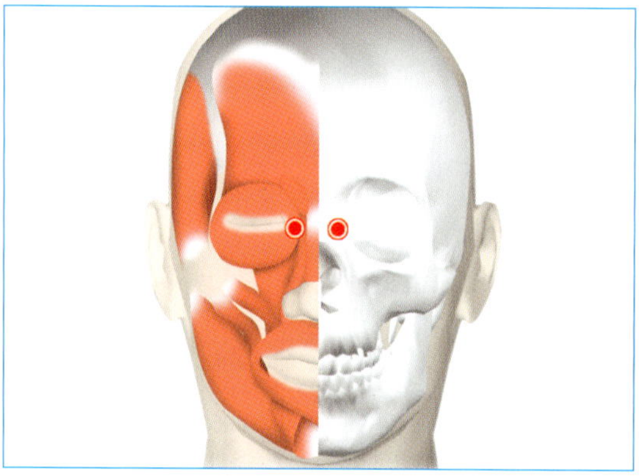

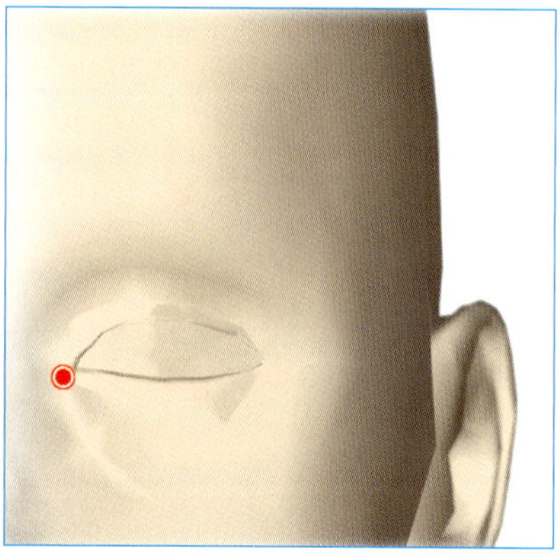

(2) 찬죽(攢竹)

위치 : 눈썹 내측단 함몰처(*미두 오목한 곳), 양쪽 눈썹머리 지압점

주치 : 눈 질환, 구안와사, 목적동통, 안검경련, *안검하수 눈이 따끔거리거나 머리 앞부분의 통증, 눈이 부을 때, 근시, 급성결막염, 시력감퇴, 재채기, 두통

부주 : '찬'은 군중이 모인다는 뜻이며 '죽'은 대나무, 즉 눈썹을 의미하므로 눈썹머리가 시작되는 곳이며, 죽은 지팡이의 의미도 있어서 시력장애로 지팡이를 의지해야 할 때 사용하는 혈이기도 하다.

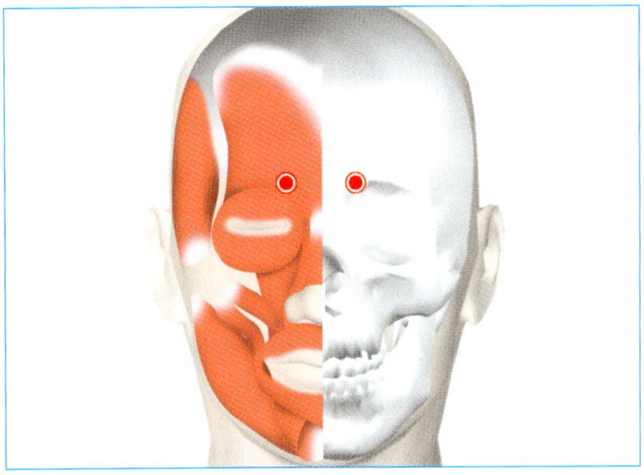

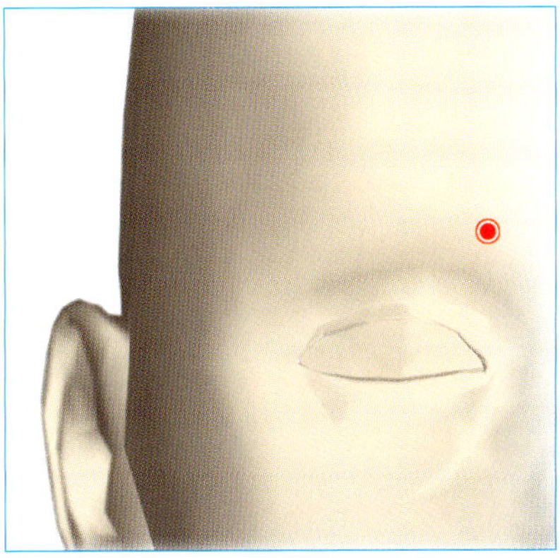

(3) 미충(眉衝)

위치 : 찬죽위로 곧게 올라가 *전발제에서 0.5촌 떨어진 곳, 신정혈과 곡차혈의 중간

주치 : 두통, 현훈, 코막힘, 전간, *비색

부주 : '미'는 눈썹, '충'은 맥이 촉진되는 곳에 붙여지는 이름으로 찬죽의 연결선상이며 머리가 나기 시작되는 곳에 위치

(4) 곡차(曲差)

위치 : 신정혈 양방 1.5촌에서 전발제로 0.5촌 들어간 곳. 신정혈과 두유혈 연결선의 내측 1/3되는 곳

주치 : 두통, 코막힘, 코피, 목시불명, 눈 질환, 알레르기성 비염

부주 : 찬죽에서 올라와 바깥쪽으로 굽어짐을 나타내므로 곡차다.

(5) 오처(五處)

위치 : 신정 양방 1.5촌에서 전발제로 1촌 들어간 곳. 곡차혈 위로 0.5촌

주치 : 두통, 목현, 전간, 현훈, 비염

(6) 승광(承光)

위치 : 신정혈 양방 1.5촌에서 전발제로 2.5촌 들어간 곳. 오처혈 뒤로 1.5촌
주치 : 두통, 목현, 코막힘, 열병, 감기, 비염, 어지럼증
부주 : '승'은 받들다, 공경하여 높이 모시다의 뜻이며, '광'은 빛남을 뜻하므로 시력이 떨어지고 머리가 묵직하고 아플 때 사용

(7) 통천(通天)

위치 : 백회혈 양방 1.5촌. 승광혈 뒤로 1.5촌
주치 : 두통, 어지러움, 코 질환, 현훈, 항강증, 편두통, 협심증
부주 : '통'은 통하다, 꿰뚫고 지나가다의 뜻이며 '천'은 천부, 머리의 정점을 의미하므로 두정부에 위치한 백회와 통하는 혈이다. 코 질환의 주치혈

(8) 낙각(絡却)

위치 : 후정혈 양방 1.5촌, 통천혈 뒤로 1.5촌
주치 : 두통, 현훈, 이명, 목시불명, 전광, 우울증, 안면신경마비, 갑상선종
부주 : '낙'은 명주와 같이 가늘게 이어져나가는 선과 같으며, '각'은 물러나다의 뜻으로 방광경에서 갈라져 나와 본경으로 들어간다는 의미

(9) 옥침(玉枕)

위치 : 뇌호혈 양방 1.5촌, *후발제 정중앙선 위로 2.5촌 양방 1.3촌
주치 : 두항통, 목통, 코막힘, 뇌출혈, 어지러움, 근시
부주 : '옥'은 구슬, 귀한 것을 뜻하며 '침'은 베개의 뜻이며 누울 때 베개가 닿는 부위에 있으며 효과가 높은 보석과 같은 중요한 혈이라는 의미

(10) 천주(天柱)

위치 : 아문혈 양방 1.5촌, 후발제 정중앙선 위로 0.5촌, 양방 1.5촌의 오목한 부위. 승모*근건 부착부분

주치 : 두통, 시력저하, 뒷목이 뻣뻣한 경우, 코막힘, *견배통, 열병, *두개골 아래쪽 근육의 긴장 완화, 불면증, 신경쇠약, 혈액순환장애

부주 : '천'은 천부, 즉 머리를 뜻하며, '주'는 기둥을 의미하므로 머리를 받치고 있는 중요한 혈. 후두통의 제일 요혈처

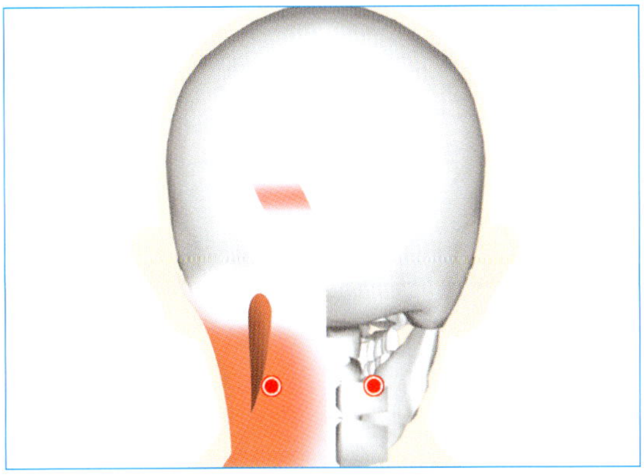

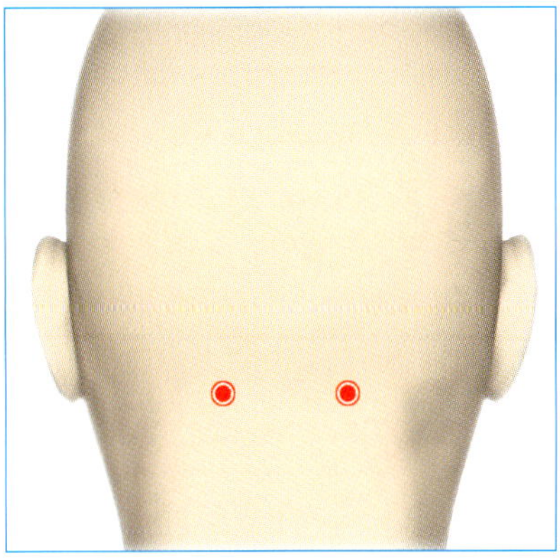

(11) 대저(大陽)

위치 : 제1흉추 극돌기 밑 양방 1.5촌

주치 : 감기, 해수, 발열, 두통, 기관지염, 폐염, 혈압 상승, 기침, 항강, 견배통, 수족경련, 반신불수, 곽란, 견갑통, 신경이상, 소화불량, 혈액순환 장애

부주 : 수족태양경의 교회혈, 등 부위에 위치하며 다른 오장육부의 혈보다 높이 위치하며 골수에 고인 사기를 펴내는 혈이다. 목, 어깨, 등 부위의 뼈와 관절의 막힌 기를 뚫어줌

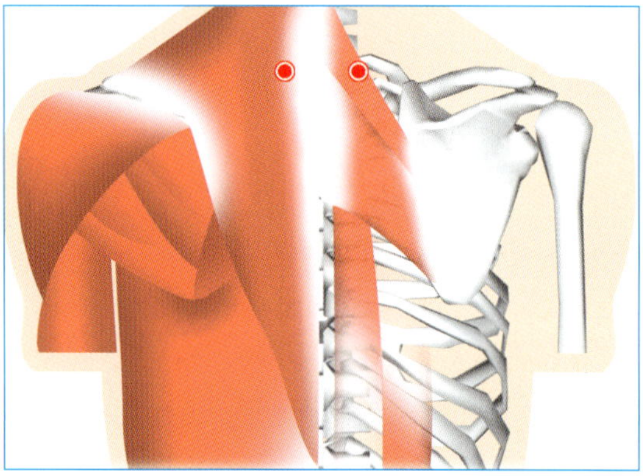
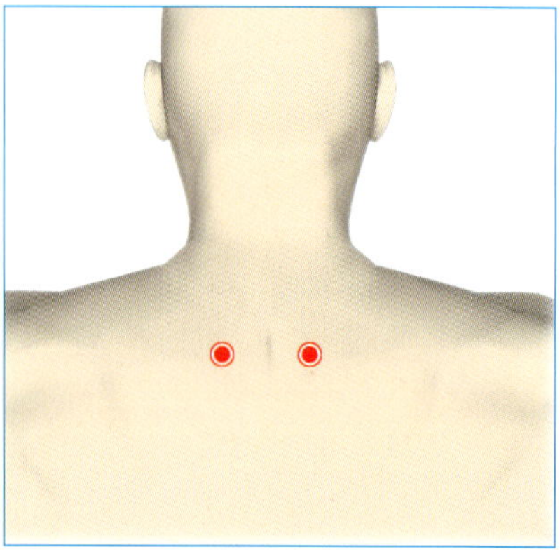

(12) 풍문(風門)

위치 : 제2흉추 극돌기 밑 양방 1.5촌

주치 : 감기, 두통, 중풍, 기침, 발열, 항강, 흉배통, 중풍, 견배통, 흉통, 신경성 질환, 호흡기질환

부주 : 족태양경과 독맥의 교회혈. 풍문은 사기가 체내로 진입하는 문호이며 풍증을 주관한다. 이 곳으로 침입한 사기는 풍지, 풍부로 돌아들어 전신에 열을 등반한다.

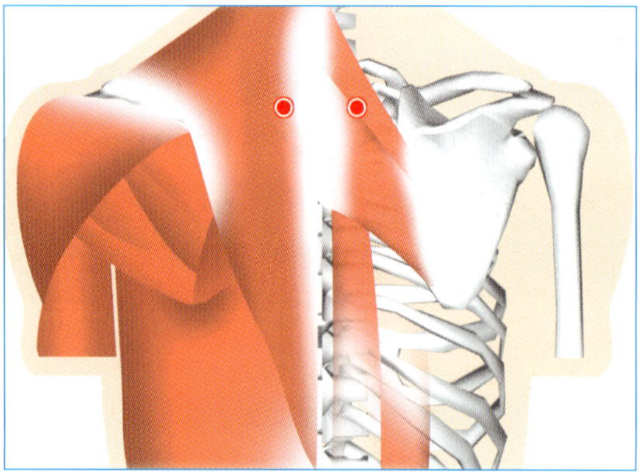
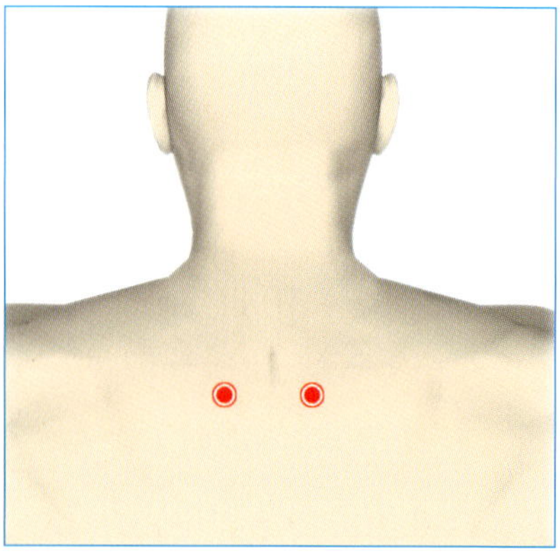

(13) 폐수(肺輸)

위치 : 제3흉추 극돌기 밑 양방 1.5촌

주치 : 해수, 토혈, 호흡기계질환, 기침, 천식, 코막힘, *도한, 중풍, 흉통, 소화불량, 대장질환, 복통, 피부병, 변비, 설사

부주 : 폐의 배수혈, 폐수는 폐경의 수혈이다. 수혈은 사기가 침입하는 곳이며, 폐경의 모혈인 중부와 함께 활용하면 더욱 효과적이다. 폐의 양기가 모이는 곳

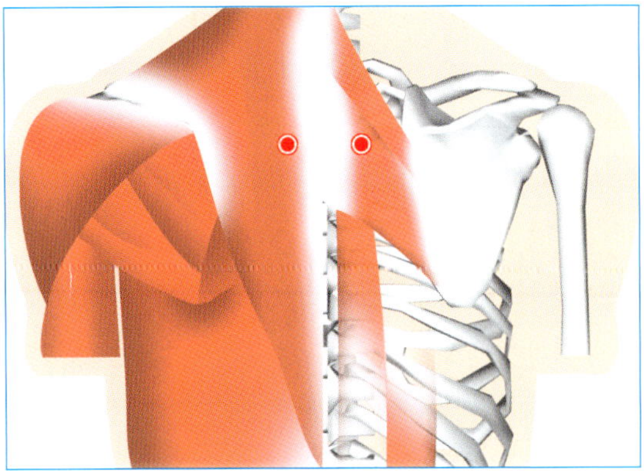

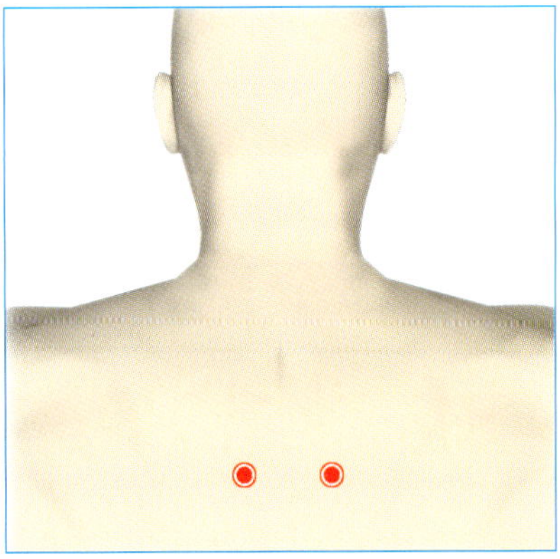

(14) 궐음수(厥陰輸)

위치 : 제4흉추 극돌기 밑 양방 1.5촌

주치 : 심통, 해수, 구토, 가슴이 답답, *흉민, 기침, 심장질환, 심장 비대, 호흡질환, 노이로제

부주 : 심포의 배수혈. 심포경의 수혈. 궐음의 '궐'은 혈의 순환이 좋지 않다는 뜻이고 '음'은 음증을 의미

(15) 심수(心輸)

위치 : 제5흉추 극돌기 밑 양방 1.5촌

주치 : 해수, 토혈, 불면증, 전간, 정신질환, 심장질환, 심통, 심계항진, 기침, 건망증, *몽유, 빈혈, 협심증, 폐결핵, 위출혈, 구토, 신경쇠약

부주 : 심수는 심 경락의 수혈이며 심장의 사기가 침입하는 곳이다. 모혈은 거궐로서 심장병에는 이 두 혈과 왼쪽 손바닥과 손가락 끝을 함께 자극한다. 심의 배수혈, 심장의 양기가 모이는 곳

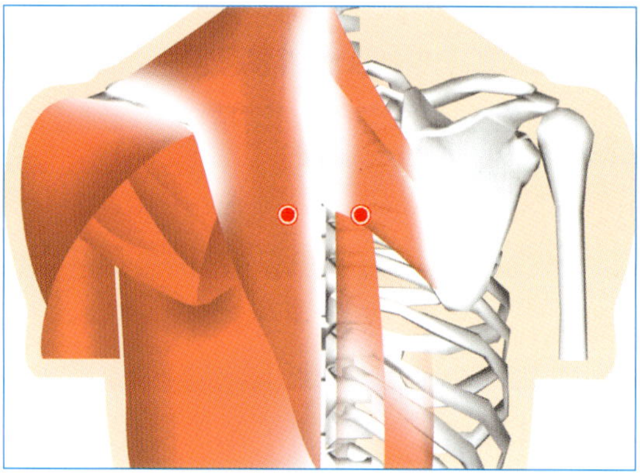

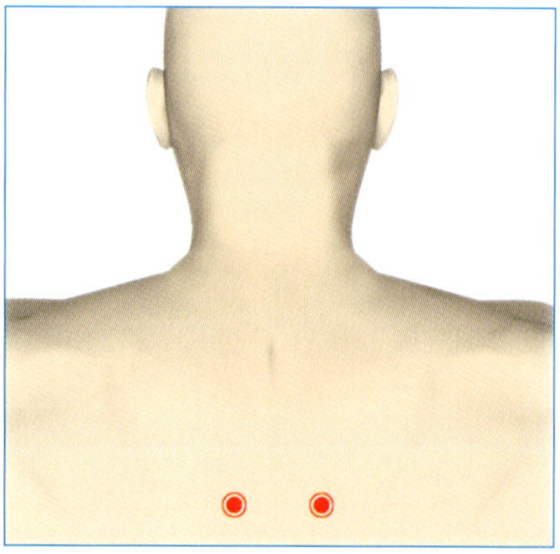

(16) 독수(督輸)

위치 : 제6흉추 극돌기 밑 양방 1.5촌

주치 : 심통, 흉민, 복통, 천식, 오한, 발열, 횡격막경련, 복통, 소양증, 심내막염

부주 : '독'은 살피다, 보살피다의 뜻이며 '수'는 수혈을 뜻한다. 격수혈과 심수혈 사이에 있으며 심의 사기를 살피는 혈이다.

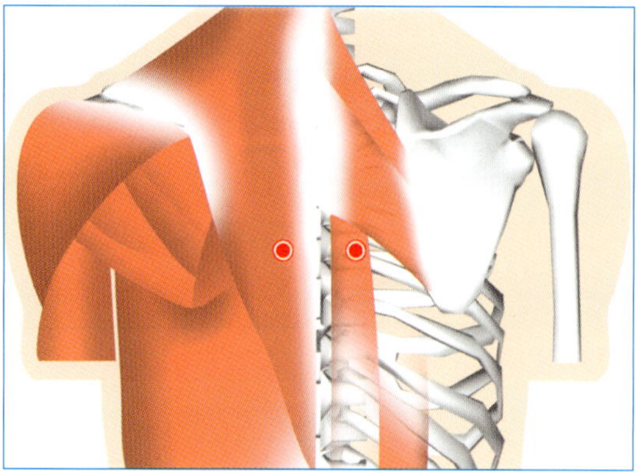

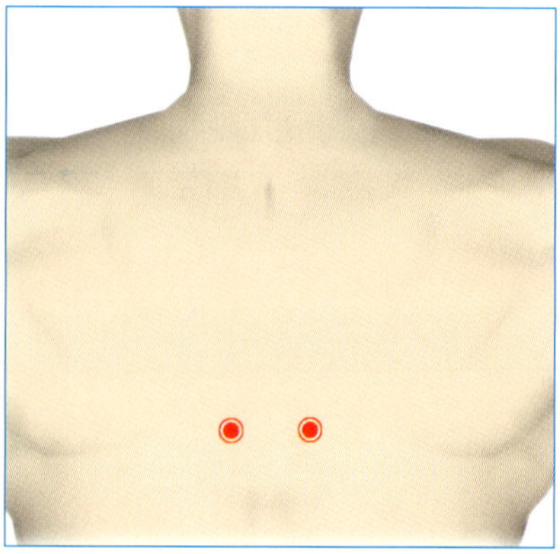

(17) 격수(膈輸)

위치 : 제7흉추 극돌기 밑 양방 1.5촌

주치 : 해수, 심장병, 위암, 딸꾹질, 구토, 오심, 천식, 기침, 토혈, 도한, 혈액 질환, 두드러기, 횡격막, 소화기 질환, 늑막, 견갑통, 위산과다

부주 : '격'은 횡격막 즉 경계를 나타내며, 상초와 중초의 칸막이 역할을 한다. 딸국질에 특효

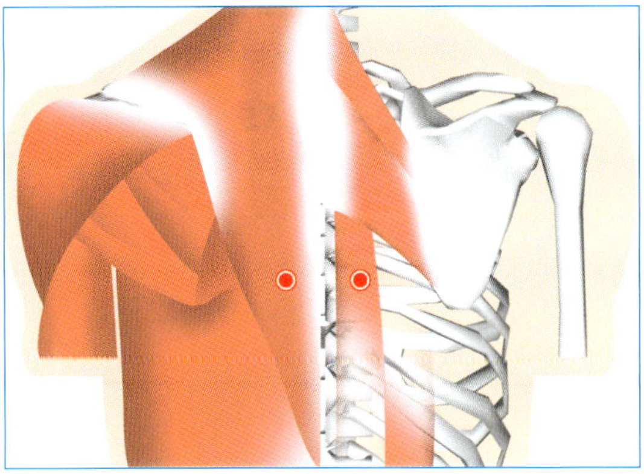

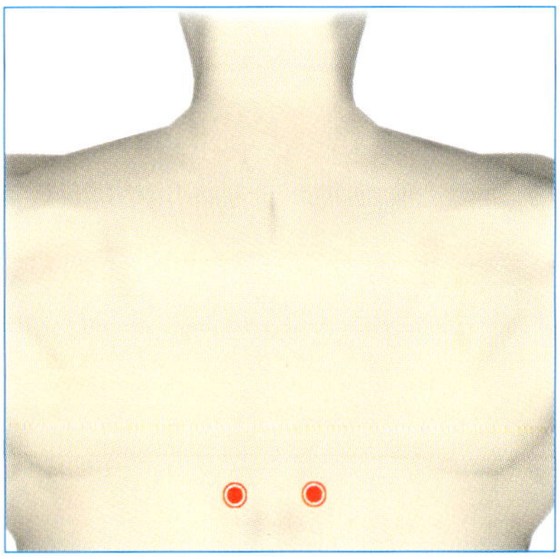

(18) 간수(肝輸)

위치 : 제9흉추 극돌기 밑 양방 1.5촌

주치 : 협통, 황달, 비장종대, 시력감퇴, 토혈, 목적동통, 척배통, 간 질환, 상복부의 통증, 시력 저하, 야맹증, 위경련, 노이로제, 늑간신경통

부주 : 간의 배수혈. 간수혈은 간장의 수혈이다. 간의 사기가 주입되는 곳. 간에는 혼이 깃들어 있다고 하여 정신과 정서를 주관

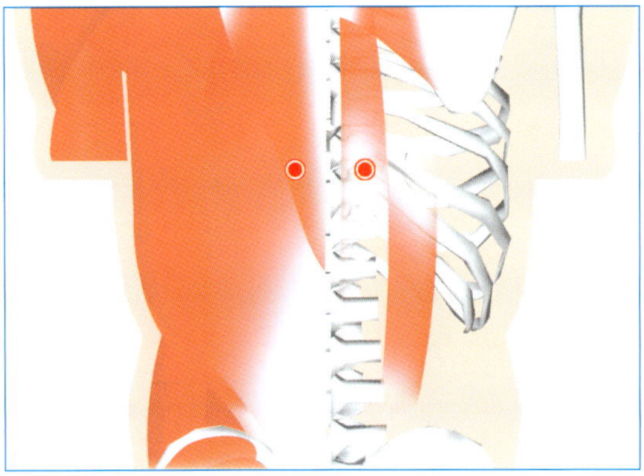

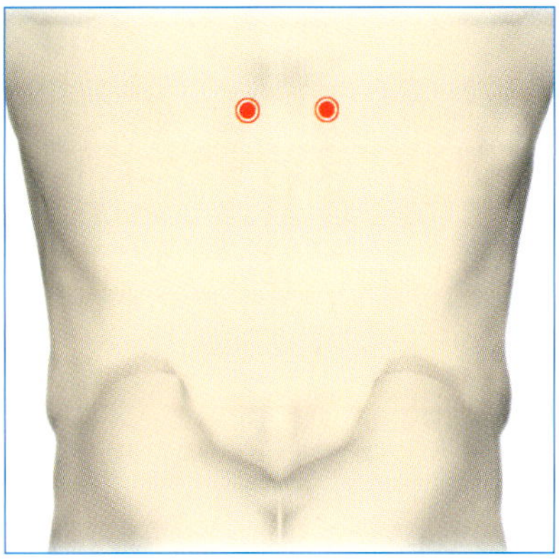

(19) 담수(膽輸)

위치 : 제10흉추 극돌기 밑 양방 1.5촌

주치 : 복부창만, 구토, 황달, 피로, 늑통, 간염, 위염, 림프결핵, 흉협통, 입이 쓰고 마름, 연하곤란

부주 : 담의 배수혈. 담수는 담경의 수혈이고 담의 사기가 주입하는 곳이다. 모혈은 일월이며 함께 사용

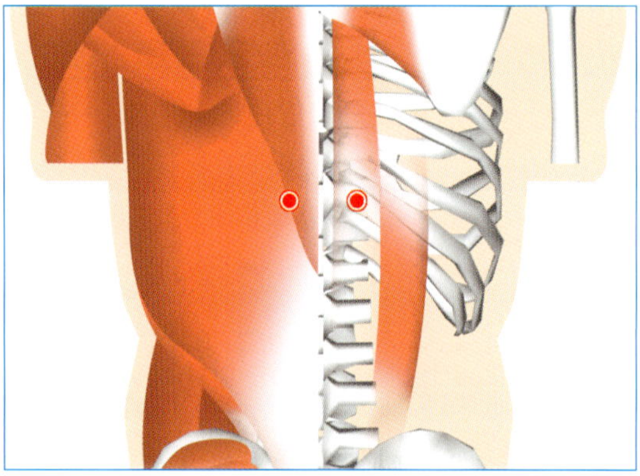

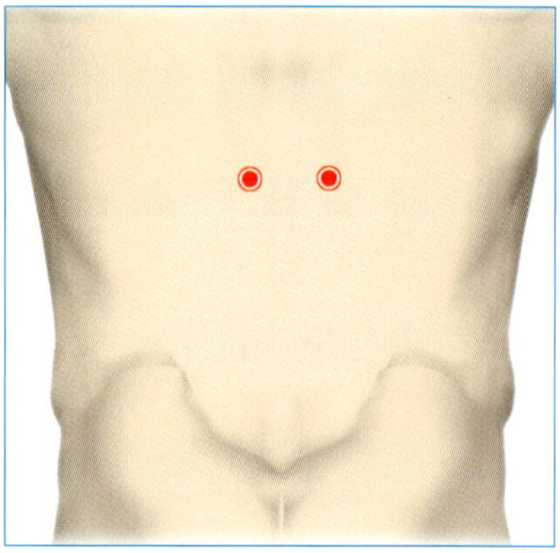

(20) 비수(脾輸)

위치 : 제11흉추 극돌기 밑 양방 1.5촌(11번 흉추 극돌기 아래쪽 경계선, 중앙선에서 1.5촌 거리)

주치 : 복부창만, 비장종대. 설사, 부종, 황달, 복통, 구토, 이질, 빈혈, 수종, 피로, 무기력, 소화불량, 딸꾹질, 비장, 췌장 질환, 소화기계 질환으로 인한 요통, 위하수, 위궤양, 당뇨병, 건망증

부주 : 비의 배수혈. 비수는 비장의 수혈이다. 비장은 위장과 함께 흙에 배속되고 소화기계에 효과

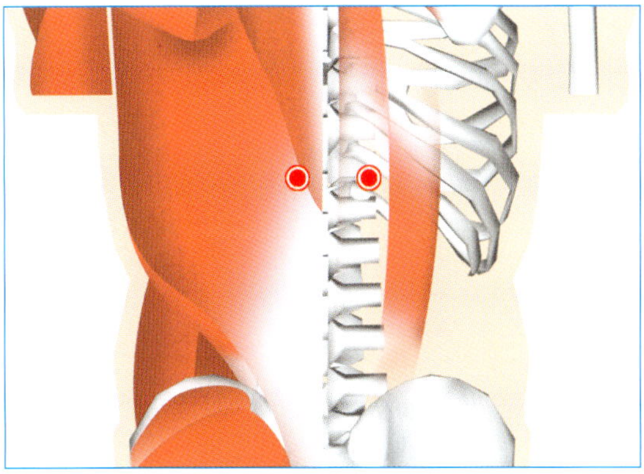

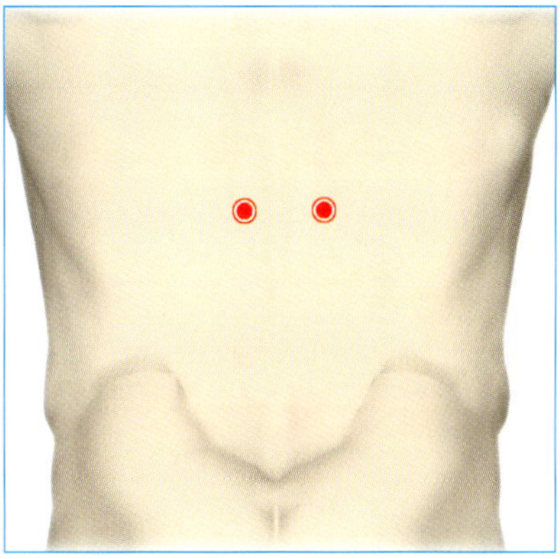

(21) 위수(胃輸)

위치 : 제12흉추 극돌기 밑 양방 1.5촌

주치 : *상복부창만, 구토, 설사, 위 통증, 위 질환, 흉협통, 복창, 장명

부주 : 위의 배수혈

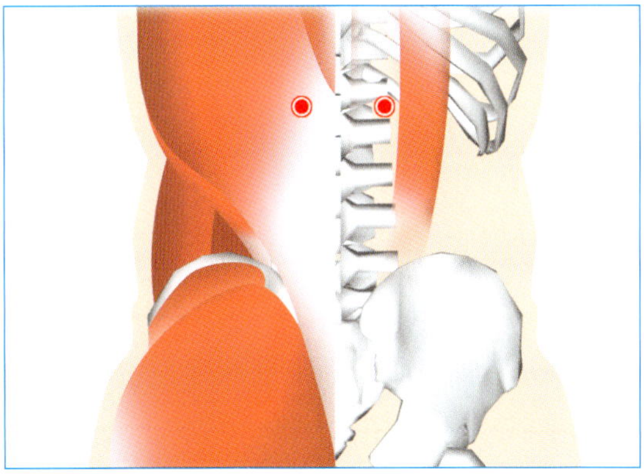

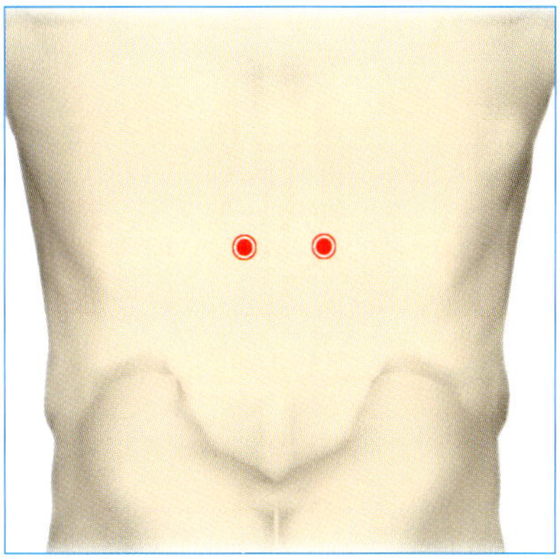

(22) 삼초수(三焦輸)

위치 : 제1요추 극돌기 밑 양방 1.5촌

주치 : 부종, 요통, 설사, 장명, 복창, 구토, 이질, 수종

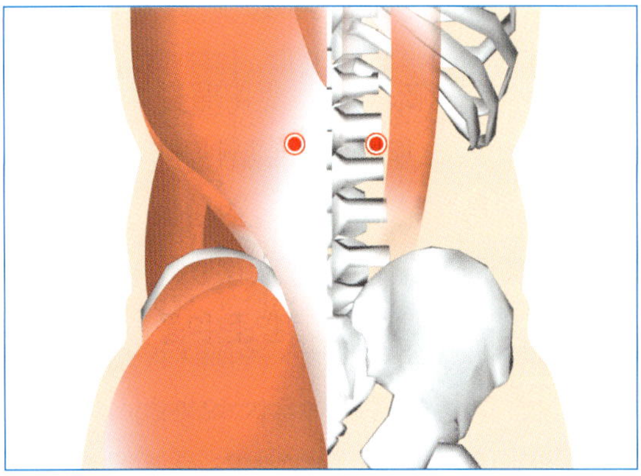

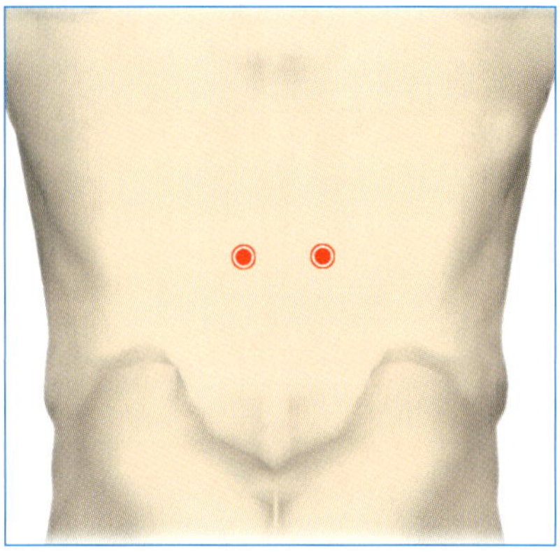

(23) 신수(腎輸)

위치 : 제2요추 극돌기 밑 양방 1.5촌(2번 요추 아래쪽 경계선, 중앙선에서 1.5촌)

주치 : 요통, 피로증후군, 생리불순, 신장질환, 유뇨, 유정, 양위, 월경불순, 이명, 이롱, 수종, 귀 질환

부주 : 신의 배수혈

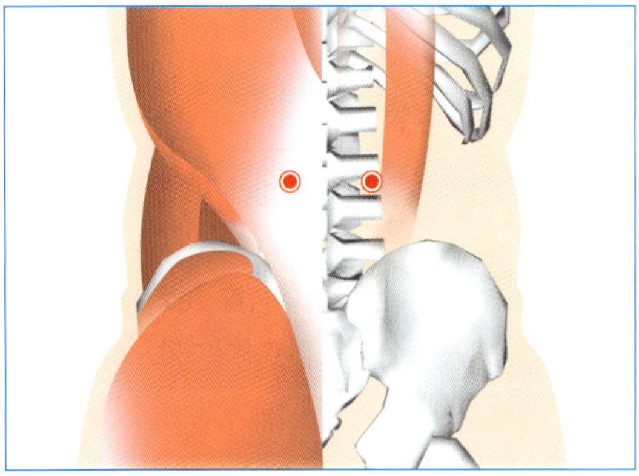

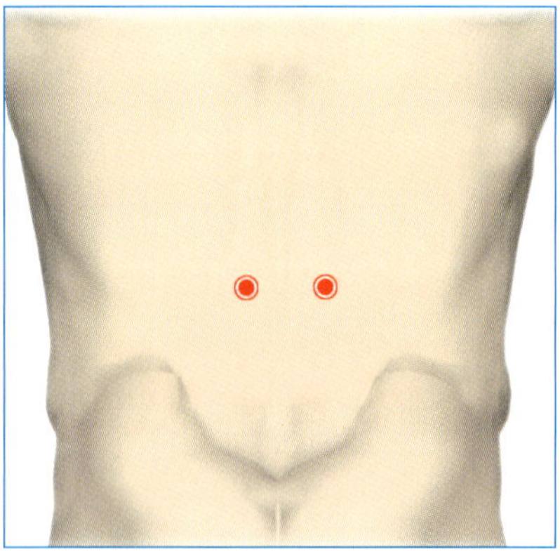

(24) 기해수(氣海輸)

위치 : 제3요추 극돌기 밑 양방 1.5촌

주치 : 장명복창, 치루, 월경통, 요통

(25) 대장수(大腸輸)

위치 : 제4요추 극돌기 밑 양방 1.5촌

주치 : 설사, 요통, 대장질환, 복창, 변비, 대장질환, *골반질환, 디스크

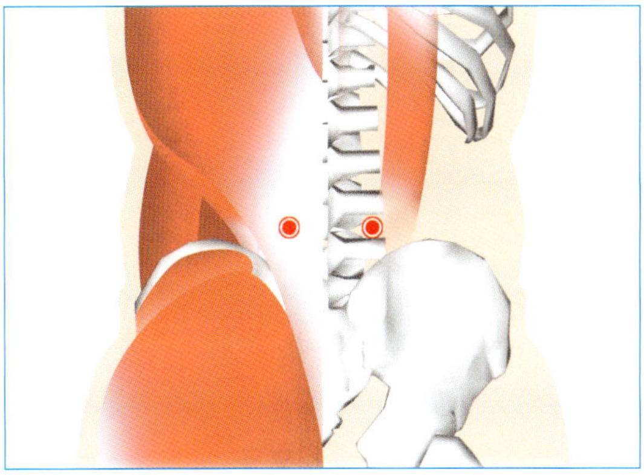

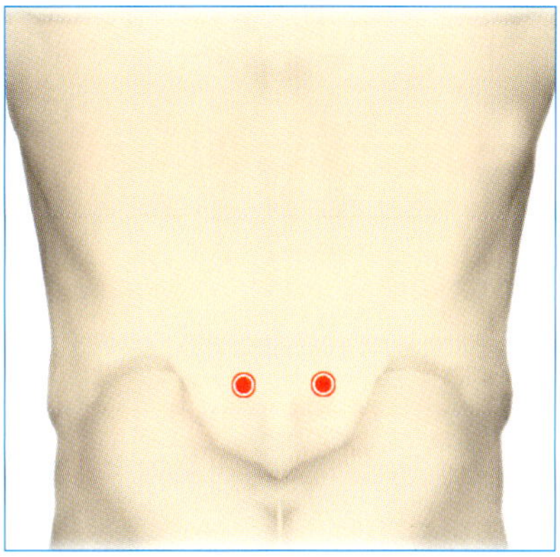

(26) 관원수(關元輸)

위치 : 제5요추 극돌기 밑 양방 1.5촌

주치 : 복창, 설사, 소변이 잦거나 불리함, 유뇨, 요통

(27) 소장수(小腸輸)

위치 : 제1천추 극돌기 밑 양방 1.5촌

주치 : 설사, 혈뇨, 야뇨증, 복부창만, 복통, 이질, 유뇨, 유정, 요통

부주 : 소장의 배수혈

(28) 방광수(膀胱輸)

위치 : 제2천추 극돌기 밑 양방 1.5촌

주치 : 야뇨증, 방광질환, 유뇨, 배뇨곤란, 설사, 변비, 요척강통

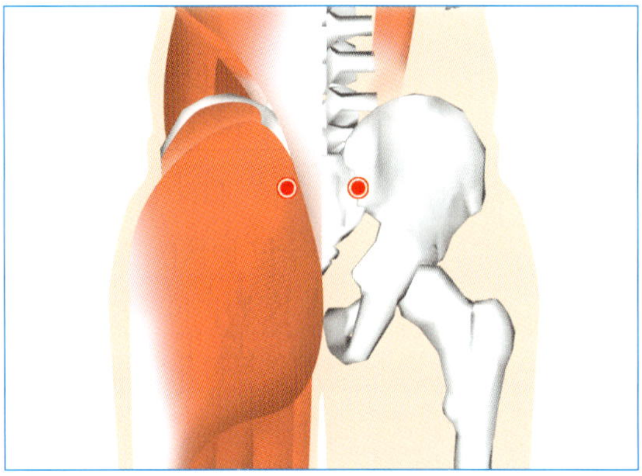
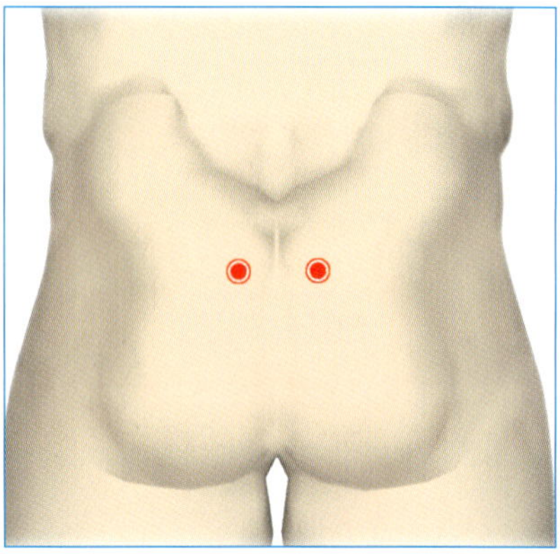

(29) 중려수(中膂輸)

위치 : 제3천추 극돌기 밑 양방 1.5촌

주치 : 설사, 산기, 요척강통

(30) 백환수(白環輸)

위치 : 제4천추 극돌기 밑 양방 1.5촌

주치 : 유뇨, 산기, 유정, 월경불순, 요저부동통

(31) 상료(上髎)

위치 : 제1천추하 양방 1촌(제1천골후공, 후전장골극 밑과 독맥의 중간점)

주치 : 배뇨곤란, 월경불순, 유정, 양위, 요통, 산부인과 질환, 자궁후굴, 대하증, 변비, 하지마비

(32) 차료(次髎)

위치 : 제2천추하 양방 0.9촌, 제2천골후공, 후전장골극 밑과 독맥의 중점. 천골에 있는 4개의 오목한 부분중 2번째

주치 : 산기, 월경불순, 월경통, 배뇨곤란, 유정, 요통, 하지마비, 불임, 질 분비물 과다, 자궁 탈출, 남, 여 생식기 질환

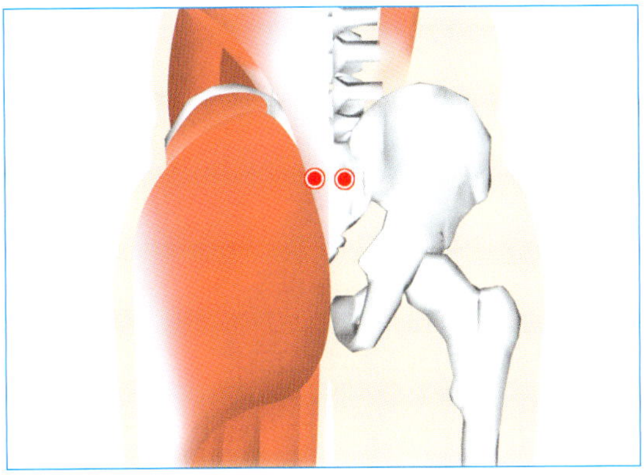 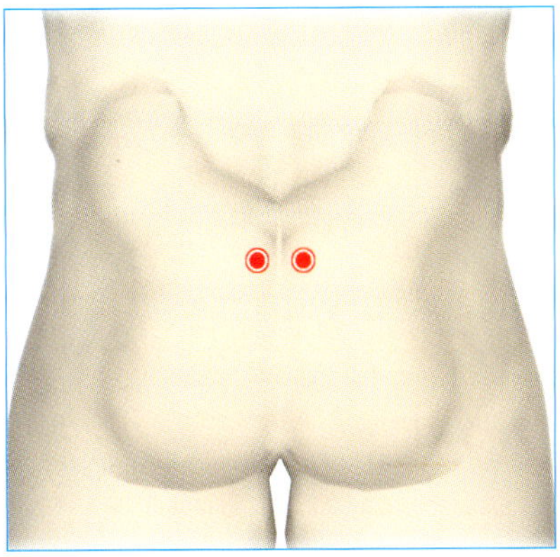

(33) 중료(中髎)

위치 : 제3천추하 양방 0.8촌(제3천골후공, 중려수와 독맥 사이)

주치 : 변비, 설사, 배뇨곤란, 요통, 대하, 남, 여 생식기 질환, 치질, 탈항, 정력 감퇴

(34) 하료(下髎)

위치 : 제4천추하 양방 0.7촌(제4천골후공. 백환수와 독맥 사이)

주치 : 복통, 변비, 배뇨곤란, 대하, 요통, 남, 여 생식기 질환, 좌골신경통, 신장질환, 방광염

(35) 회양(會陽)

위치 : 미골 끝 함몰처 양방 0.5촌

주치 : 설사, 빈혈, 치질, 양위, 대하

(36) 승부(承扶)

위치 : 대*둔근 하부 횡문 정중앙, 고관절 부착부 후면

주치 : 치질, 둔부, 대퇴부 동통, 좌골의 통증과 다리 마비 증상, 고관절통, 신경통, 후두통, 요통

(37) 은문(殷門)

위치 : 승부혈과 위중혈과의 중앙, 승부 밑 6촌, *대퇴 후면의 중심선상에 위치

주치 : 요통, 하지비위, 좌골신경통, 고관절통, 신경통, 후두통, 요통

(38) 부극(浮極)

위치 : 위*양혈 위 1촌

주치 : 변비, 대퇴, 오금부위 동통

(39) 위양(委陽)

위치 : 무릎 굽힐 때 *슬와횡문 외측 끝

주치 : 복창, 배뇨곤란, 요척통

부주 : 삼초경의 합혈

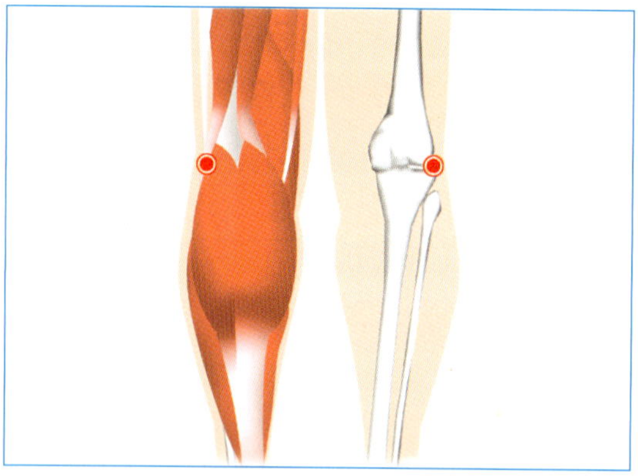

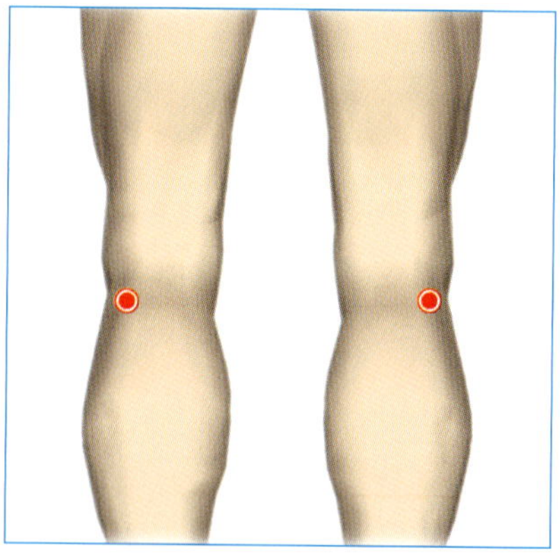

(40) 위중(委中)

위치 : 무릎 굽힐 때 슬와횡문 중앙 동맥 응수처, *슬와 오금 횡문 중앙. (무릎 관절 뒤쪽 주름의 중심선에 위치)

주치 : 요통, 무릎관절통, 하지마비, 복통, 구토, 설사, 유뇨, 배뇨곤란, 종아리 부분 경련과 통증, 허리와 척추질환, 후두신경통, 정신질환, 중풍, 방광 질환

부주 : 족태양경의 '합' 혈

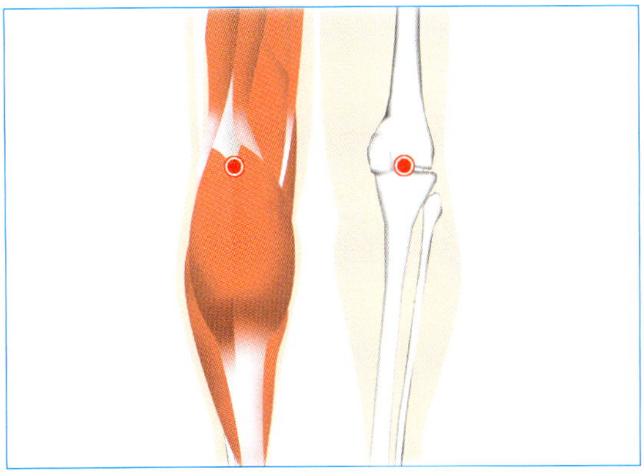
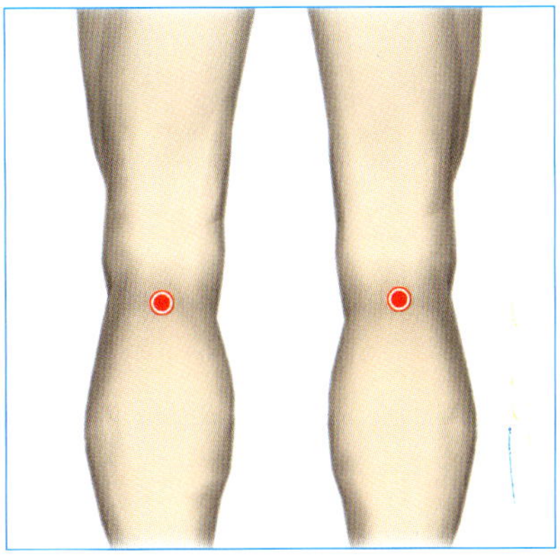

(41) 부분(附分)

위치 : 제2흉추 극돌기 밑 양방 3촌

주치 : 경항강통, 주비마목

부주 : 수, 족태양경 교회혈

(42) 백호(魄戶)

위치 : 제3흉추 극돌기 밑 양방 3촌

주치 : 기침, 천식, 폐결핵, 항강, 견배통

(43) 고황(膏肓)

위치 : 제4흉추 극돌기 밑 양방 3촌

주치 : 기침, 천식, 건망증, 유정, 폐결핵, *심화 억제, 견갑통

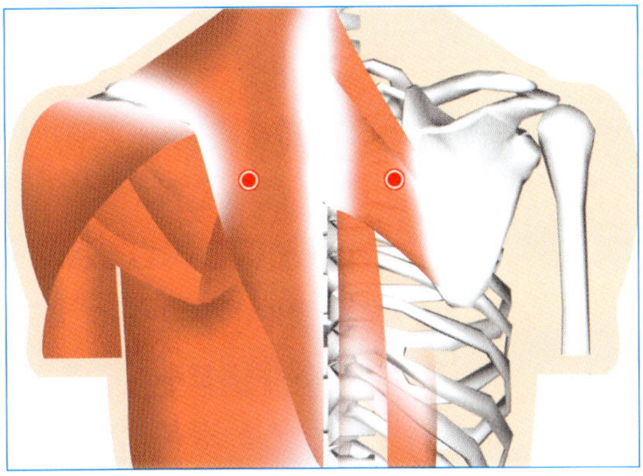
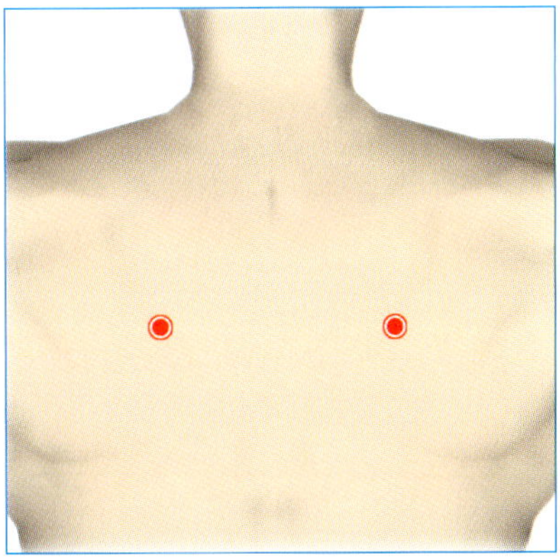

(44) 신당(神堂)

위치 : 제5흉추 극돌기 밑 양방 3촌

주치 : 기침, 천식, 흉민, 척배통

(45) 의희(譩譆)

위치 : 제6흉추 극돌기 밑 양방 3촌

주치 : 기침, 천식, 학질, 열병, 견배통

(46) 격관(膈關)

위치 : 제7흉추 극돌기 밑 양방 3촌

주치 : 흉민, 구토, 척배강통

(47) 혼문(魂門)

위치 : 제9흉추 극돌기 밑 양방 3촌

주치 : 흉협통, 구토, 설사, 배통

(48) 양강(陽綱)

위치 : 제10흉추 극돌기 밑 양방 3촌

주치 : 복통, 장명, 황달

(49) 의사(意舍)

위치 : 제11흉추 극돌기 밑 양방 3촌

주치 : 복창, 장명, 구토, 설사

(50) 위창(胃倉)

위치 : 제12흉추 극돌기 밑 양방 3촌

주치 : 위통, 복창, 수종, 소아식적, 척배통

(51) 황문(肓門)

위치 : 제1요추 극돌기 밑 양방 3촌

주치 : 복통, 변비

(52) 지실(志室)

위치 : 제2요추 극돌기 밑 양방 3촌

주치 : 유정, 양위, 배뇨곤란, 수종, 요척통

부주 : 대장의 필수적인 반응점

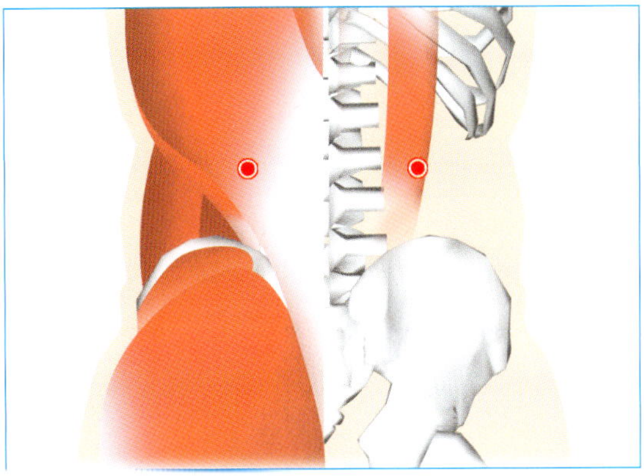

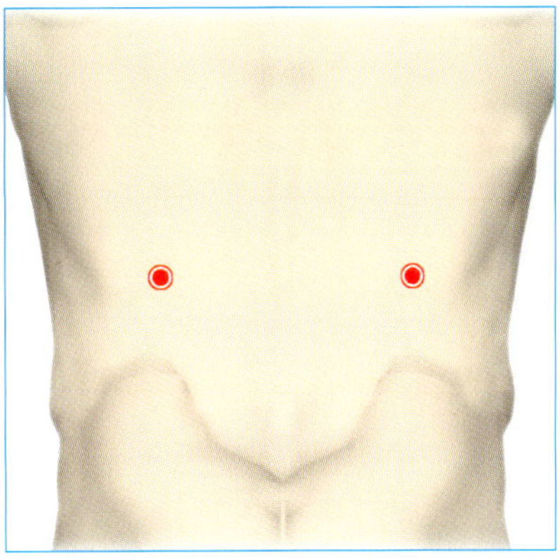

(53) 포황(胞肓)

위치 : 제2천추 극돌기 밑 양방 3촌

주치 : 장명, 복통, 변비, 요척통, 좌골신경통

부주 : 방광유의 보조혈

(54) 질변(秩邊)

위치 : 제 4천추 극돌기 밑 양방 3촌

주치 : 배뇨곤란, 변비, 치질, 하지마비, 요저부 동통, 요통, 좌골신경통, 발뒤꿈치의 치료

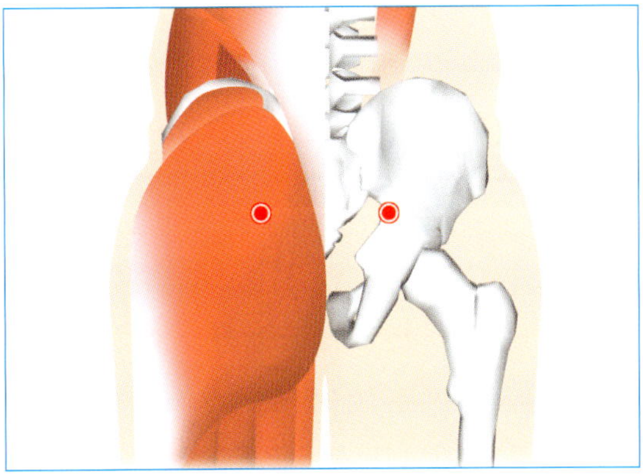

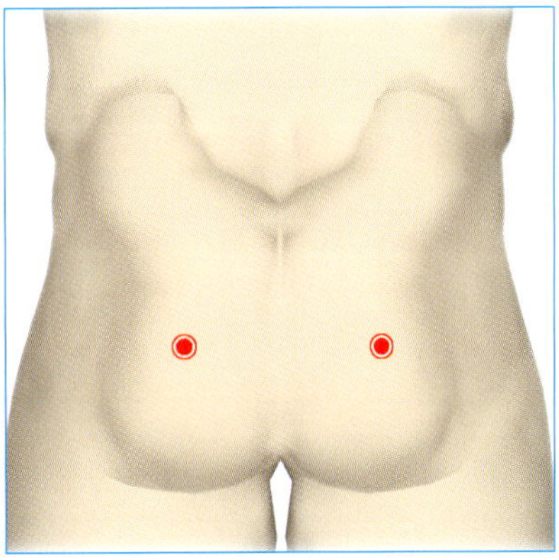

(55) 함양(含陽)

위치 : 위중혈 아래 2촌

주치 : 요척강통, 하지마비, 붕루, 요통, 배통, 대하, 좌골신경통

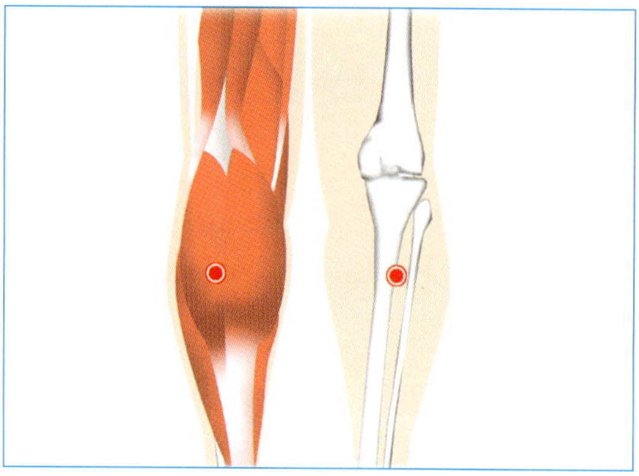

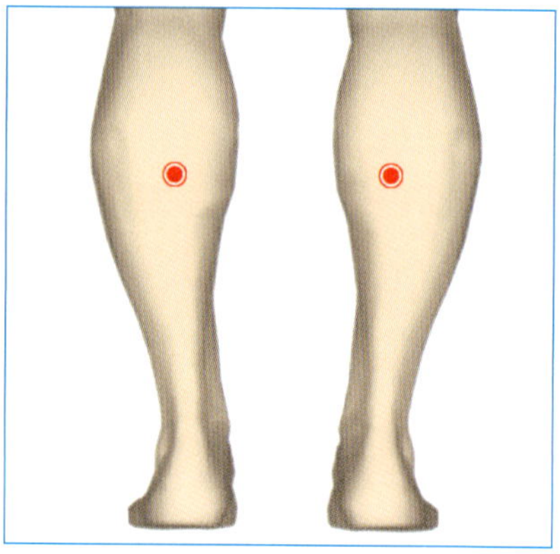

(56) 승근(承筋)

위치 : 위중혈 아래 5촌. 합양혈과 승산혈의 중간점

주치 : 치질, 하지경련, 요저동통

(57) 승산(承山)

위치 : 위중혈 아래 8촌(위중과 곤륜 중간). 비복근의 두 근복 사이의 오목한 부위. 엄지발가락만 땅에 대고 기대어 하퇴후측에 나타나는 분육지간

주치 : 변비, 치질, 요저부 동통, 하지경련, 종아리의 갑작스런 통증

부주 : 모든 근통에 주치, 대소변 불통, 좌골신경통에 요혈

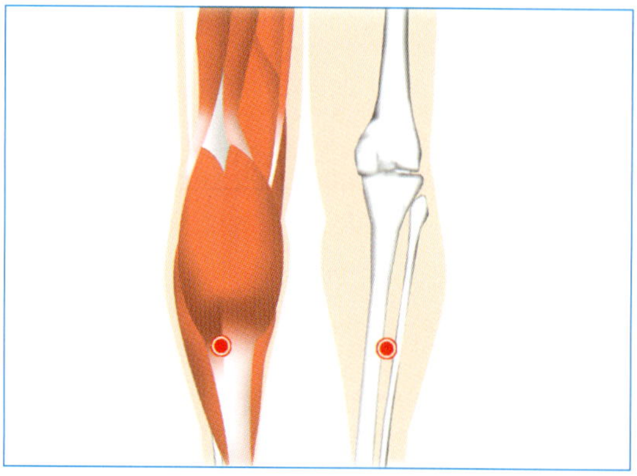

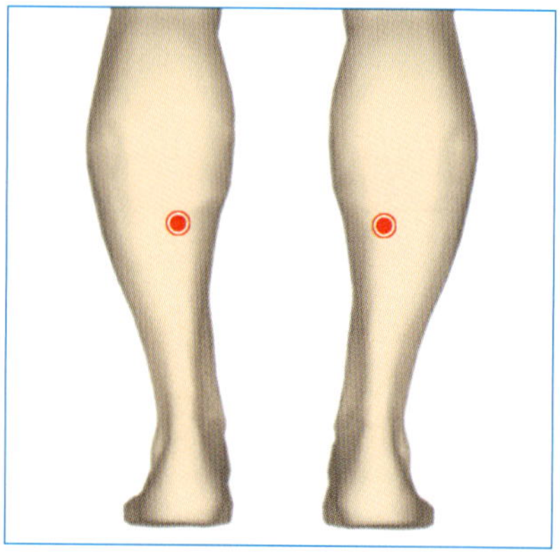

(58) 비양(飛陽)

위치 : 곤륜혈 위 7촌, 승산 바깥 아래쪽

주치 : 두통, 안질, 콧병, 관절염, 전신질환, 목현, 코피, 요저부 동통, 치질

부주 : 족태양경의 낙혈

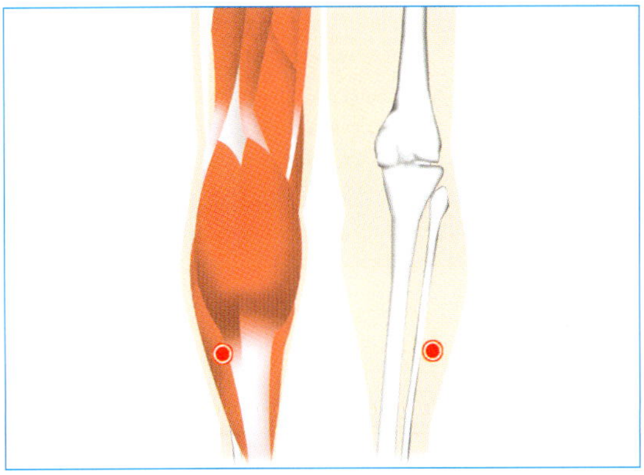

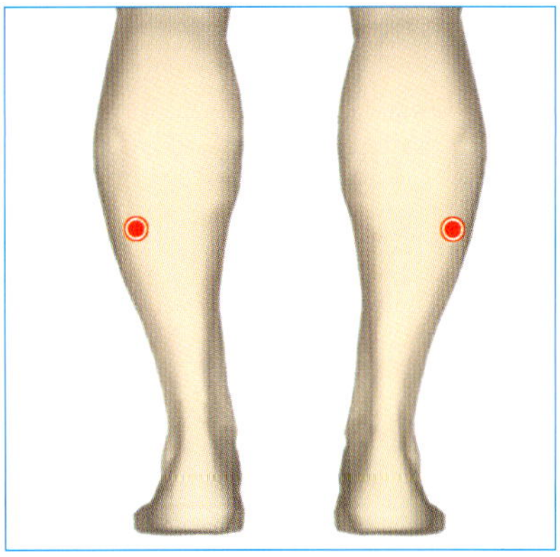

(59) 부양(跗陽)

위치 : 곤륜혈 위 3촌, 하퇴 후외측 외과 위 3촌

주치 : 두통, 요통, 대퇴부 동통, 견통, 배통, 방광염과 좌골신경통

부주 : 양교맥의 극혈

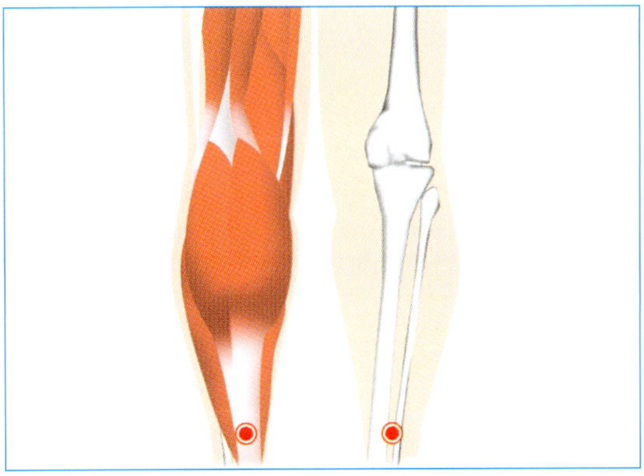

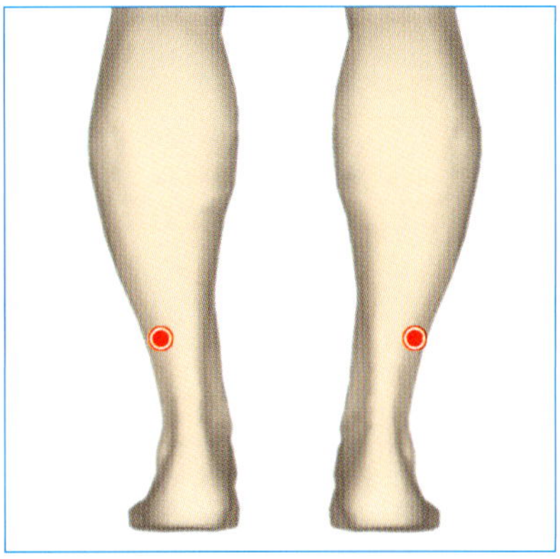

(60) 곤륜(崑崙)

위치 : 외측 복사뼈 뒤 오목한 부위. 복사뼈 바깥쪽과 아킬레스건 사이의 오목한곳(족외과와 아킬레스건 사이의 중간부위)

주치 : 두통, 요통, 산부인과질환, 소아경련, 항강, 목현, 코피, 발목을 삔 경우, 발뒤꿈치의 통증, 주통, 좌골신경통, 소변이상, 설사, 방광염, 심통, 후두통

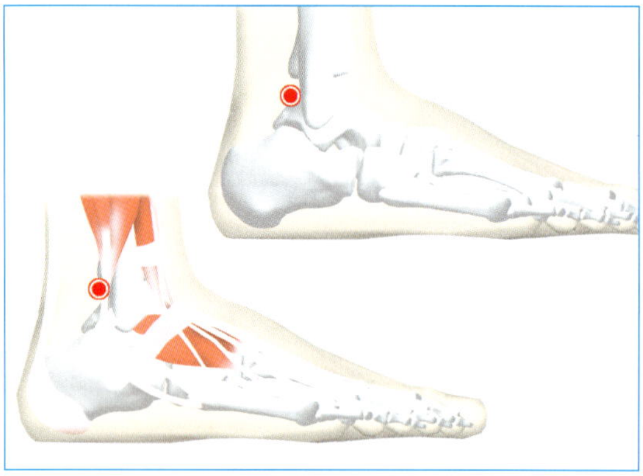

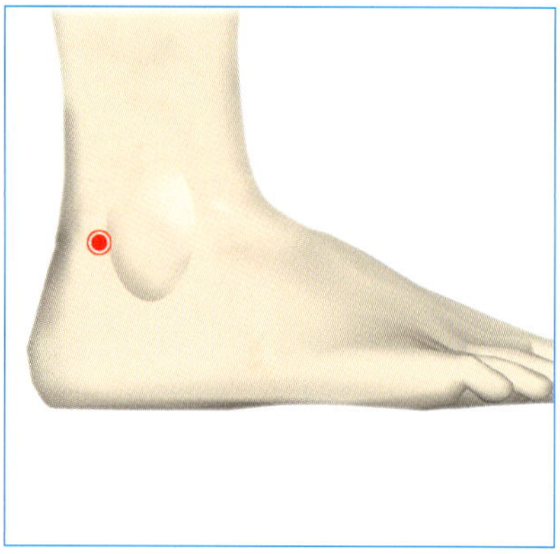

(61) 복삼(僕參)

위치 : 외과의 후하방에서 곤륜의 직하. 종골 외측면의 함요부에서 발등과 발바닥의 경계지점

주치 : 다리 근육통, 하지마비, 아킬레스건 통증, 각기

(62) 신맥(申脈)

위치 : 족외과 하연 아래 5분. 외측 복사뼈 밑 오목한 부위

주치 : 두통, 현훈, 요저부 동통, 불면증, 전간, 목적통

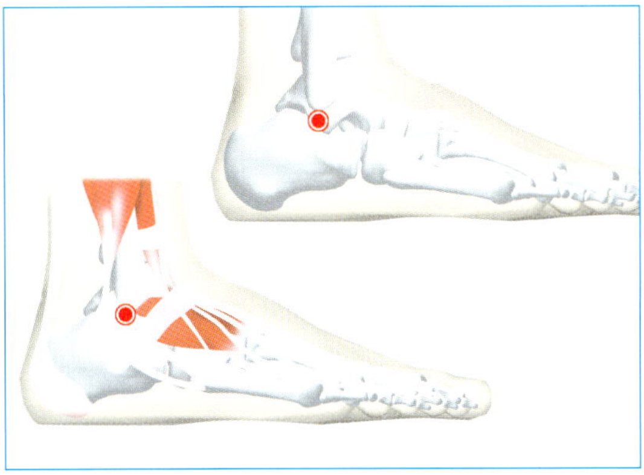

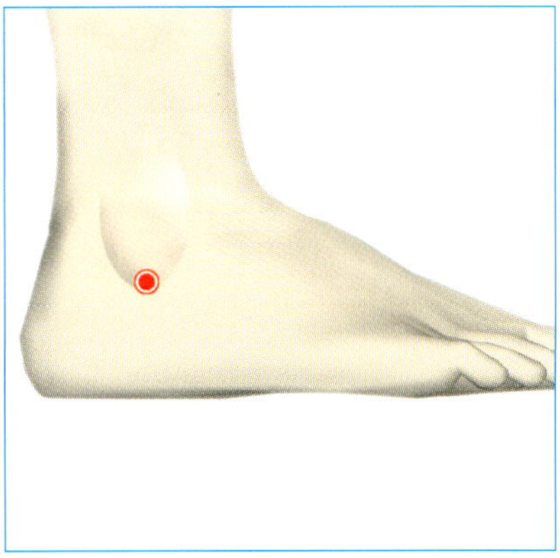

(63) 금문(金門)

위치 : 경골과 신맥혈의 중간

주치 : 두통, 소아경풍(小兒驚風), 요통, 하지마비

부주 : 족태양경의 '낙' 혈

(64) 경골(京骨)

위치 : 제5중족골 후방 팽대부 하연 적백육제, 제5중족골 돌기 밑 적백육제

주치 : 두통, 항강, 요통, 전간

(65) 속골(束骨)

위치 : 제5중족골 소두 후연 함몰처, 적백육제

주치 : 두통, 항강, 목현 전간

부주 : 족태양경의 '수' 혈

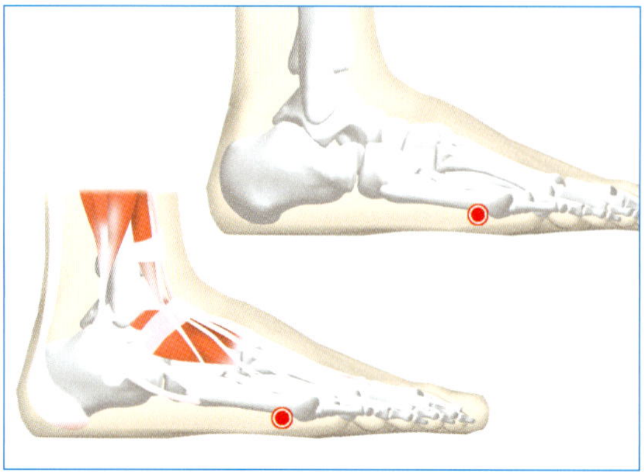

(66) 족통곡(足通谷)

위치 : 제5중족관절의 전연 함몰처, 적백육제, 새끼발가락 중간

주치 : 두통, 목현, 항강, 코피, 전광, 방광염, 정신질환, 생식기 질환, 장통

부주 : '영' 혈

(67) 지음(至陰)

위치 : 족소지 (제5지) 발톱 외측 0.1촌

주치 : 주통, 안 질환, 콧병, 두통, 목현, 코막힘, 코피, 태위불정, 빈뇨, 특히 야뇨, 유뇨증

부주 : '정' 혈

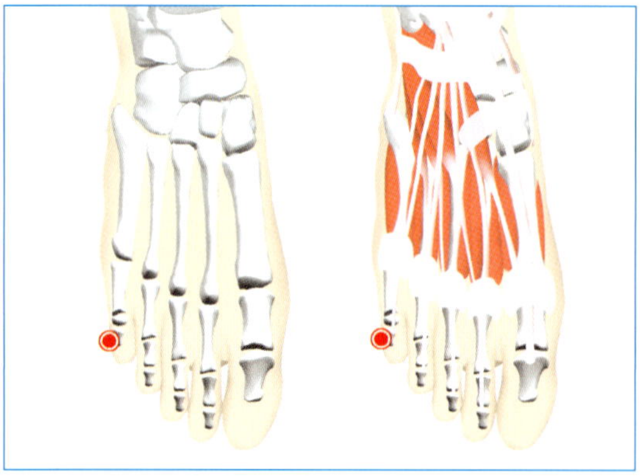

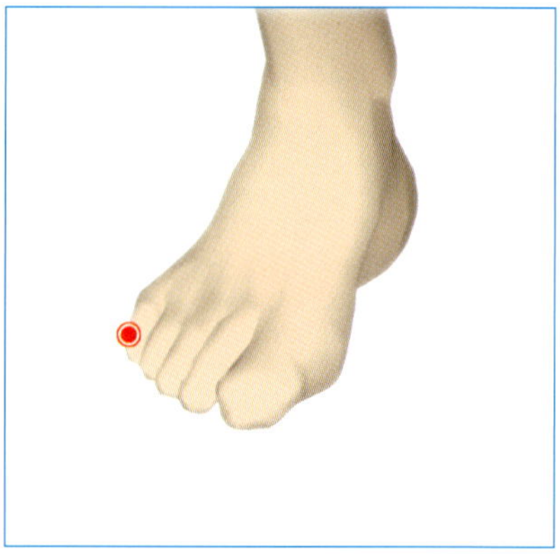

8. 족소음신경(足少陰腎經) (KI : Kidney Meridian)

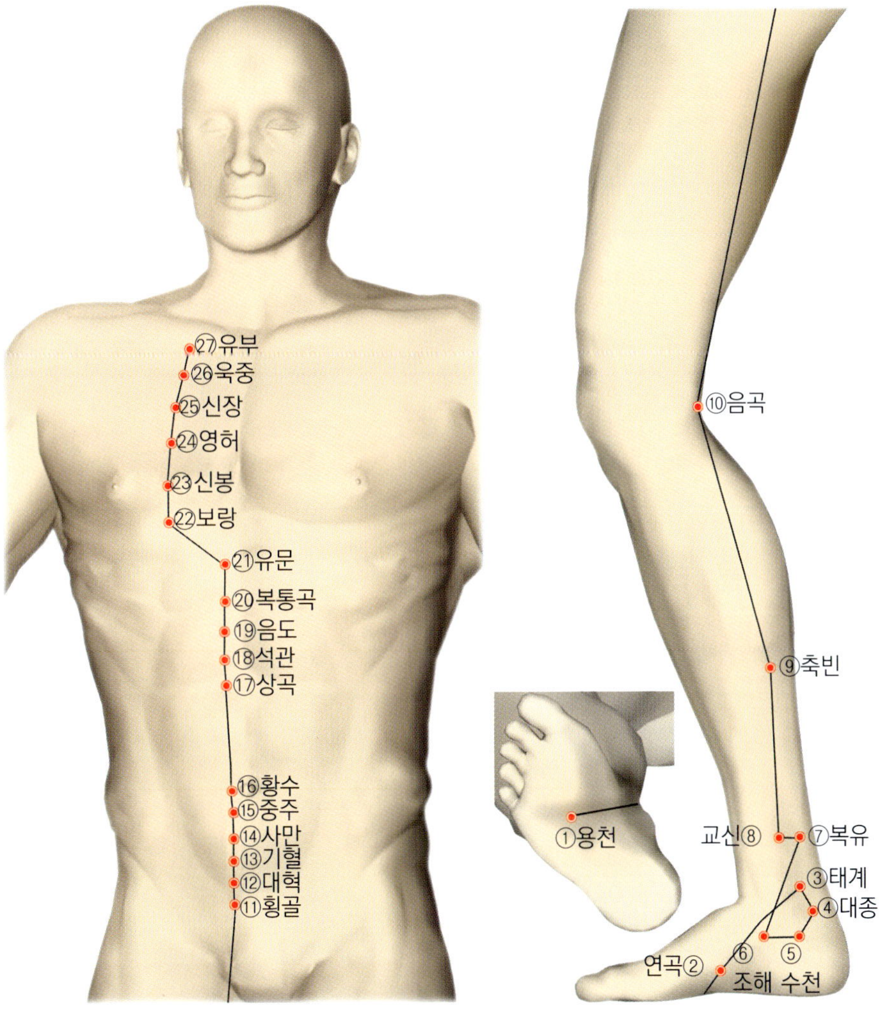

(1) 용천(湧泉)

위치 : *족심부, 발바닥 앞 1/3되는 곳, 중족관절을 굽힐 때 오목한 부위. 발뒤꿈치에서 발바닥 2/3지점의 오목한 곳

주치 : 소아경련, 두통, 정신질환, 당뇨병, 불면증, 인후종통, *실음, 변비, 배뇨곤란, 기절, 정서불안, 전간, 치통, 수면부족, 식욕부진, 원기부족, 의식불명, 수족냉증, 불임증, 신장병

부주 : '정' 혈

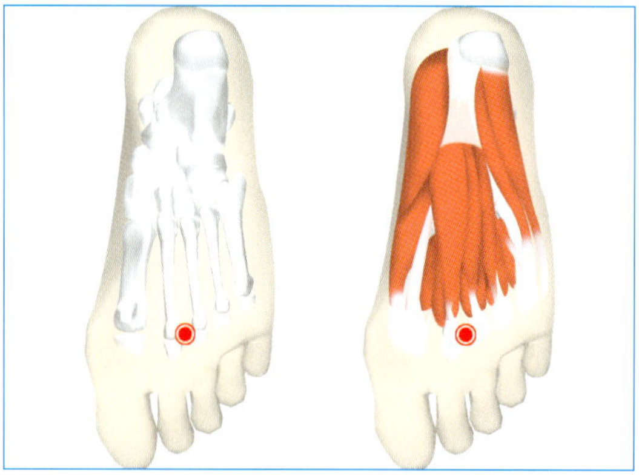

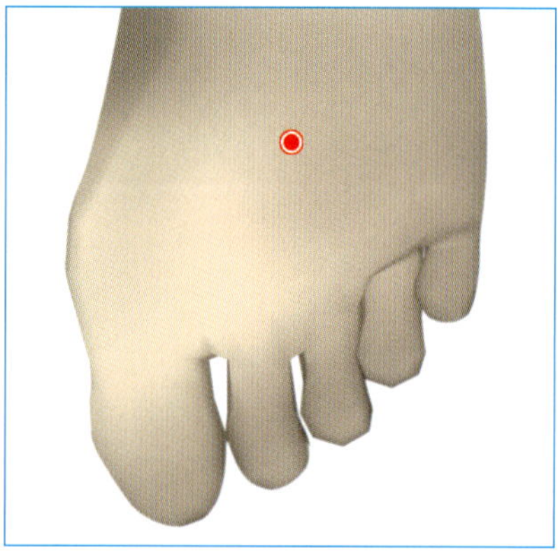

(2) 연곡(然谷)

위치 : 족 내과 밑 주상골 아래 1촌, *족부 주상골돌기 밑 오목한 부분

주치 : 월경불순, 유정, 소갈, 설사, 객혈, 인후종통, 배뇨곤란

부주 : '영' 혈

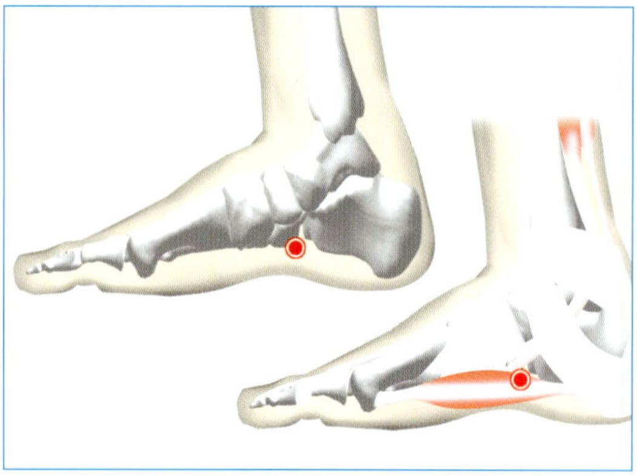

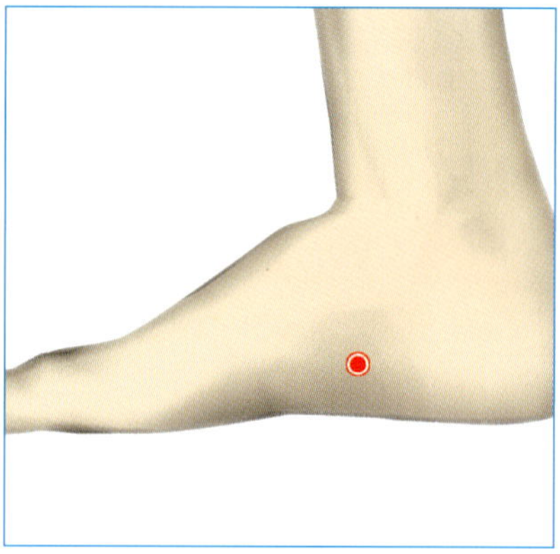

(3) 태계(太谿)

위치 : 족 내과 후 5분, 안쪽 복사뼈와 아킬레스건의 중간 지점 오목한 부위

주치 : 소아 파상풍, 월경불순, 성기 질환, 유정, 양위, 변비, 객혈, 인후종통, 치통, 요통, 이명, 이롱, 신장의 기 보충, 요통, 잦은 소변, 시력 저하, 불면증

부주 : '수' 혈, '원' 혈

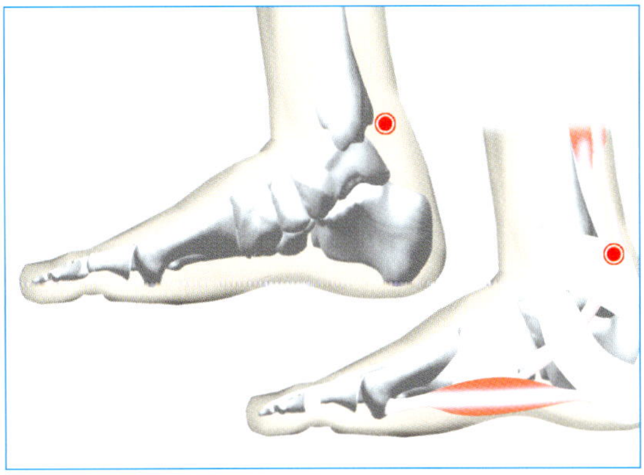

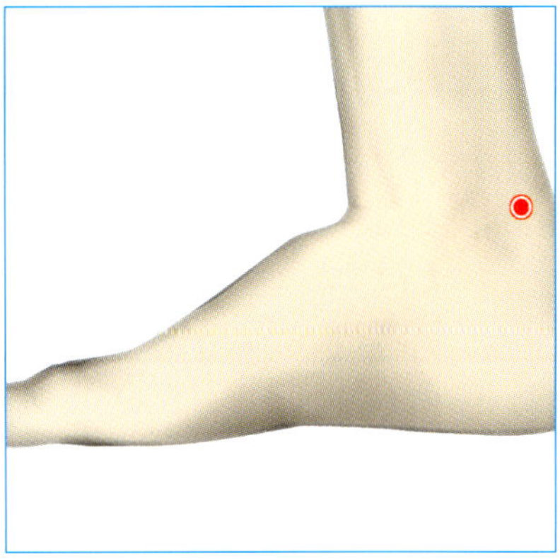

(4) 대종(大鍾)

위치 : 태계혈 밑 0.5촌 되는 곳의 조금 뒤쪽, 근건의 내연

주치 : 월경불순, 당뇨병, 피로, 유뇨, 변비, 객혈, 치매, *족근통

부주 : 족소음경의 '낙' 혈

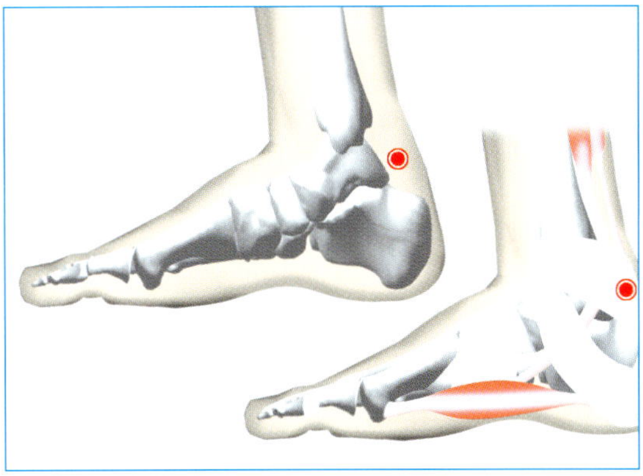

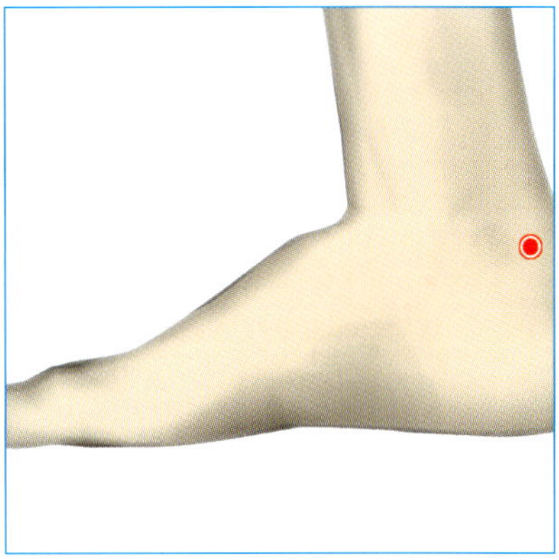

(5) 수천(水泉)

위치 : 조해혈 직후와 태계혈 직하의 교차점, 태계혈 밑 1촌

주치 : 월경불순, 월경통, 배뇨곤란

부주 : 족소음경의 '극' 혈

(6) 조해(照海)

위치 : 족 내과 직하 4분, 내측 복숭아뼈 밑 오목한 부위. 안쪽 복사뼈 바로 아래쪽의 오목한 부분

주치 : 배뇨곤란, 변비, 불면증, 월경곤란, 월경불순, 잦은 소변, 전간, 손바닥, 발가락의 한열, 인후염, 설염, 편도선염, 소변이상, 식욕부진, 풍증

부주 : 팔맥교회혈의 하나로서 음교맥과 통한다.

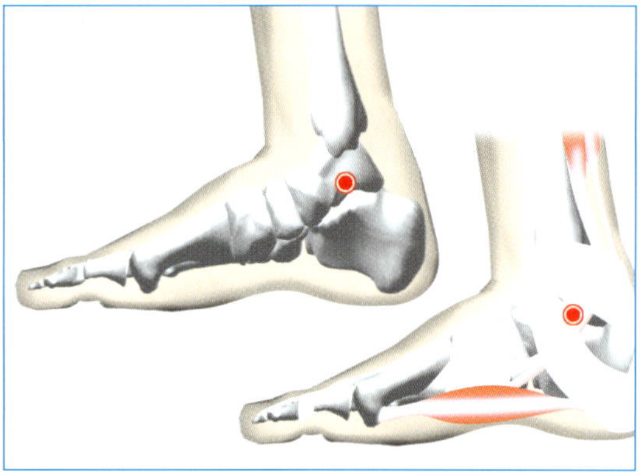

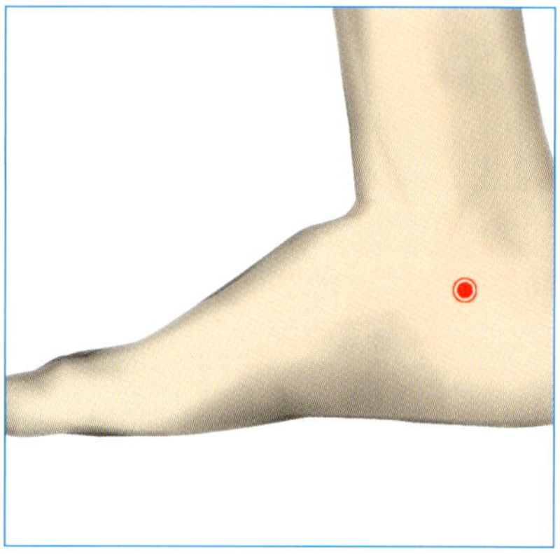

(7) 복유(腹溜)

위치 : 태계혈 위 2촌

주치 : 땀의 분비가 잘 안 되는 질환, 부종, 설사, 수종, 복창, 부종, 심한 도한(밤에 땀을 많이 흘리는 증상)

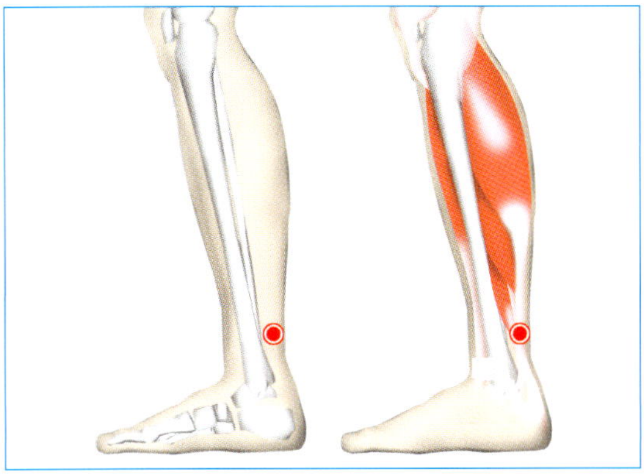 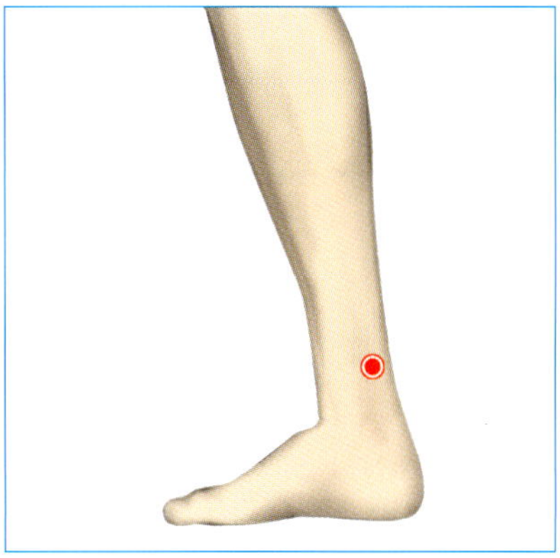

(8) 교신(交信)

위치 : 복류혈 앞 약 0.5촌
주치 : 월경불순, 설사, 변비, 산기
부주 : 음교맥 극혈

(9) 축빈(築賓)

위치 : 족내과 상 5촌, 태계혈과 음곡혈의 연결선에서 태계혈 위 5촌
주치 : 전광, 산기, 구토
부주 : 음유맥의 극혈

(10) 음곡(陰谷)

위치 : 무릎 구부려서 두 인대 사이, 반건양근건과 반막양근건 사이, 즉 무릎 뒤쪽의 주름에서 무릎 안쪽 방향의 오목한 곳. 무릎내측과 오금사이
주치 : 자궁출혈, 양위, 산기, 배뇨곤란, 무릎 인대에 생기는 질환, *상충(上衝), 상기, 빈혈, 시력장애, 고혈압, 소변이상, 신장염
부주 : '합' 혈

(11) 횡골(橫骨)

위치 : 곡골혈 양방 5분처, 배꼽 아래 5촌, 복부 중앙선 옆 0.5촌, 방광부근

주치 : 소복창통, 배뇨곤란, 유정, *유조, 양위, 산기, *요도와 방광염, 자궁, 신장병에 좋다.

부주 : 족소음심경과 충맥의 교회혈

(12) 대혁(大赫)

위치 : 중극혈 양방 5분처, 배꼽 아래 4촌, 복부 중앙선 옆 0.5촌, 방광부근 하복부

주치 : 유정, 양위, *음정, 대하, 심통, 두통, 요통, *요선통, 고혈압에 좋다.

부주 : 족소음경과 충맥의 교회혈

(13) 기혈(氣穴)

위치 : 관원혈 양방 5분처, 배꼽 아래 3촌, 복부 중앙선 옆 0.5촌, 하복부 중간부근 임맥 옆

주치 : 월경불순, 배뇨곤란, 설사, 대하, 류머티즘, 심허, 소장, 신장, 위, 자궁, 하복부 질환

부주 : 족소음경과 충맥의 교회혈

(14) 사만(四滿)

위치 : 석문혈 양방 5분처, 배꼽 아래 2촌, 복부 중앙선 옆 0.5촌

주치 : 월경불순, 유뇨, 유정, 산기, 변비, 복통, 수종

부주 : 족소음경과 충맥의 교회혈

(15) 중주(中注)

위치 : 음교혈 양방 5분처, 배꼽 아래 1촌, 복부 중앙선 옆 0.5촌

주치 : 월경불순, 복통, 변비, 설사

부주 : 족소음경과 충맥의 교회혈

(16) 황수(肓輸)

위치 : 신궐혈 양방 5분처, 배꼽 옆 0.5촌(5푼)
주치 : 변비, 복부창만, 복통, 복창, 설사, 수종, 배꼽주위가 딱딱하게 뭉쳤을 때
부주 : 족소음신경과 충맥의 교회혈

(17) 상곡(商曲)

위치 : 하완혈 양방 5분처, 배꼽 위 2촌, 복부 정중선의 임맥 양방 0.5촌
부주 : 족소음신경과 충맥의 교회혈

(18) 석관(石關)

위치 : 건리혈 양방 5분처, 배꼽 위 3촌, 복부 정중선의 임맥 양방 0.5촌
부주 : 족소음신경과 충맥의 교회혈

(19) 음도(陰都)

위치 : 중완혈 양방 5분처, 배꼽 위 4촌, 복부 정중선의 임맥 양방 0.5촌
부주 : 족소음신경과 충맥의 교회혈

(20) 복통곡(腹通谷)

위치 : 상완혈 양방 5분처, 배꼽 위 5촌, 복부 정중선의 임맥 양방 0.5촌
부주 : 족소음신경과 충맥의 교회혈

(21) 유문(幽門)

위치 : 거궐혈 양방 5분, 배꼽 위 6촌, 복부 정중선의 임맥 양방 0.5촌
부주 : 족소음신경과 충맥의 교회혈

(22) 보랑(步廊)

위치 : 중정혈 양방 2촌, 제 5늑간극, 복부 정중선의 임맥 양방 2촌
주치 : 기침, 천식, 구토, 흉협창만

(23) 신봉(神封)

위치 : 전중혈 양방 2촌, 제 4늑간극, 복부 정중선의 임맥 양방 2촌
주치 : 기침, 천식, 구토, 흉협창만, 유통

(24) 영허(靈墟)

위치 : 옥당혈 양방 2촌, 복부 정중선의 임맥 양방 2촌으로 제 3늑간극
주치 : 기침, 천식, 구토, 흉협창만, 유통

(25) 신장(神藏)

위치 : 자궁혈 양방 2촌, 복부 정중선의 임맥 양방 2촌으로 제 2늑간극. 2, 3번 늑골사이에 있는 중부혈과 수평선상에 위치, 신체 중앙선에서 2촌 거리
주치 : 기침, 천식, 흉통, 구토, 심장의 압박감, 불안

(26) 욱중(彧中)

위치 : 화개혈 양방 2촌, 임맥 양방 2촌, 제 1늑간극
주치 : 기침, 천식, 흉협창만

(27) 유부(兪府)

위치 : 선기혈 양방 2촌, 쇄골하연, 천돌혈 옆 2촌
주치 : 흉통, 천식, 기침, 구토, 가슴, 폐, 기관지 질환, 해수, 견갑통, 두통

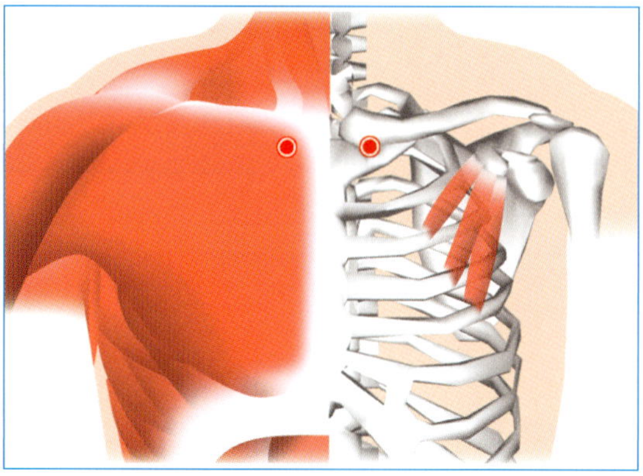

9. 수궐음심포경(手厥陰心包經) (PC : Pericardium Meridian)

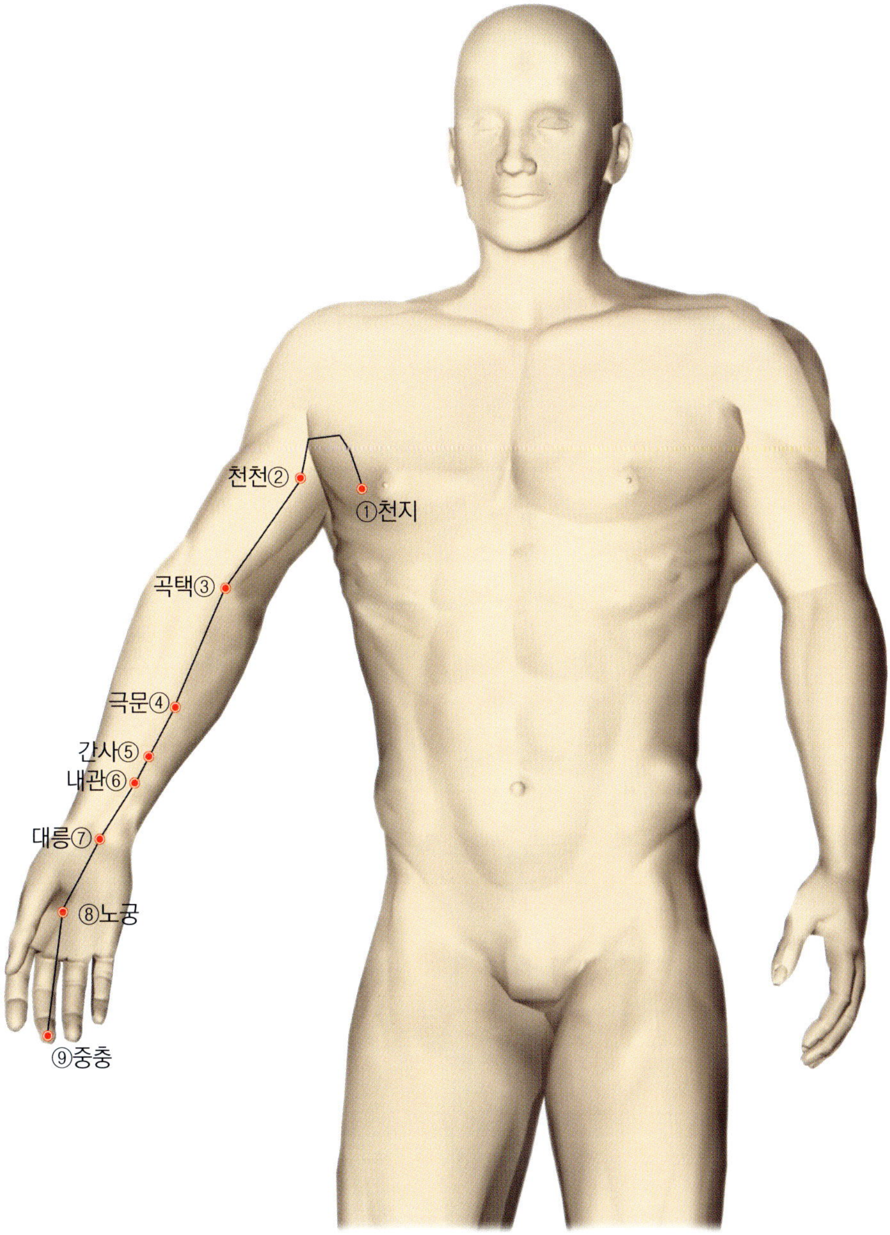

(1) 천지(天池)

위치 : 제 4늑간극, 유두 외측 1촌 부분

주치 : 부종, 흉협통, 기침, 천식, 흉늑동통, 유통, 소아경기, 만성소화불량, 설사, 심장병

부주 : 수궐음, 족소양경의 교회혈

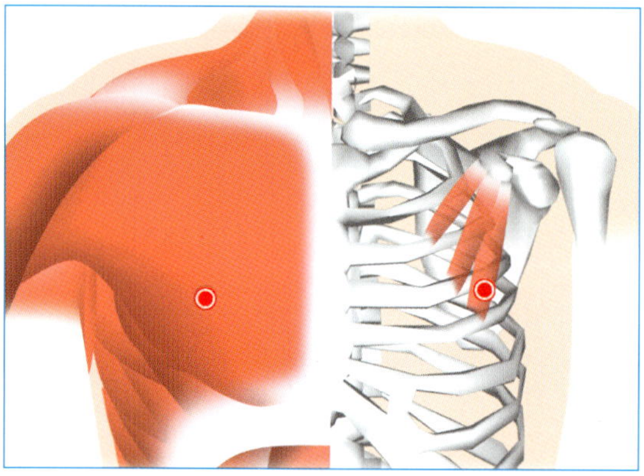

(2) 천천(天泉)

위치 : 상완 이두근의 양두 사이

주치 : 심통, 기침, 흉협창통, 비통

(3) 곡택(曲澤)

위치 : 주관절 횡문 중앙, 팔꿈치 관절 앞 부분 정중앙

주치 : 심통, 심계항진, 신열, 위통, 구토, 설사, 열병, 주비통, 고혈압, 중풍, 심장 질환, 두통, 흉통, 팔꿈치 부위 동통

부주 : '합' 혈

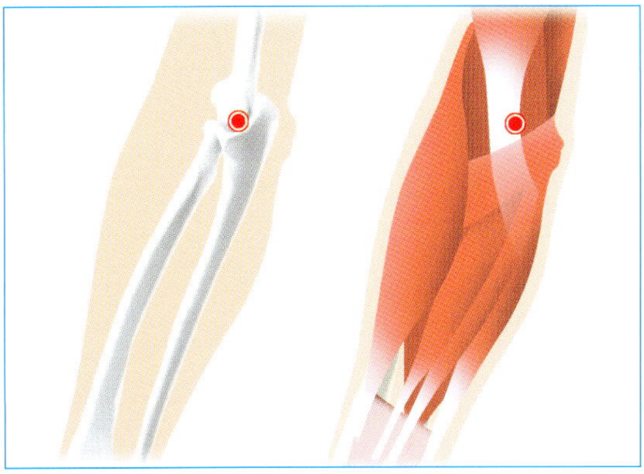

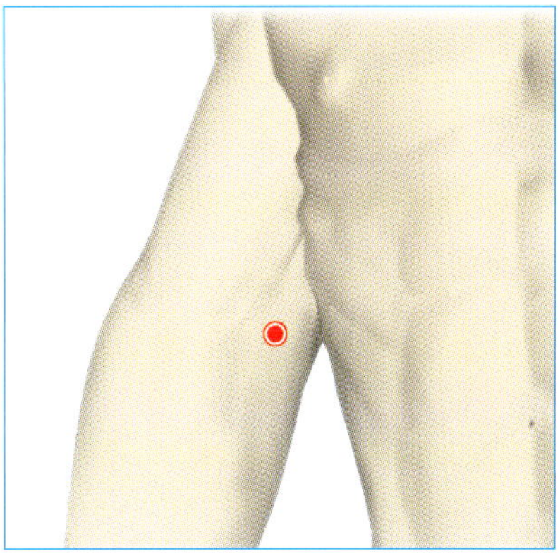

(4) 극문(極門)

위치 : 대릉혈과 곡택혈 사이 정 중앙, 손목 선 위로 5촌, 두 힘줄 사이

주치 : 심통, 심계항진, 토혈, 객혈, 전간, 여드름

부주 : 수궐음경의 극혈

(5) 간사(間使)

위치 : 대릉혈 위 3촌, 손목 선 위로 3촌, 두 힘줄 사이

주치 : 열병, 놀래는 증상, 전간, 심통, 심계항진, 위통, 구토, 학질

부주 : '경' 혈

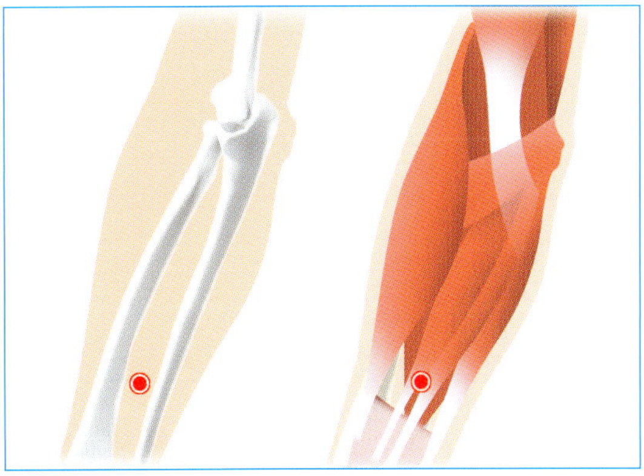

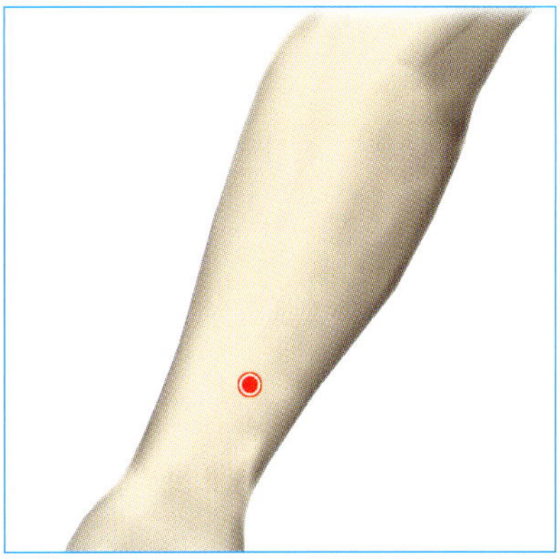

(6) 내관(內關)

위치 : 대릉혈 위 2촌, 손목 선 위로 2촌, 두 힘줄 사이

주치 : 구토, 위장 등 소화기 질환, 호흡기 질환, 심계항진, 위통, 열병, *상지 비통, 현훈, 오심, 불면증, 심장박동 이상, 불안감, 심장 질환, 복통, 치통, 두통

부주 : 수궐음경의 낙혈, 팔맥교회혈의 하나로 음유맥과 통한다

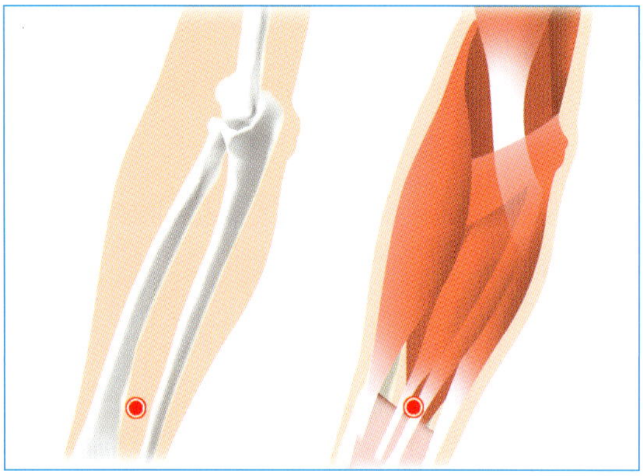

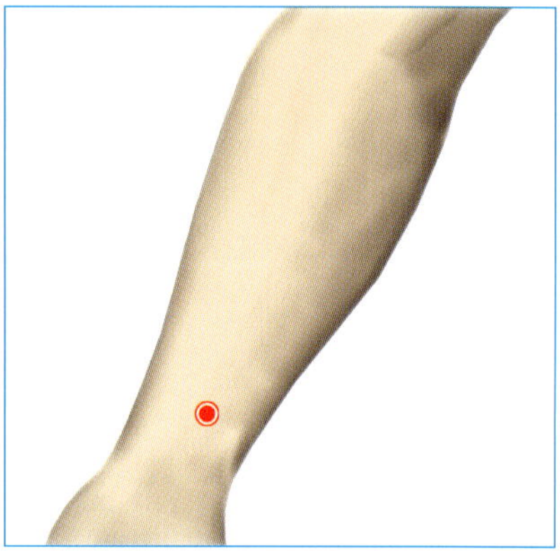

(7) 대릉(大陵)

위치 : 손바닥측 손목관절 횡문 중앙, 손목금 중앙, 두 힘줄 사이, 손목에 생기는 주름 중앙의 안쪽에 위치

주치 : 신경성 심계항진, 토혈, 흉협통, 심통, 위통, 구토, 전광, 근심, 중풍, 고혈압, 호흡곤란, 경기, 심열, 두통

부주 : '수' 혈, '원' 혈

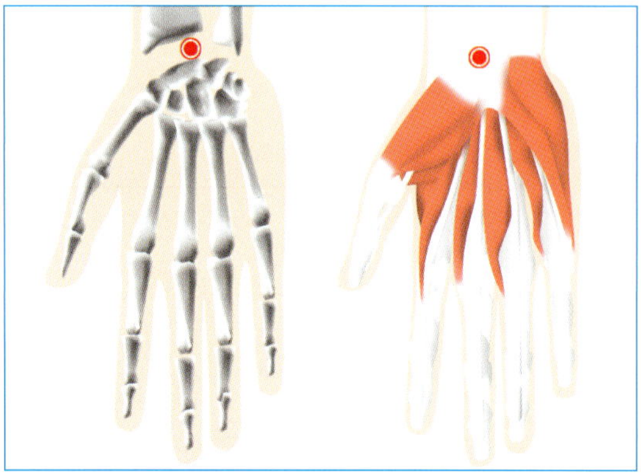

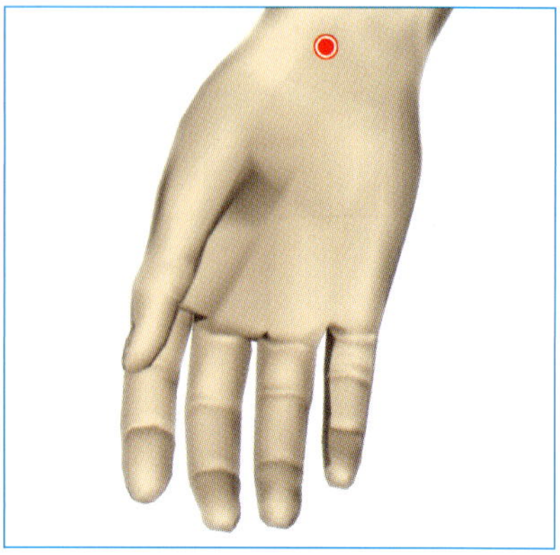

(8) 노궁(勞宮)

위치 : 제 2, 3 중수골 사이, 주먹을 쥐었을 때 중지 끝이 가리키는 곳, 가운데 손가락을 굽혔을 때 손톱이 손바닥에 닿는 곳

주치 : 구토, 구취, 정신병, 불안, 초조, 심장 질환, 소화불량, 피로, 폐 질환, 심계항진, 혈액순환장애, 해수 등

부주 : '영' 혈

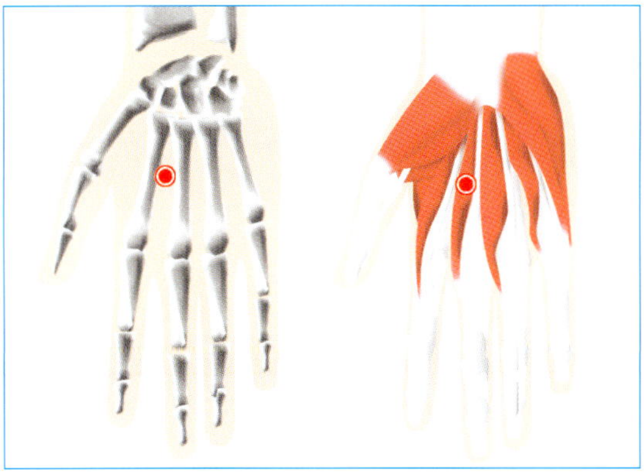

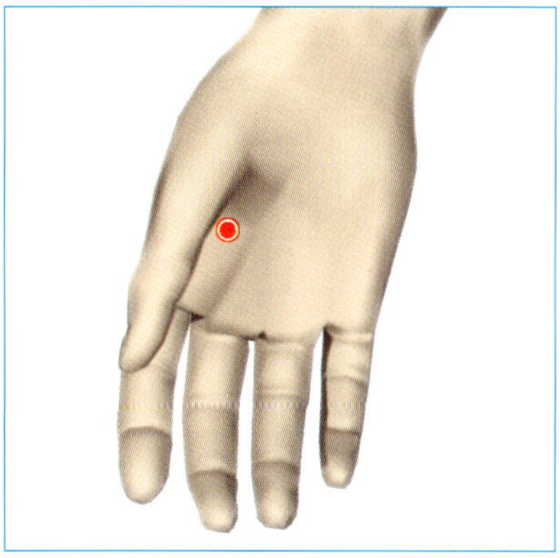

(9) 중충(中衝)

위치 : 중지 손가락 손톱 요측 1분처

주치 : 가슴이 답답함. 심통, 혼미, 열병, 중서(더위 먹음), *설강종통, 인사불성, 불안, 초조, 흉통, 꿈이 많을때

부주 : '정' 혈

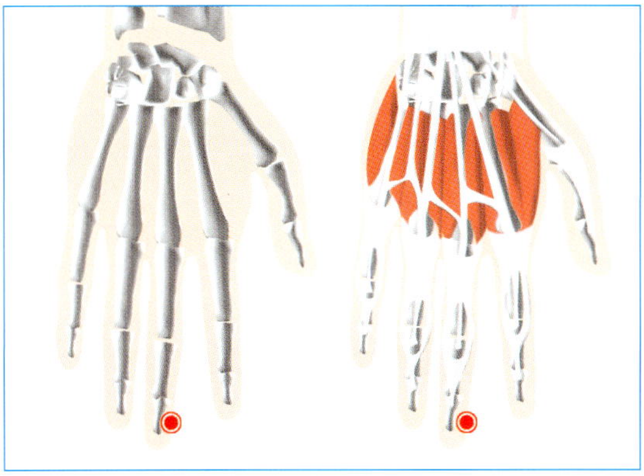

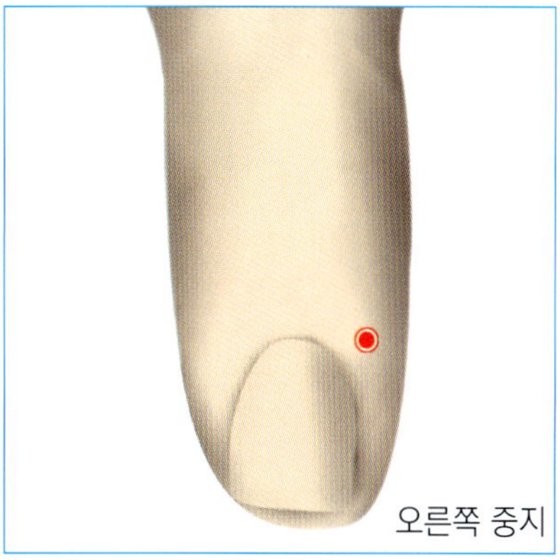

10. 수소양삼초경(手少陽三焦經) (TH : Triple Heater Meridian)

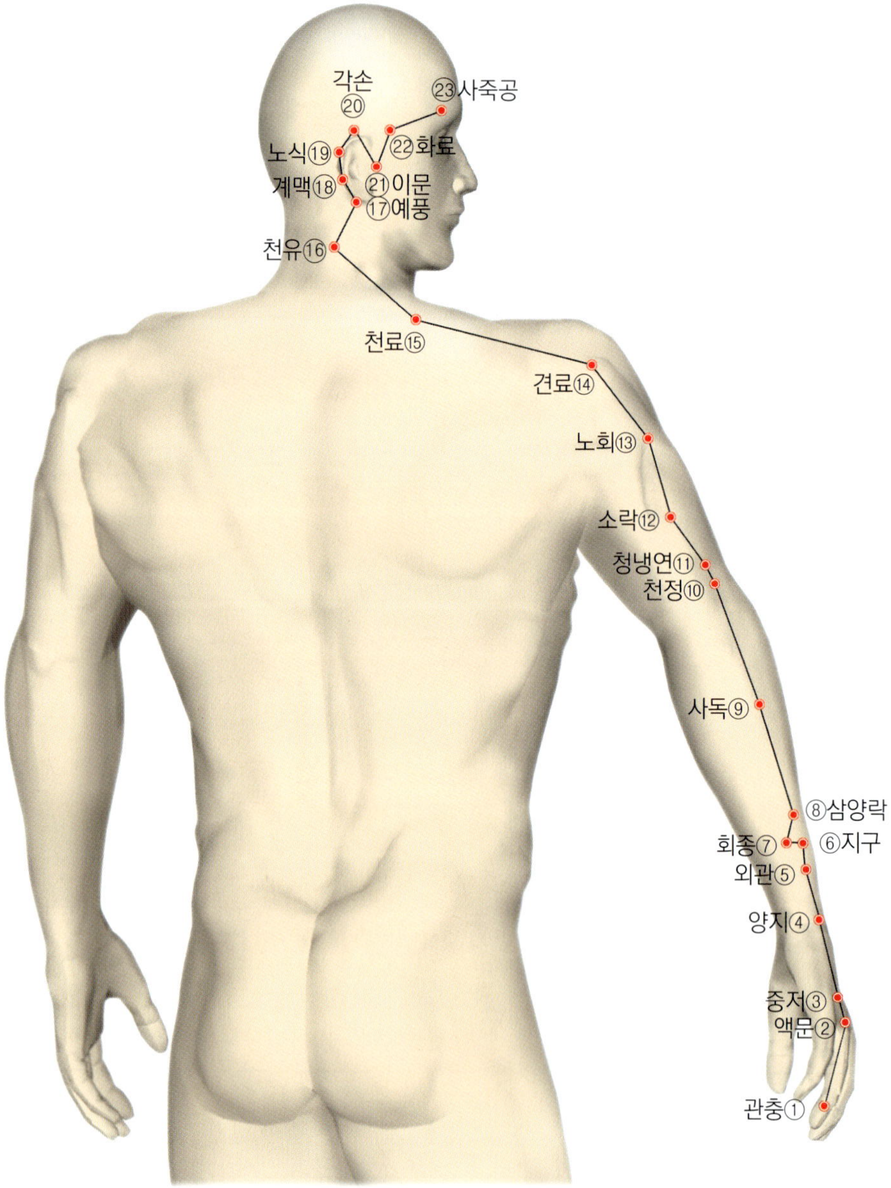

(1) 관충(關衝)

위치 : 제4지 손가락 손톱 척측 1분처

주치 : 두통, 중풍, 눈병, 편도선염, 인후질환, 목적동통, 이롱, 인후종통, 열병, 혼미, 인사불성, 천식, 수족마비, 경련 등 응급시

부주 : '정' 혈

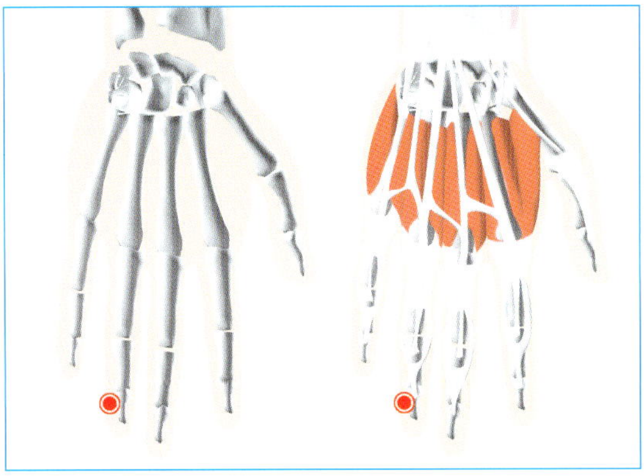

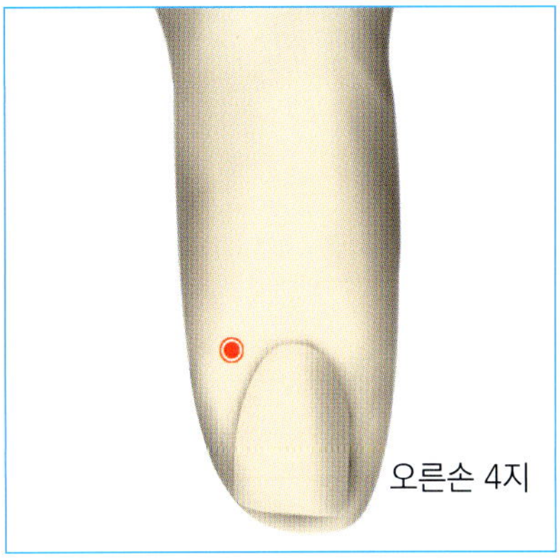

(2) 액문(液門)

위치 : 무명지와 소지 사이, 중수관절 앞 오목한 부위

주치 : 두통, 목적동통, 이롱, 인후종통, 학질

부주 : '영' 혈

(3) 중저(中渚)

위치 : 액문혈 뒤 1촌, 주먹을 쥐었을 때 제 4,5 중수골 소두 뒤의 오목한 부위

주치 : 두통, 목적동통, 이명, 이롱, 인후종통, 열병, 손가락을 펴지 못할 때, 귀의 질환, 편두통

부주 : '수' 혈

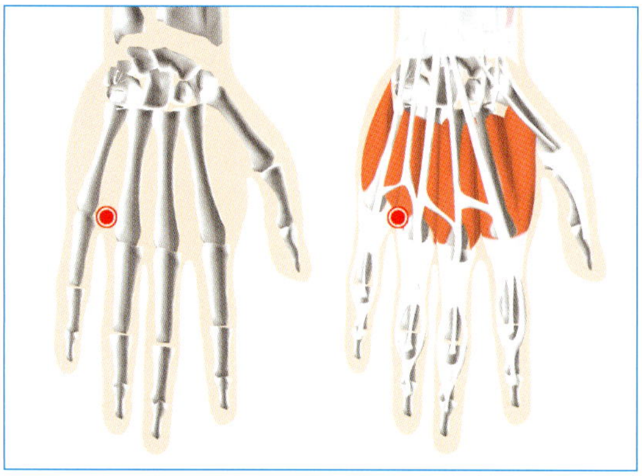

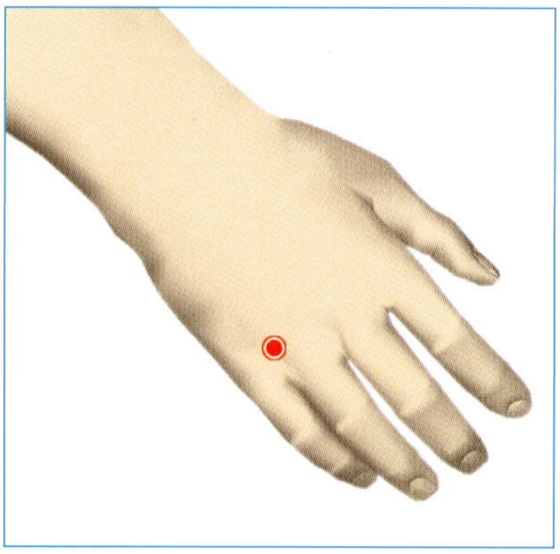

(4) 양지(陽池)

위치 : 완관절 손등면 중앙, 손등 부분 척골 경상돌기의 앞 오목한 부위

주치 : 당뇨병, 목적동통, 이롱, 인후종통, 학질, 손목 부위 동통, 호흡곤란, 천식, 귀머거리, 두통, 견갑통, 이질, 원기부족

부주 : 수소양경의 '원' 혈

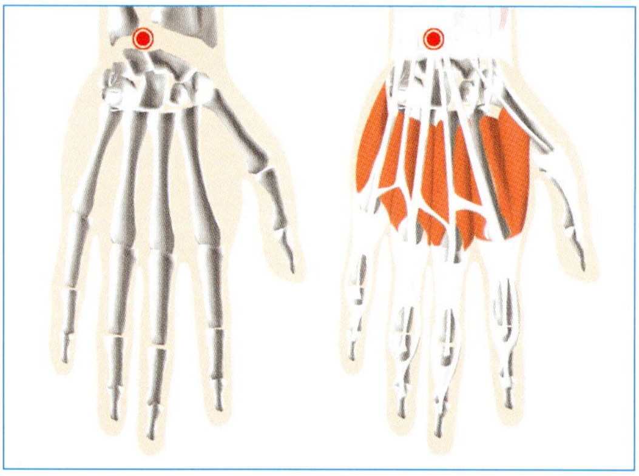

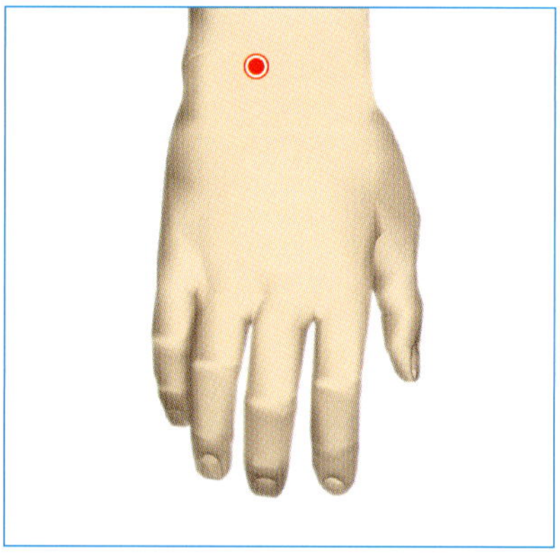

(5) 외관(外關)

위치 : 양지혈 위쪽 2촌, 손등 부분 손목 위로 2촌, 요골과 척골 사이

주치 : 감기, 열병, 두통, 열병, 편두통, 목적동통, 이명, 이롱, *협늑통, 상지비통, 4번째 손가락의 감각 둔화, 청각 장애, 견갑통, 수족마비, 반신불수, 천식, 두통

부주 : 수소양경의 '낙' 혈, 양교맥에 통한다

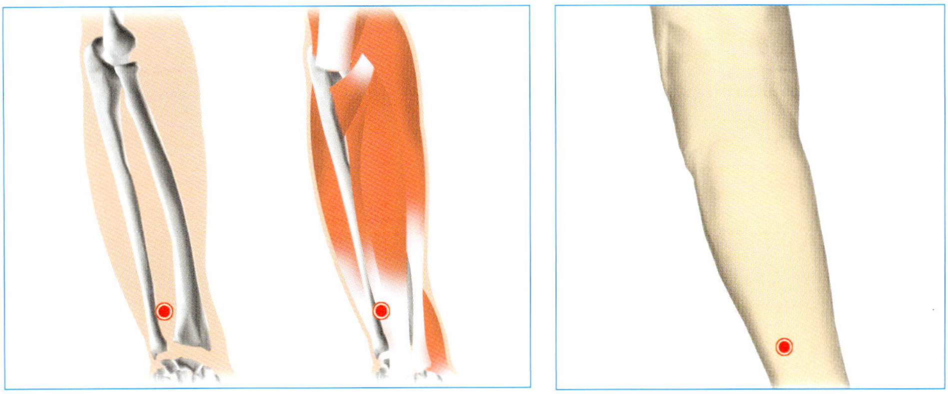

(6) 지구(支溝)

위치 : 양지혈 위쪽 3촌. 손등 부분 손목 위로 3촌, 요골과 척골 사이

주치 : 언어곤란, 흉협통, 구토, 이명, 이롱, 변비, 열병, 협늑통

부주 : '경' 혈

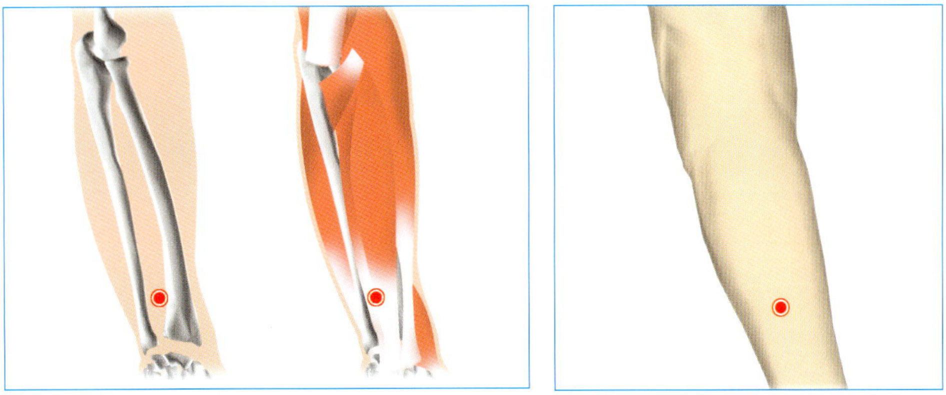

(7) 회종(會宗)

위치 : 지구혈에서 척골쪽으로 1분처

주치 : 이롱, 상지비통, 전간

부주 : 수소양경의 극혈

(8) 삼양락(三陽絡)

위치 : 양지혈 위 4촌, 지구혈 위 1촌, 요골과 척골 사이

주치 : 이롱, 치통, 상지비통

(9) 사독(四瀆)

위치 : 팔꿈치 밑 5촌, 요골과 척골 사이

주치 : 이롱, 인후종통, 치통, 상지비통

(10) 천정(天井)

위치 : 팔꿈치를 굽혔을 때 상완골의 아랫부분에서 위쪽으로 1촌거리의 오목한 곳, 팔꿈치의 뾰족한 부분 5촌 위

주치 : 편두통, 이롱, 전간, 연주창, 견갑통, 목병, 요통, 두통, 하지무력, 팔꿈치 부위 동통

부주 : 수소양경의 '합' 혈

주치 : 팔꿈치의 통증

(11) 청냉연(淸冷淵)

위치 : *주두 상방 천정혈 위 1촌, 팔을 굽히고 천정혈 위로 1촌

주치 : 편두통, 상지비통

(12) 소락(消我)

위치 : 주두 상방 천정혈 위로 5촌, 팔굽 끝과 견료혈의 연결선에서 팔굽에서 5촌

주치 : 두통, 치통, 항강, 견비통

(13) 노회(盼會)

위치 : 견료혈 직하 3촌, 팔굽 끝과 견료혈의 연결선에서 견료혈 밑 3촌, 삼각근의 후연

주치 : 상지동통

(14) 견료(肩髎)

위치 : 견봉외단 후하연, 견봉의 바깥쪽 가장자리 아랫부분의 오목한 곳

주치 : 견비통, 상지불수, 견갑통, 견비통, 목병, 후두통, 편두통

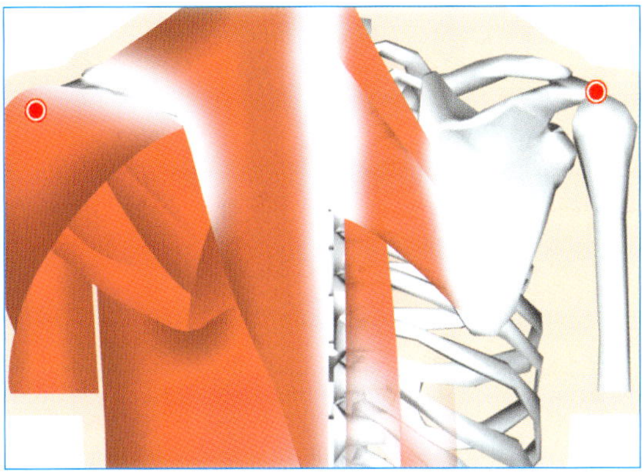

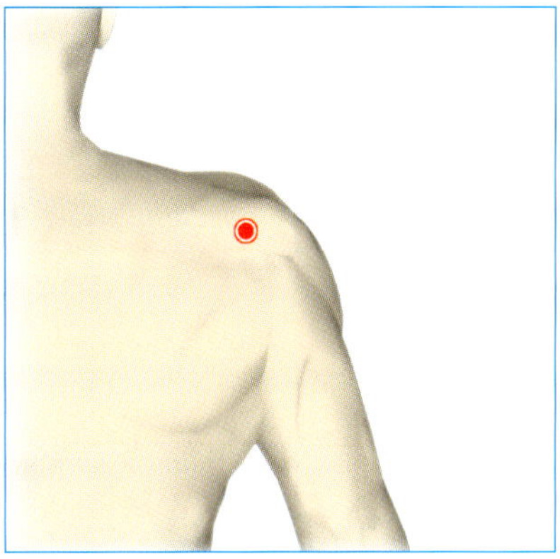

(15) 천료(天髎)

위치 : 견정혈과 곡원혈의 중간, 견갑골의 상각, 곡원혈 위로 1촌 되는 곳

주치 : 견비통, 경항강직

부주 : 수소양경과 양유맥의 교회혈

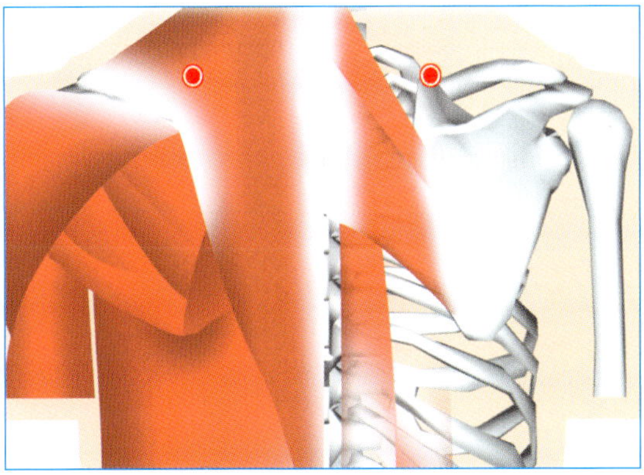

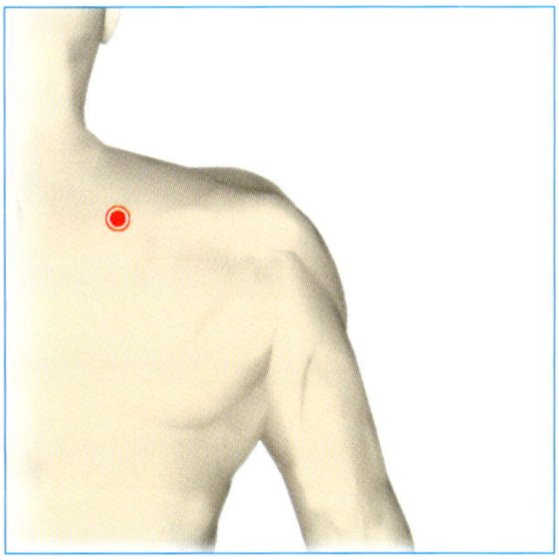

(16) 천유(天牖)

위치 : 천용혈과 천주혈의 중간, *유양돌기 뒤쪽 아래, 하악각과 수평을 이루는 곳(흉쇄유돌근의 후연)

주치 : 두통, 이롱, 항강, 목통

(17) 예풍(翳風)

위치 : 유양돌기 앞쪽 아래 귀 방울 뒤 오목한 부위, 귀 볼 뒤쪽의 오목한 곳

주치 : 이명, 이롱, 치통, 구안와사, 아관긴폐, 청각 장애, 안면 마비, 치통, 아래턱의 신경통

부주 : 수, 족 소양경의 교회혈

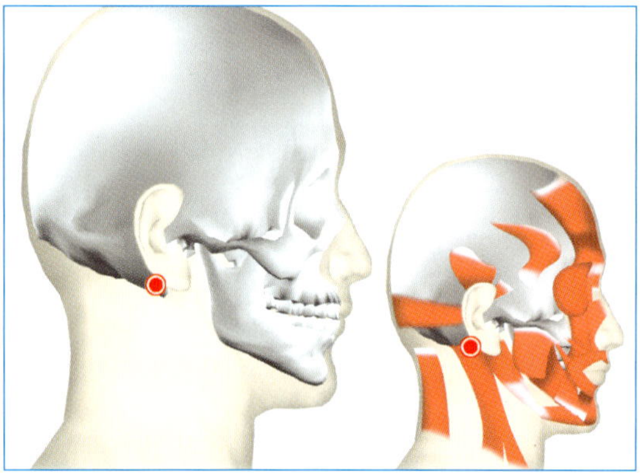

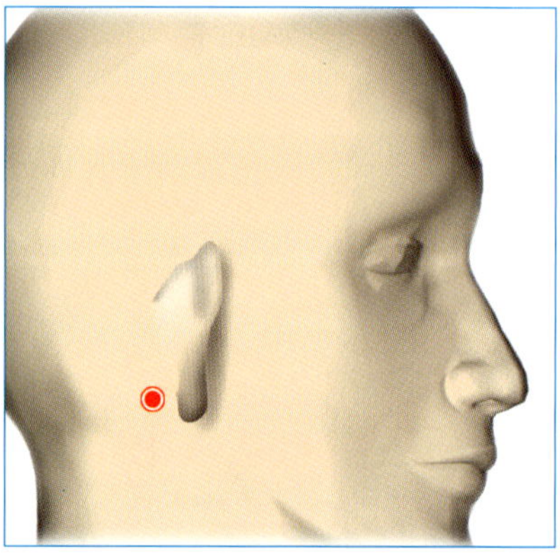

(18) 계맥(瘈脈)

위치 : 유양돌기 상연으로 예풍혈 후 상 1촌

주치 : 두통, 이명, 이통, 소아경풍(小兒驚風)

(19) 노식(顱息)

위치 : 예풍혈과 각손혈의 *이륜 연결선에서 위 1/3되는 곳

주치 : 두통, 이명, 이롱, 소아경풍(小兒驚風)

(20) 각손(角孫)

위치 : *이첨 부위에 해당되는 곳의 머리 난 곳

주치 : 치통, 항강, 뺨 부위 부종

부주 : 수소양, 족소양, 수양명경의 교회혈

(21) 이문(耳門)

위치 : *이주 상단의 앞 오목한 부위, 하악골 관상돌기 뒤 오목한 부위

주치 : 이명, 이롱,치통, 두통, 귀 질환, 눈병 등에 이용

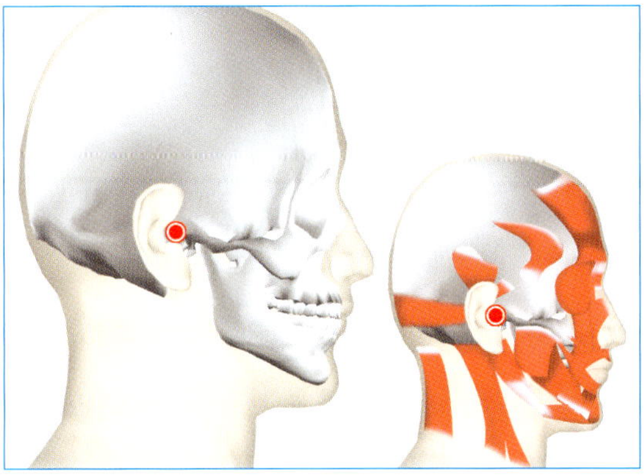

(22) 화료(和髎)

위치 : 이문혈 전상방 5분처, 귀밑머리 뒤, *이곽근 앞, 귀윈쪽 귀바퀴시작에서 조금 위쪽

주치 : 두통, 이명, 아관긴폐

부주 : 수소양, 족소양, 수태양경의 교회혈, 머리, 이, 귀, 코, 얼굴, 눈의 요혈

(23) 사죽공(絲竹空)

위치 : 눈썹 끝 부분의 오목한 곳

주치 : 시력저하, 결막염, 두통, 편두통, 목적동통, 치통, 안검경련, 현기증, 안면 마비, 눈꺼풀이나 근처 근육의 경련

부주 : 눈, 머리에 필수적인 혈

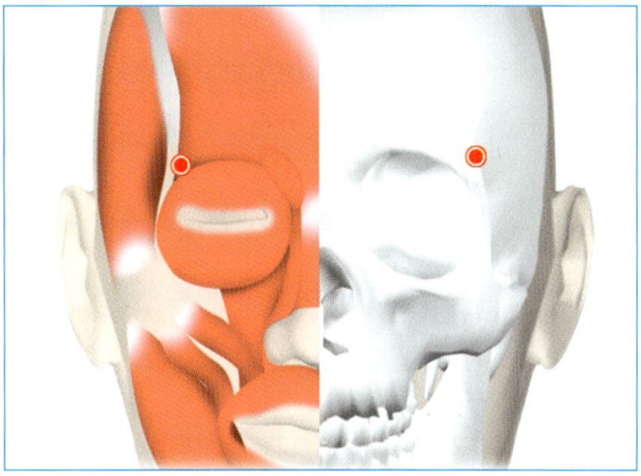

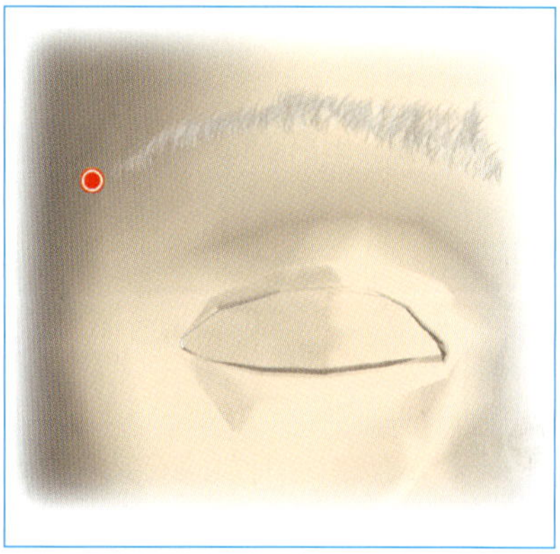

11. 족소양담경(足少陽膽經) (GB : Gall Bladder Meridian)

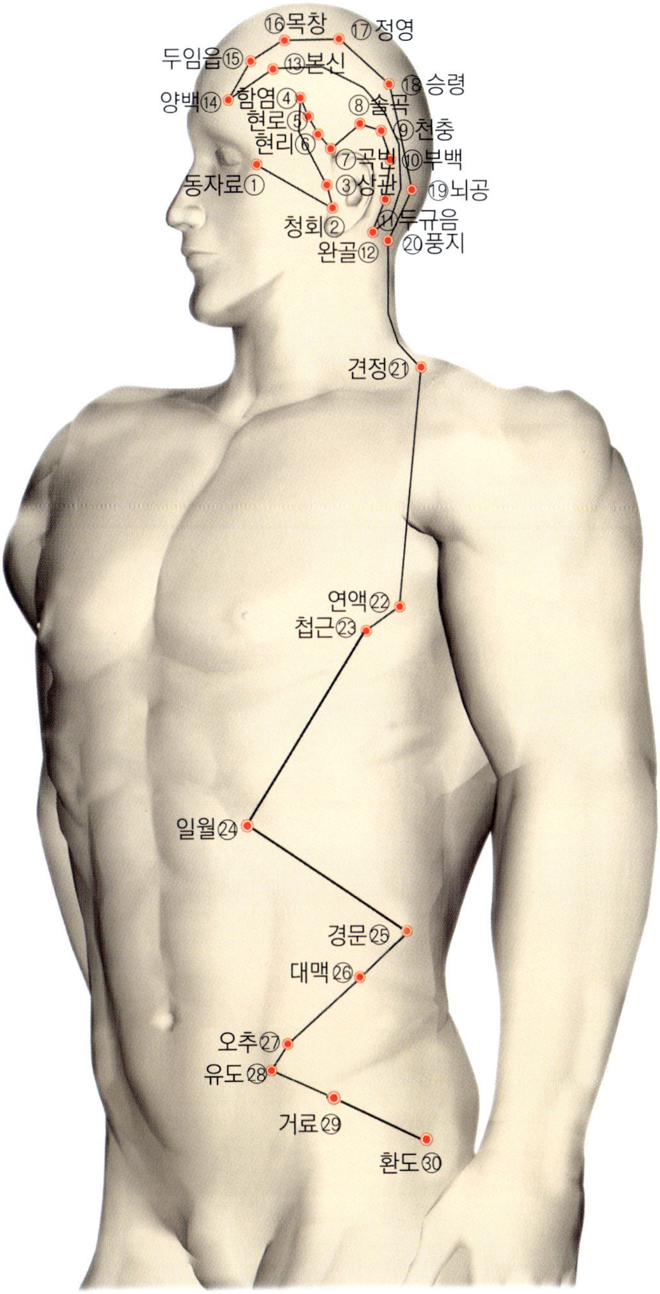

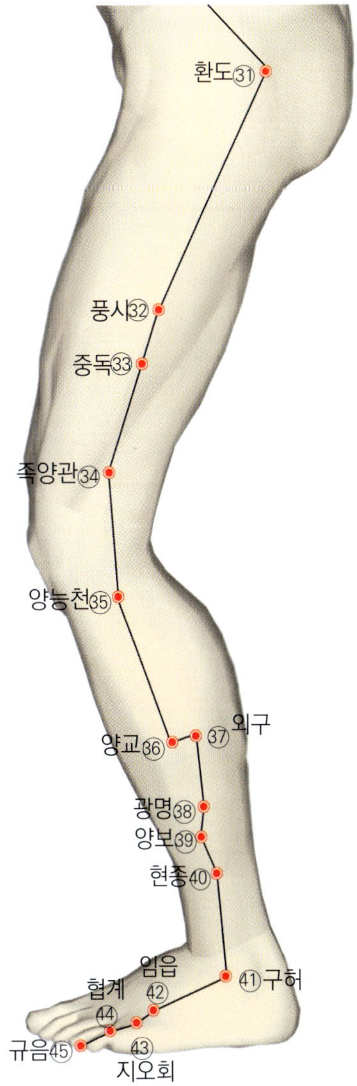

(1) 동자료(瞳子髎)

위치 : 눈 바깥쪽(꼬리)5분처 오목한 부위

주치 : 시력저하, 두통, 목적종통, 눈 질환

부주 : 수태양, 수족소양경의 교회혈

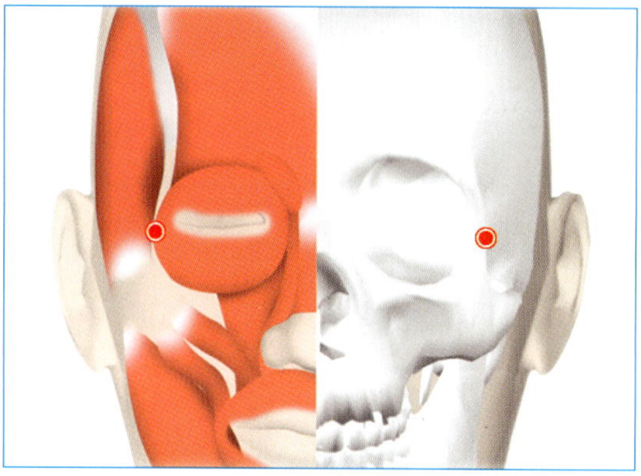

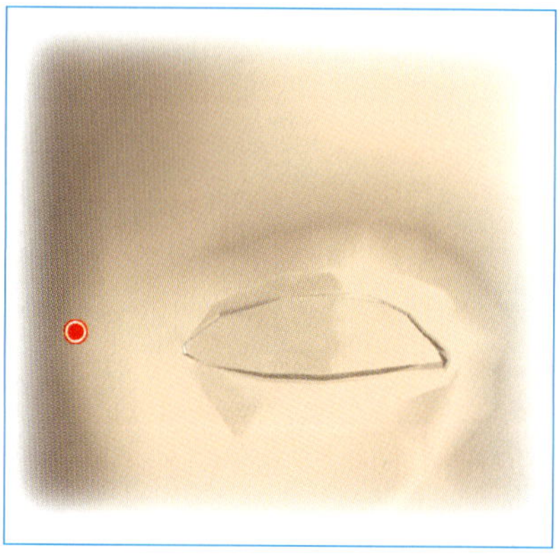

(2) 청회(聽會)

위치 : 이하수 앞 오목한 부분, 귀 앞쪽으로 귓볼과 평행한 부분, 입을 벌렸을 때 움푹 들어가는 곳. 입을 벌리면 귀 약간 앞쪽에 움직이는 부위

주치 : 치통, 귓병, 이명, 이롱, 귀 질환, 귀, 눈, 이, 중풍, 수족마비

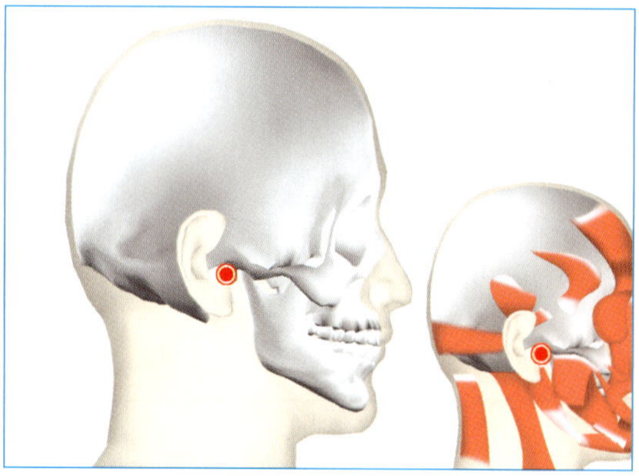

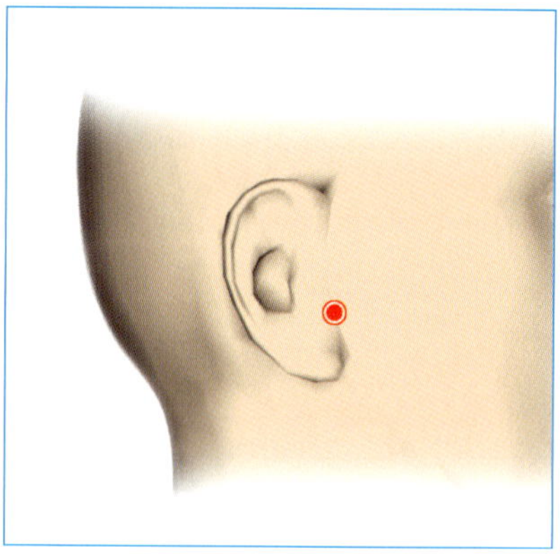

(3) 상관(上關)

위치 : 협골궁 상렴, 개구 시 구멍이 나타나는 곳, 하관혈 바로 위, *관궁의 상연
주치 : 편두통, 이명, 이롱, 구안와사, 치통

(4) 함염(抶厭)

위치 : 두유혈과 곡빈혈 연결선에서 위로 1/4
주치 : 편두통, 목현, 이명, 치통, 전간
부주 : 수족소양, 수족양명의 교회혈

(5) 현로(懸顱)

위치 : 함염혈과 현리혈의 중간, 두유혈과 곡빈혈의 중점
주치 : 편두통, 목적종통, 치통

(6) 현리(懸釐)

위치 : 두유혈과 곡빈혈 호선의 밑 1/4되는 곳
주치 : 편두통, 이명, 목적종통
부주 : 수족소양, 족양명경의 교회혈

(7) 곡빈(曲函)

위치 : 귀 첨부 횡선과 귀 앞 직선의 교차점, 귀 앞 귀밑머리 후연으로 곧게 올라가 각손혈과 수평을 이루는 곳
주치 : 편두통, 아관긴폐
부주 : 족소양과 족태양경의 교회혈

(8) 솔곡(率谷)

위치 : 귀 위 1.5촌, 이첨에서 곧게 올라가 머리난 곳에 1.5촌 진입한 곳
주치 : 편두통, 현훈, 소아경기
부주 : 족소양과 족태양경의 교회혈

(9) 천충(天衝)

위치 : *이근 후연으로 곧게 올라가 머리난 곳에 2촌 진입한 곳

주치 : 두통, 잇몸통, 전간

부주 : 족소양과 족태양경의 교회혈

(10) 부백(浮白)

위치 : 천충혈 후하방 1촌, 이근에서 상연으로 뒤로 머리난 곳에 1촌 진입한 곳

주치 : 두통, 이명, 귀염증(이롱), 목통

부주 : 족소양과 족태양경의 교회혈

(11) 두규음(頭竅陰)

위치 : 완골혈 위 *침골 하, 부백혈 밑 유양돌기 근부

주치 : 두통, 이명, 이롱

부주 : 족소양과 족태양의 교회혈

(12) 완골(完骨)

위치 : 유양돌기 후하방 오목한 부위

주치 : 두통, 경항강통, 치통, 학질, 전간, 편두통, 귓병, 후두통, 담석통, 신경통, 인사불성, 수족경련, 정신질환

부주 : 족소양과 족태양경의 교회혈

(13) 본신(本身)

위치 : 신정혈 옆으로 3촌, 두유혈와 신정혈의 연결선에서 내측 2/3되는 곳

주치 : 두통, 소아경풍, 전간, 현기증

부주 : 족소양경과 양유맥의 교회혈

(14) 양백(陽白)

위치 : 눈썹 위(동공 직상)로 1촌

주치 : 두통, 목통, 안면신경마비, *미릉골통, 안면마비, 눈꺼풀의 경련, 눈 동통, 불면증, 인사불성, 정신병

부주 : 족소양경과 양유맥의 교회혈

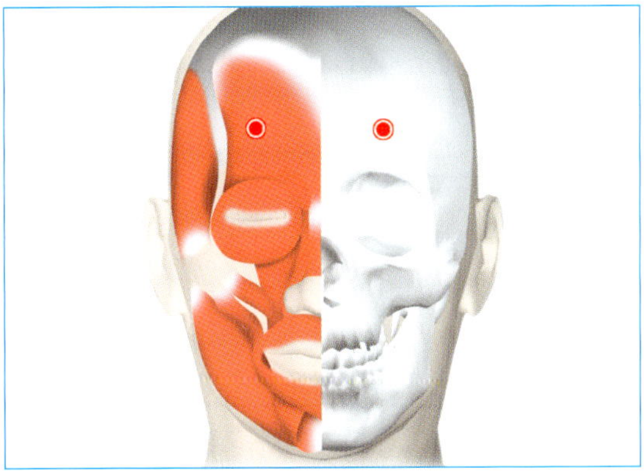

(15) 두임읍(頭臨泣)

위치 : 눈 위에서 발제로 5분(0.5촌)들어간 곳, 양백혈 위 발제로 0.5촌되는 곳

주치 : 두통, 목현, 코막힘, 소아경풍

부주 : 족소양, 족태양경과 양유맥의 교회혈

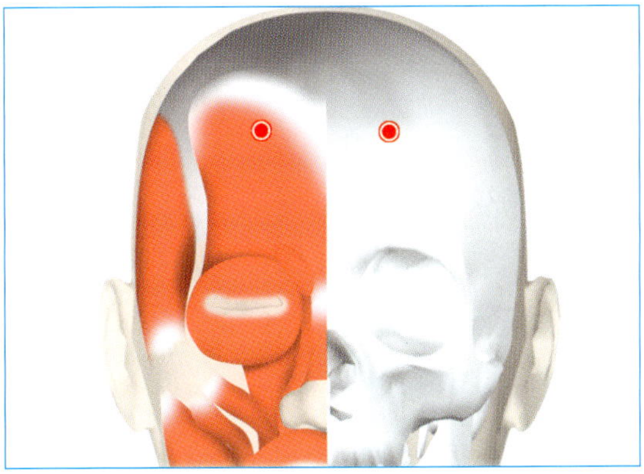

(16) 목창(目窓)

위치 : 두임읍혈 뒤로 1.5촌
주치 : 두통, 목적종통, 코막힘, *면부 부종, 전간
부주 : 족소양경과 양유맥의 교회혈

(17) 정영(正營)

위치 : 목창혈 뒤로 1촌
주치 : 두통, 목현, 치통
부주 : 족소양경과 양유맥의 교회혈

(18) 승령(承靈)

위치 : 정영혈 뒤로 1.5촌
주치 : 두통, 현훈, 목통, 코막힘, 코피

(19) 뇌공(腦空)

위치 : 풍지혈 뒤로 1.5촌
주치 : 두통, 현훈, 경항강통, 전간
부주 : 족소양경과 양유맥의 교회혈

(20) 풍지(風池)

위치 : 완골혈과 천추혈의 중간 (완골 밑 머리 난 곳), 흉쇄유돌근과 승모근 사이 오목한 부위
주치 : 두통, 고혈압, 중풍, 시력저하, 현훈, 이명, 목적종통, 열병, 경항강통, 목 근육의 긴장, 경추 염좌, 독감, 감기, 파킨슨증후군, 전간, 안면근육마비, 인후통, 귓병, 구안와사, 담석통, 신경통, 인사불성, 치통
부주 : 족소양경과 양유맥의 교회혈, 풍을 제거하는 요혈

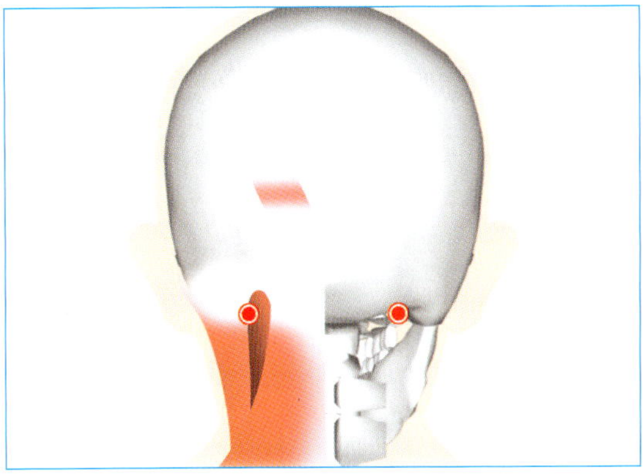

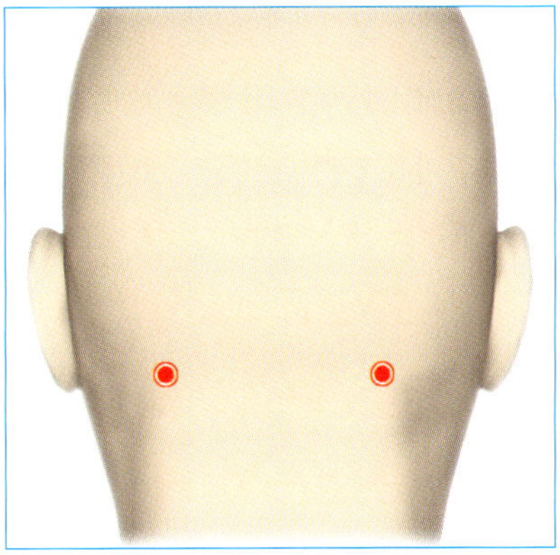

(21) 견정(肩井)

위치 : 대추혈과 견봉 사이의 중점, 7번 경추의 극돌기에서 견갑골 뒷부분의 중앙

주치 : 중풍, 어깨부위통증, 상지불수, 목의 통증과 뻣뻣한 증상, 견갑, 견배통, 류머티즘, 유방질환

부주 : 수족소양경과 양유맥의 교회혈

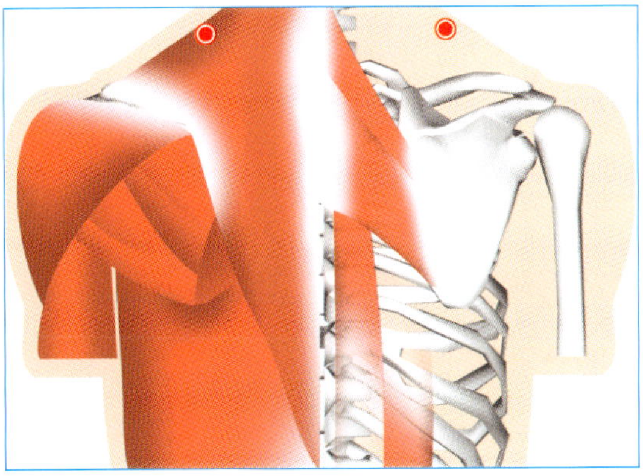

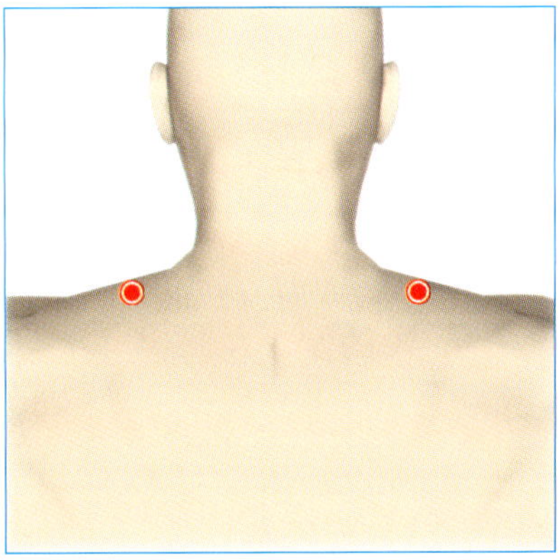

(22) 연액(淵腋)

위치 : 겨드랑이 밑으로 3촌, 액중선에서 제 4늑간극에 해당

(23) 첩근(輒筋)

위치 : 겨드랑이 밑 3촌, 앞(중앙 부분으로)으로 1촌, 연액혈 앞 1촌, 제 4늑간극
주치 : 흉만, 협통, 구토

(24) 일월(日月)

위치 : 유두 밑 7,8 늑골사이, 기문혈 밑으로 0.5촌
주치 : 구토, 구역질, 황달, 협늑통, 담 질환
부주 : 담의 모혈, 족소양과 족태음경의 교회혈

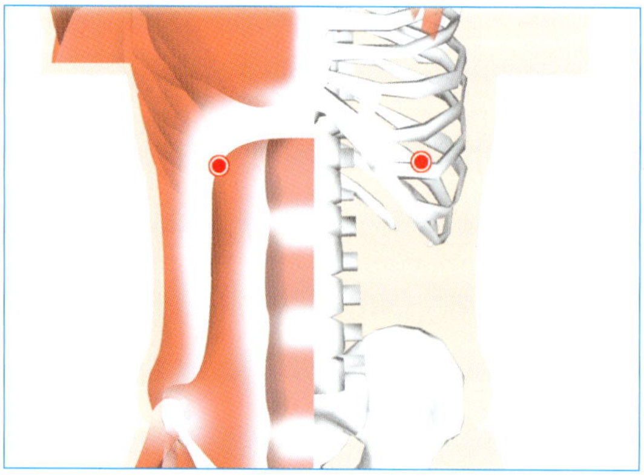

(25) 경문(京門)

위치 : 제 12늑골 하단(끝) 복부 옆면
주치 : 배뇨곤란, 수종, 요통, 협통, 복창, 설사, 간/담 질환, 척추 질환
부주 : 신의 모혈

(26) 대맥(帶脈)

위치 : 11늑골 끝과 장골능의 중간점, 제 11늑골단 밑으로 배꼽과 수평을 이루는 곳
주치 : 월경불순, 냉대하, 소복통, 복통, 요통, 협통, 허리와 다리 동통, 방광, 후두질환, 대장질환, 생식기질환, 좌골신경통
부주 : 족소양경과 대맥의 교회혈

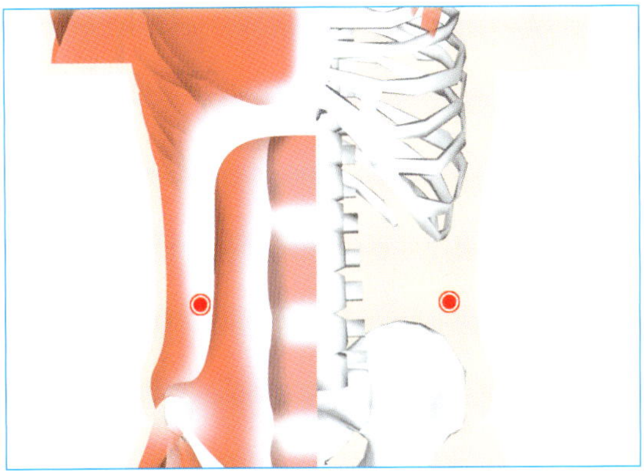

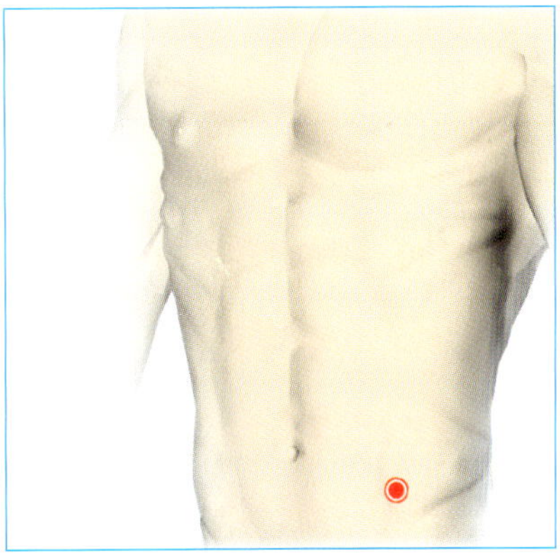

(27) 오추(五樞)

위치 : 대맥혈 밑으로 3촌, 복부 옆면 *상전장골극 앞으로 0.5촌,

주치 : 복통, 산기, 대하, 변비

부주 : 족소양경과 대맥의 교회혈

(28) 유도(維道)

위치 : 장문혈 밑으로 5촌, 오추혈 앞으로 0.5촌

주치 : 복통, 산기, 대하, 음정

(29) 거료(居髎)

위치 : 중극 양방으로 5촌, 상전장골극과 *대퇴골 *대전자 최고점 연결선의 중점

주치 : 요통, 하지마비, 산기

부주 : 족소양경과 양교맥의 교회혈

(30) 환도(環跳)

위치 : 고관절 대전자 앞 오목하게 들어간 부위

주치 : 좌골신경통, 요통, 반신불수, 하지마비, 둔부의 통증, 하퇴부 동통, 발뒷꿈치 동통, 고관절, 무릎관절통, 두통, 눈병, 견갑통, 장 질환, 하복부 옆면 동통.

부주 : 족소양경과 족태양경의 교회혈

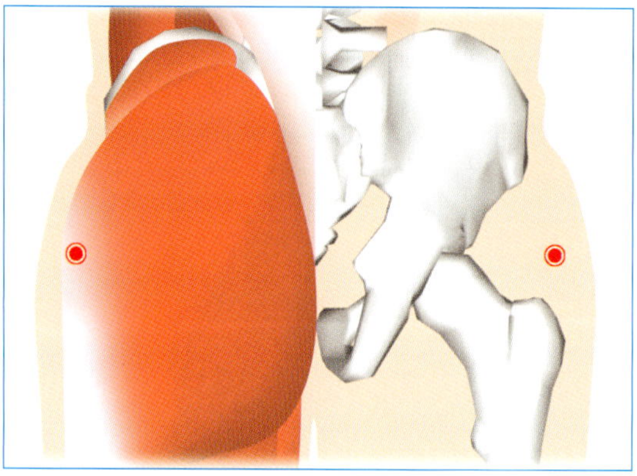

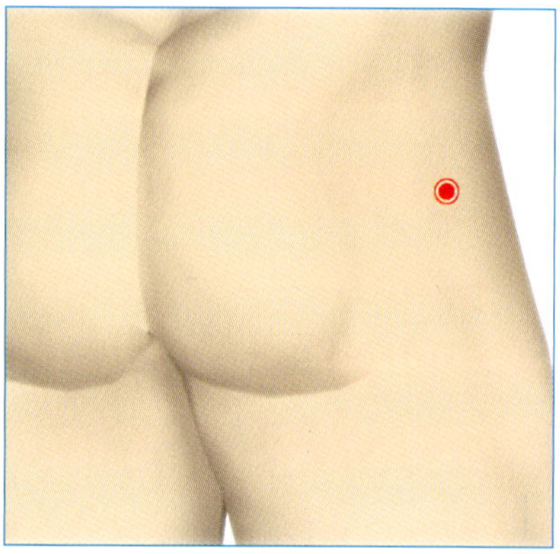

(31) 풍시(風市)

위치 : 자연스럽게 대퇴 옆면에 손을 내렸을 때 중지 끝이 닿는 곳

주치 : 하지동통, 전신소양증, 대퇴부분의 감각 둔화, 좌골신경통, 대퇴 신경통, 두통, 수족경련, 고관절통, 중풍

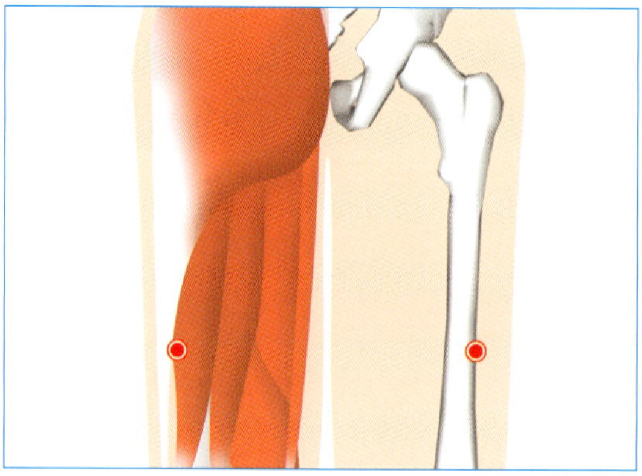

(32) 중독(中瀆)

위치 : 풍시혈 밑으로 2촌

주치 : 하지불수, 하지동통

(33) 족양관(足陽關)

위치 : 양릉천혈 위로 3촌, 대퇴골 외상과 위 오목한 부위

주치 : 요퇴통, 무릎관절통, 반신불수, 근육통, 담석통, 눈병, 귀병, 편두통, 견갑통

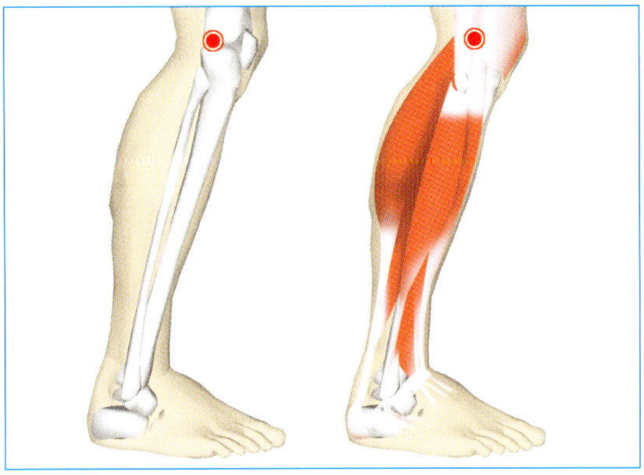

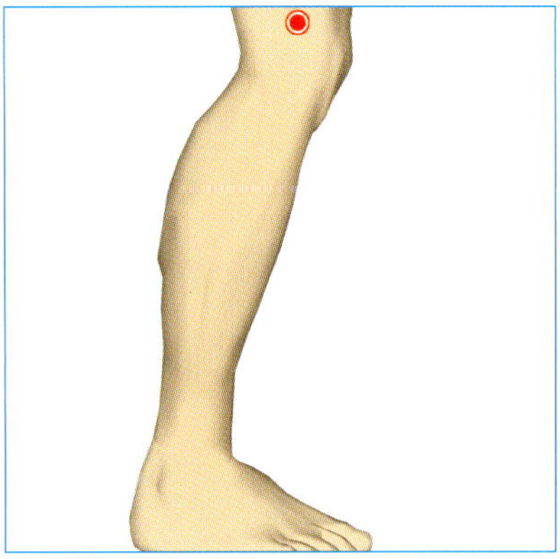

(34) 양릉천(陽陵泉)

위치 : 무릎 밑으로 1촌 *비골 소두 앞쪽 오목한 부위, 무릎 외측 바로 밑

주치 : 흉협통, 구토, 황달, 소아경풍, 하퇴부 경련, 마비 증상, 염좌, 좌골신경통, 요퇴통, 무릎관절통, 반신불수, 근육통, 담석통, 눈병, 귀병, 편두통, 견갑통

부주 : '합' 혈

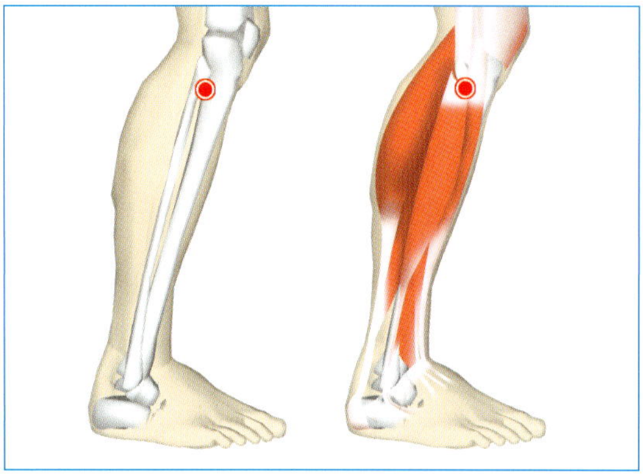

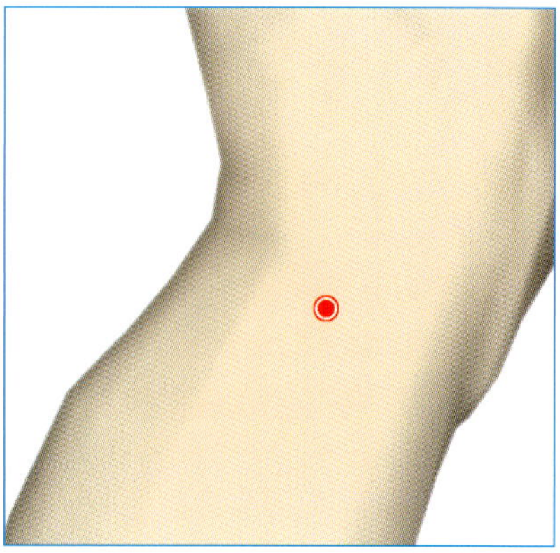

(35) 양교(陽交)

위치 : 외측 복사뼈 위로 7촌, 하지 외측 중간

주치 : 흉협창만, 하지불수, 전광, 신경통, 요통, 반신불수, 중풍, 무릎 관절통, 발목 동통

부주 : 양유맥의 극혈

(36) 외구(外丘)

위치 : 양교혈 앞으로 3분처, 외측 복사뼈 위로 6촌

주치 : 흉협창만, 하지불수, 전광

부주 : 족소양경의 극혈

(37) 광명(光明)

위치 : 외측 복사뼈 위로 5촌

주치 : 목통, 야맹증, 하지비위, 유방창통

부주 : 족소양경의 '락' 혈

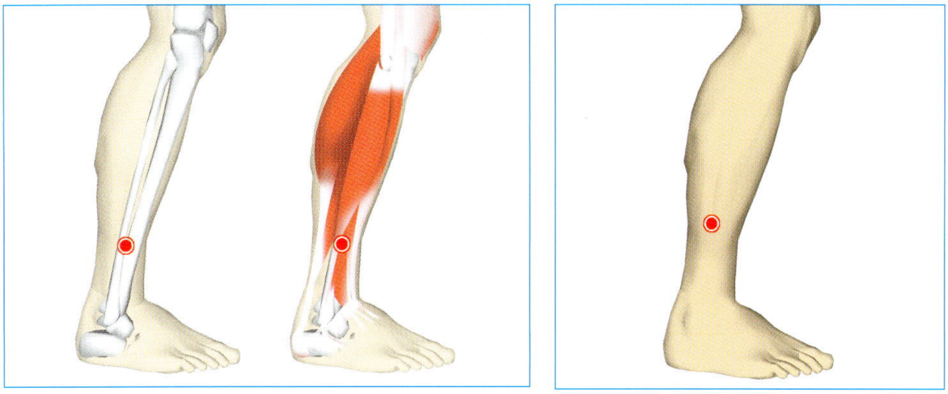

(38) 양보(陽輔)

위치 : 외측 복사뼈 위로 4촌

주치 : 편두통, 목외자통, 액하종통, 인후종통, 하지비위

부주 : '경' 혈

(39) 현종(懸鐘)

위치 : 외측 복사뼈 위로 3촌

주치 : 두항강통, 흉협창만, 인후종통, 하지비위, 치질, 신경통, 요통, 반신불수, 중풍, 무릎 관절통, 발 저림, 발목 동통

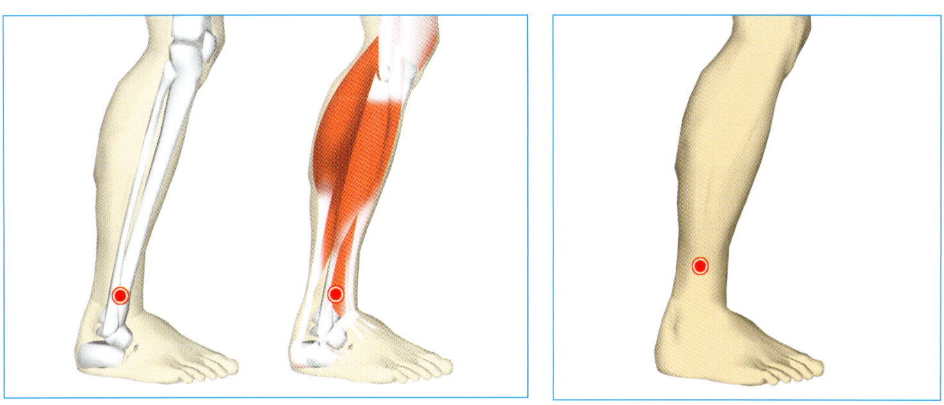

(40) 구허(丘墟)

위치 : 외측 복사뼈 전하방, 오목한 부위

주치 : 흉협창통, 하지비위, 흉곽 근육 통증, 발목 염좌

부주 : '원' 혈

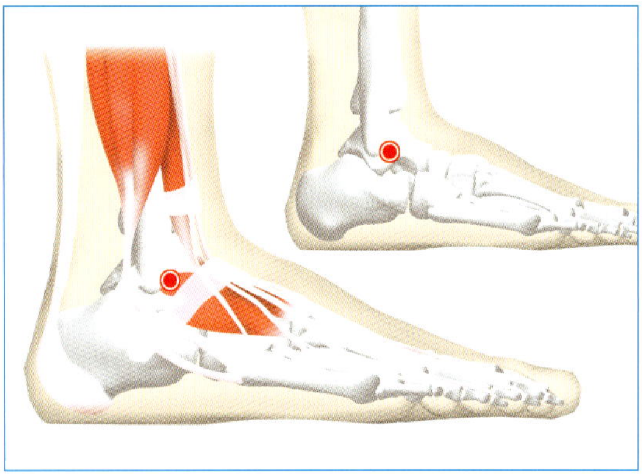

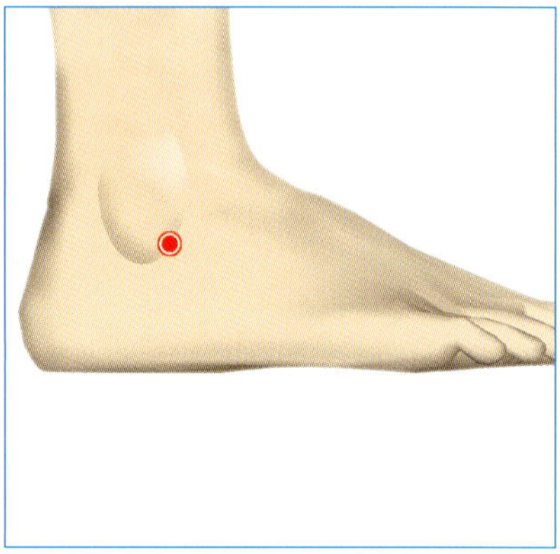

(41) 족임읍(足臨泣)

위치 : 발등 제4,5중족골 결합부위의 앞쪽 오목한 부분, 소지 신근건의 외측 오목한 부위

주치 : 목적동통, 협늑통, 월경불순, 유뇨, 요통, 족부동통, 발목 동통, 관절통, 견갑통

부주 : '수' 혈

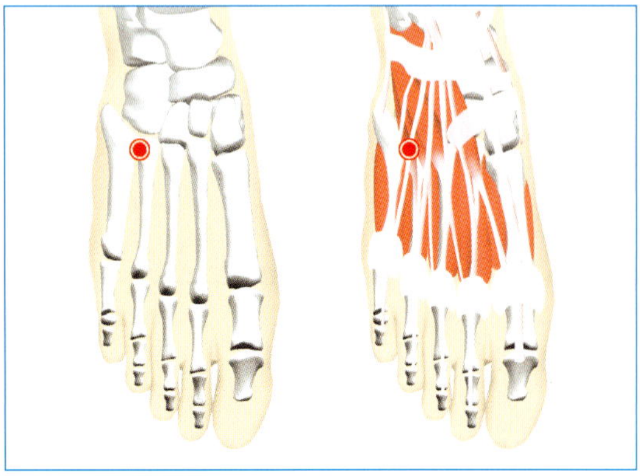

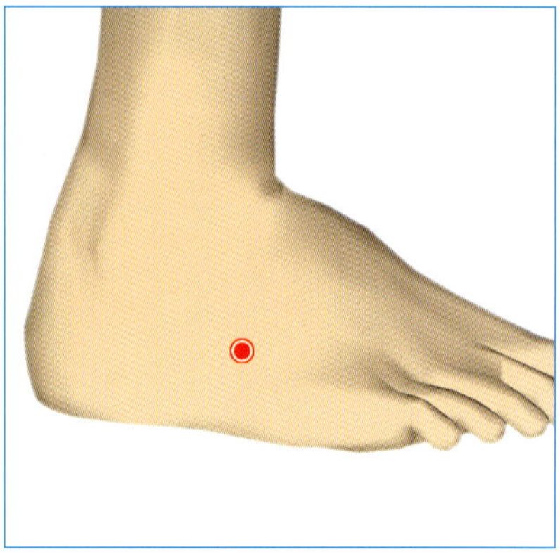

(42) 지오회(地五會)

위치 : 족임읍혈 밑으로 1촌, 제 4,5 중족골 사이 소지 신근건의 내측

주치 : 두통, 이명, 흉통, 족배동통, 목적동통

(43) 협계(俠谿)

위치 : 발등부위 제4지와 5지 사이

주치 : 두통, 목현, 이명, 이롱, 목적종통, 협늑동통, 열병

부주 : '영' 혈

(44) 족규음(足竅陰)

위치 : 제 4지 발톱 외측 옆으로 0.1촌, 넷째 발톱 끝

주치 : 두통, 이롱, 인후종통, 열병, 불면증, 협통, 월경불순, 인시불성, 맥박이상, 심장병, 담낭염, 황달 등

부주 : '정' 혈

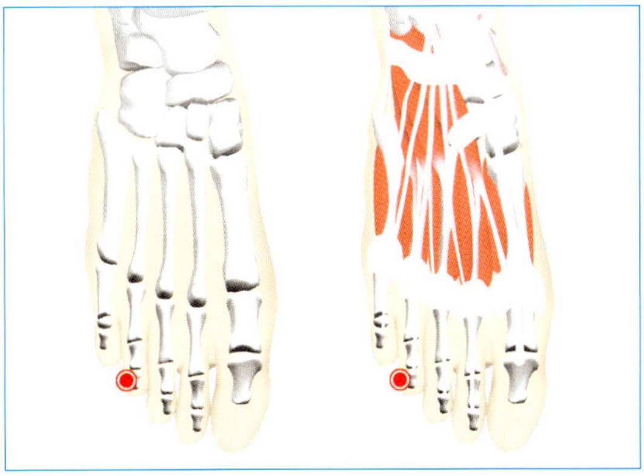

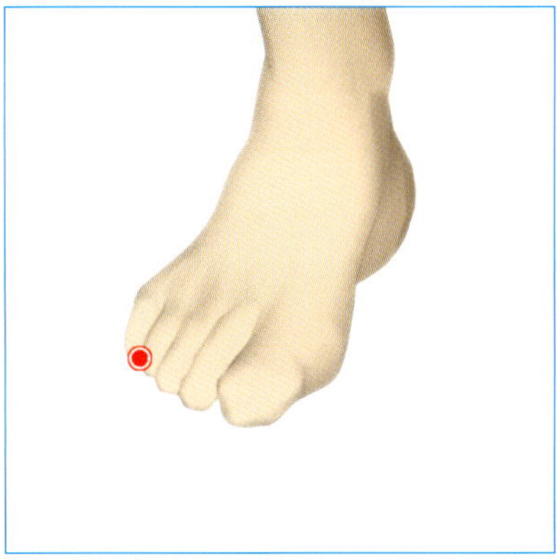

12. 족궐음간경(足厥陰肝經) (LV : Liver Meridian)

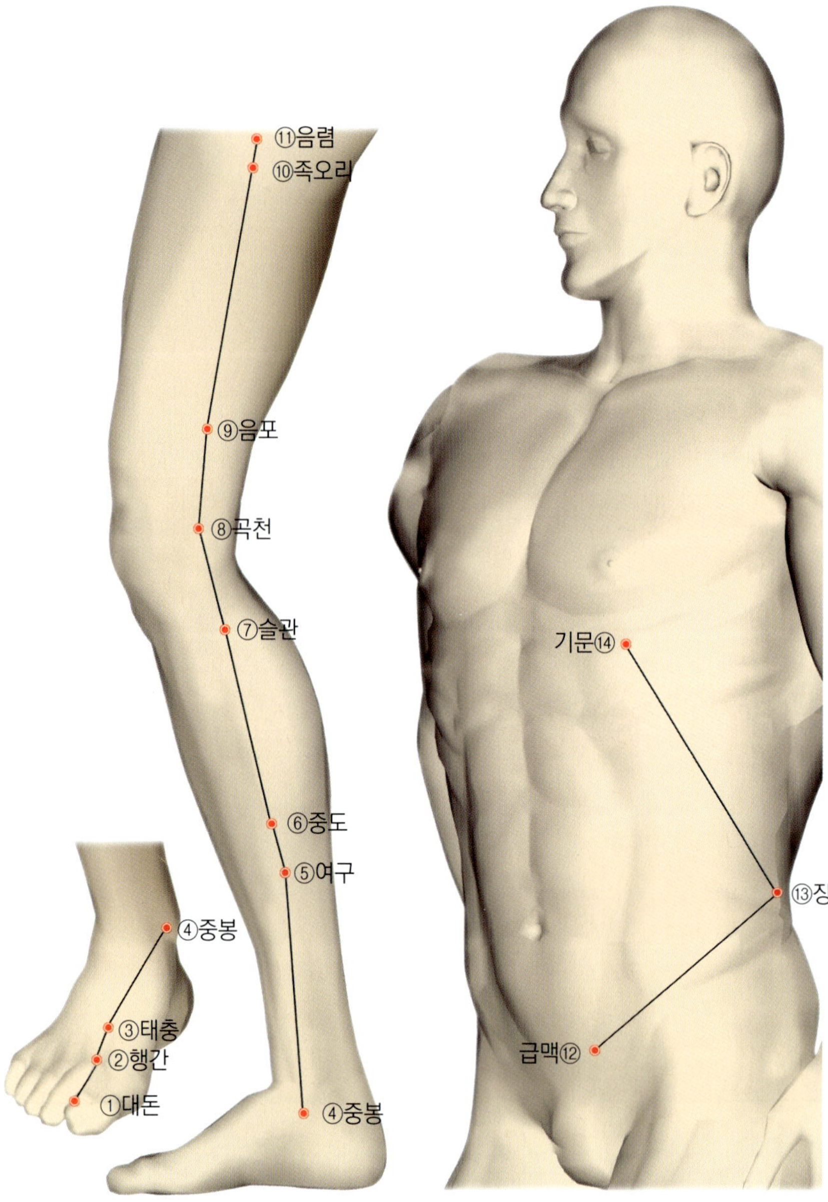

(1) 대돈(大敦)

위치 : 엄지발톱 외측 옆으로 0.1촌

주치 : 자궁출혈, 자궁하수, 인사불성, 산기, 유뇨, *경폐, 붕루, 전간, 복통, 소화불량, 시력장애, 생식기 질환, 간 질환, 심계항진, 설사, 변비

부주 : '정' 혈

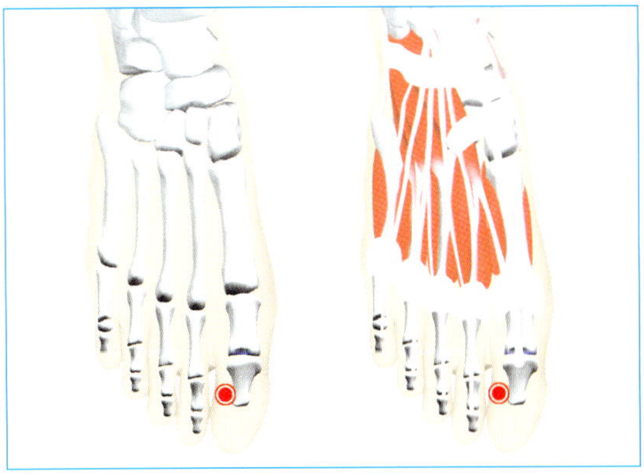

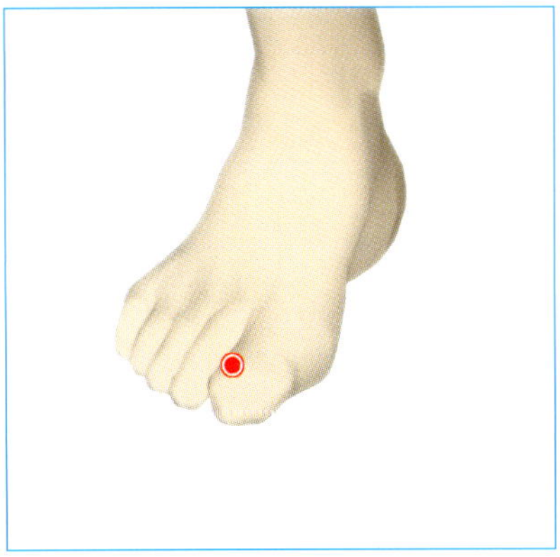

(2) 행간(行間)

위치 : 발등 부분 엄지발가락과 둘째 발가락 사이

주치 : 야뇨증, 눈 질환, 불면증, 중풍, 두통, 협통, 배뇨곤란, 월경불순, 월경통, 고혈압, 간 질환, 소화불량

부주 : '영' 혈, 간의 기능을 억제하는 혈

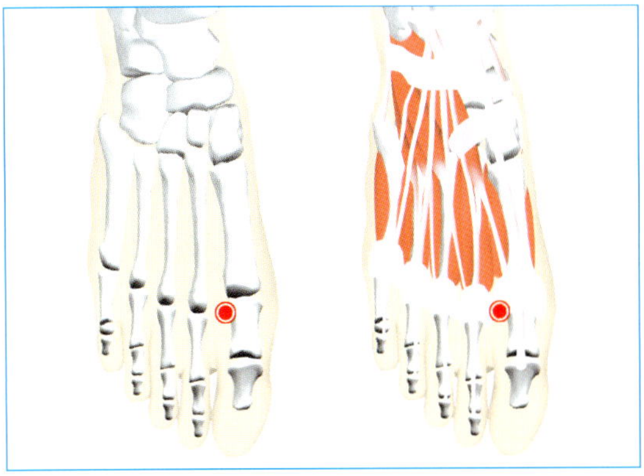

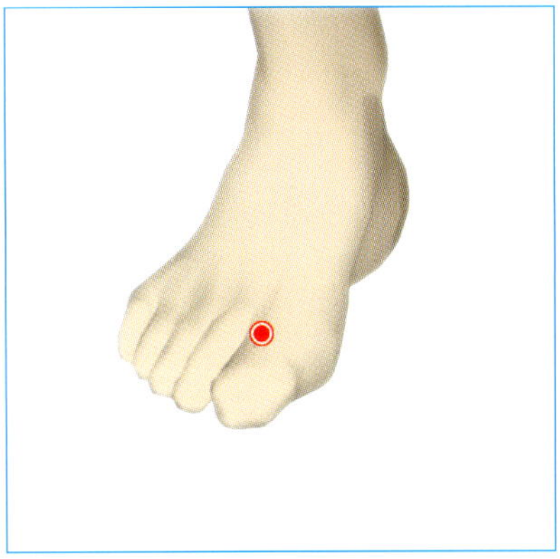

(3) 태충(太衝)

위치 : 발등 제 1,2 중족골 결합부 앞 오목하게 들어간 부위

주치 : 소변백탁, 배뇨곤란, 자궁출혈, 생리불순, 현훈, 협통, 유뇨, 소아경풍, 전간, 고혈압, 족배통, 감정 억제, 두통, 간 질환, 담낭질환, 급·만성 위장 질환

부주 : ‘수’ 혈, ‘원’ 혈

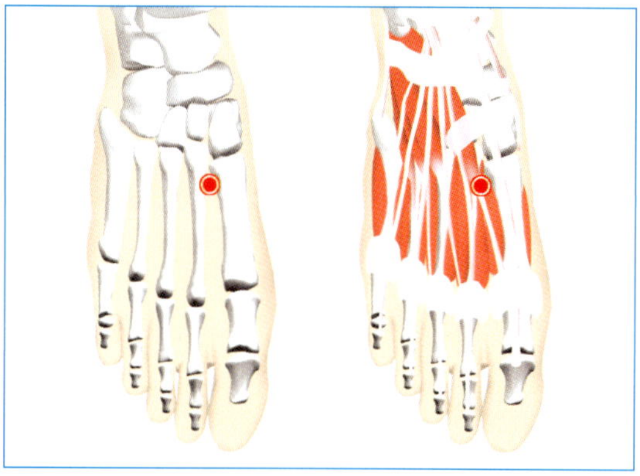

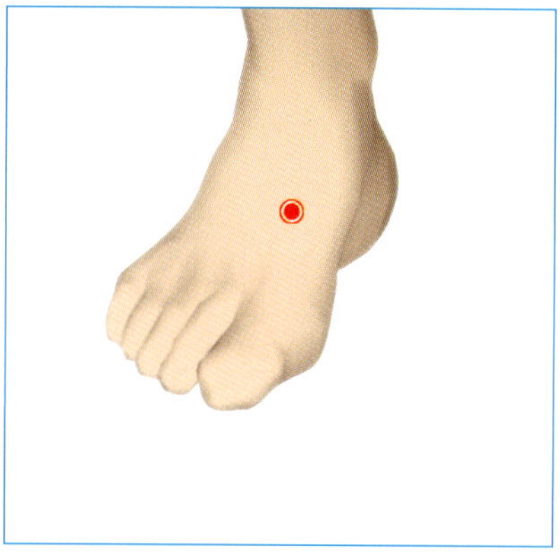

(4) 중봉(中封)

위치 : 해계혈과 상구혈의 중간, 내측 복사뼈 앞으로 1촌

주치 : 요통, 배뇨곤란, *고환염, 산기, 유정, 복통, 발목관절 동통

부주 : ‘경’ 혈

(5) 여구(蠡溝)

위치 : 내측 복사뼈 위로 5촌, 경골 내측면의 중앙

주치 : 배뇨곤란, 월경불순, 유뇨, 하지비위, 남성의 발기부전와 성욕 과잉

부주 : 족궐음경의 ‘락’ 혈, 남녀 *외음부에 주요 혈

(6) 중도(中都)

위치 : 내측 복사뼈 위로 7촌, 경골 내측 중앙
주치 : 복통, 설사, 붕루, 산기
부주 : '극' 혈

(7) 슬관(膝關)

위치 : 무릎 밑으로 2촌 음릉천혈 후방 1촌
주치 : 무릎관절 동통

(8) 곡천(曲泉)

위치 : 무릎 굽혔을 때 대퇴 후면 내측 주름이 끝나는 부분 바로 위
주치 : 소복통, 배뇨곤란, 복통, 유정, 무릎 통증, 빈혈, 눈병, 근 무력, 생식기 질환, 월경통, 월경불순, 자궁하수
부주 : '합' 혈, 간 기능을 보호하는 필수 혈

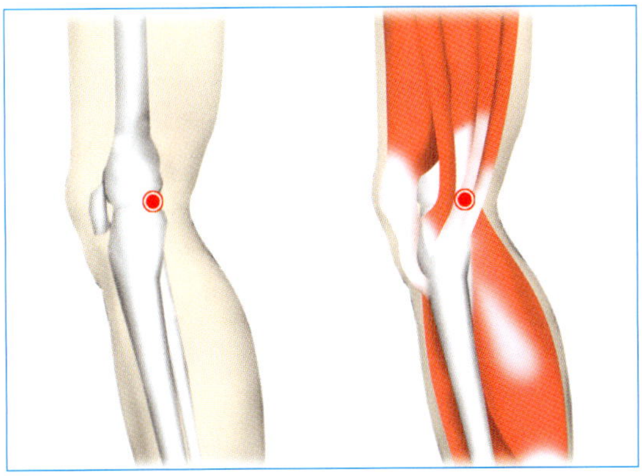
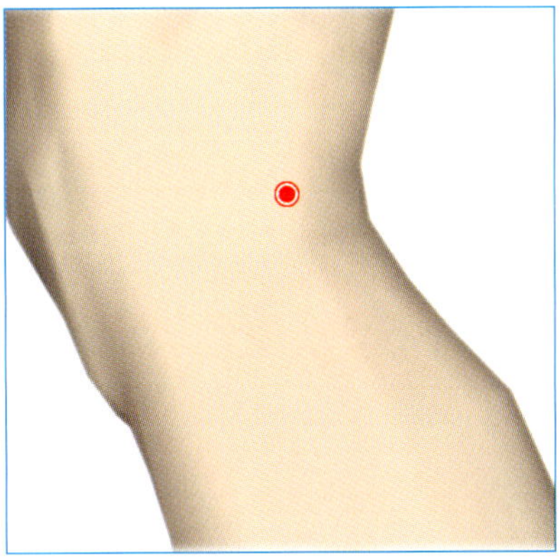

(9) 음포(陰包)

위치 : 무릎 위로 4촌, 대퇴골 내상과 위로 4촌
주치 : 복통, 유뇨, 배뇨곤란, 월경불순

(10) 족오리(足五里)

위치 : 기충혈 아래로 3촌 동맥 응수처, 곡골 옆으로 3촌, 밑으로 3촌, 무릎과 고관절 중간

주치 : 소복부동통, 소변불통, 고환종통, 다리 동통, 생식기 질환

(11) 음렴(陰廉)

위치 : 기충혈 아래로 2촌 동맥 응수처, 곡골 옆 2촌, 밑으로 3촌

주치 : 월경불순, 대하, 소복통

(12) 급맥(急脈)

위치 : 곡골혈 양방으로 2.5촌, 치골결합부 양방으로 2.5촌

주치 : 소복통, 산기, 음정

(13) 장문(章門)

위치 : 제11늑골 끝(흉부 부분)

주치 : 복창, 설사, 협통, 구토, 피로, 원기부족

부주 : 간, 담에 좋은 혈

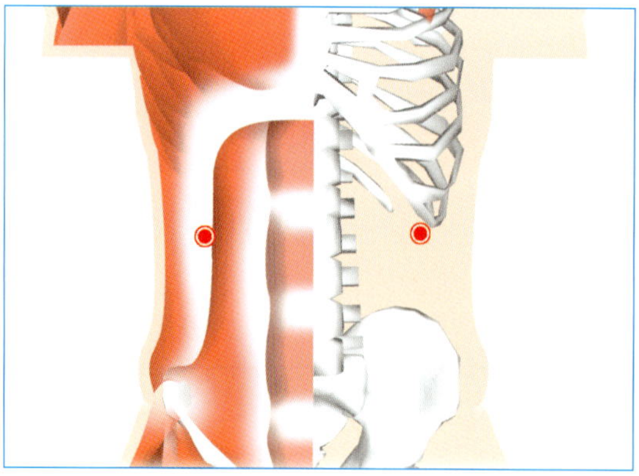

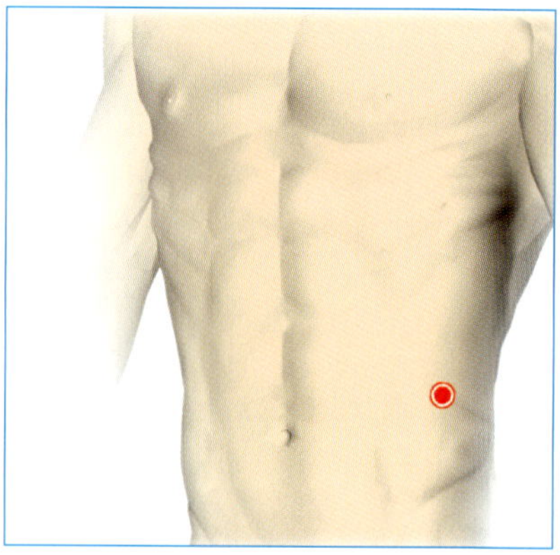

(14) 기문(期門)

위치 : 거궐혈 양방으로 3촌 5분처, 유두 직하, 6, 7 늑골 사이의 젖꼭지 바로 아래

주치 : 간 질환(구토, 황달, 상복부의 통증, 소화불량 등), 발열증상, 협통, 빈혈, 시력이상, 영양불량, 기관지염, 폐렴

부주 : 간의 모혈, 족궐음, 족태음과 음유맥의 교회혈

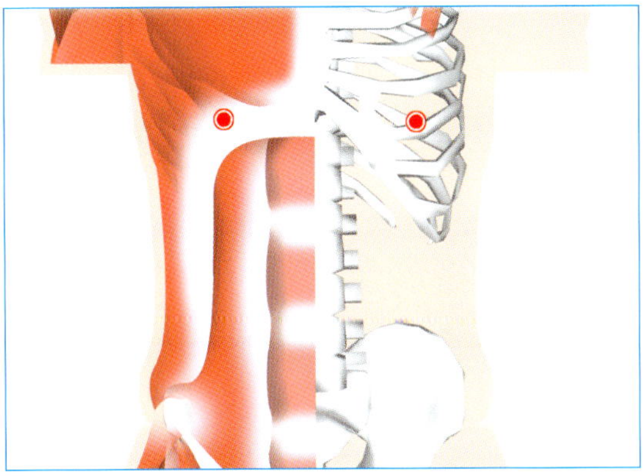

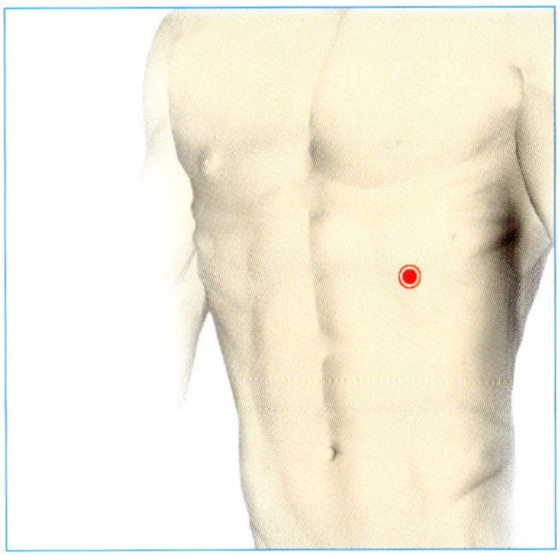

Ⅶ

기경팔맥과 오수혈

제7장 기경팔맥과 오수혈

1. 기경팔맥(奇經八脈)

기경팔맥은 12경맥과 달리 그 분포가 규칙적으로 흐르지 않고 장부와도 직접적인 관계가 없으며 표리관계도 없다. 기경팔맥은 12경맥과 가로, 세로로 교차하며 12경맥을 통솔, 연락하고 조절한다. 기경팔맥 중 양유는 양을 연계하여 모든 양경(陽經)을 조합하고, 음유는 음(陰)을 연계하여 모든 음경(陰莖)을 조합한다. 대맥은 허리부위의 가로맥을, 충맥은 세로맥을 통하여 삼음과 삼양을 관할하며, 독맥은 양을 총괄하고 임맥은 음을 총괄한다.

또한 12경맥의 기혈을 조절하며 12경맥의 기혈이 남아돌 때는 기경팔맥에 유주하여 예비용으로 저장되고 12경맥에 기혈이 부족할 때는 기경에서 보충해 준다. 기경은 간, 신장 등의 장기와 여성의 생리·병리학적인 면에서도 서로 일정한 연계가 있다.

기경팔맥의 하나인 임맥과 독맥은 서로 각자의 독특한 특징의 경혈을 독자적으로 가지고 있어 임상적으로 아주 중요한 의의를 가질 수 있다.

1) 독맥(督脈, GV : Governer Vessel)

독맥은 임맥과 함께 기경팔맥의 하나로 아랫배인 *회음부위에서 시작하여 척주 속을 따라 올라가다가 풍부혈 부위에서 뇌속으로 들어가서 정수리로 나온 다음 이마와 콧마루를 지나 윗잇몸 속으로 들어간다. 다시 하복부에서 상행하여 배꼽중앙을 관통하고 위로 심장을 지나 귀 뒤편에 이른 다음 아래턱에서 입술을 돌고 두 눈 아래쪽 중앙에 이른다.

* : 부록용어 설명 참조

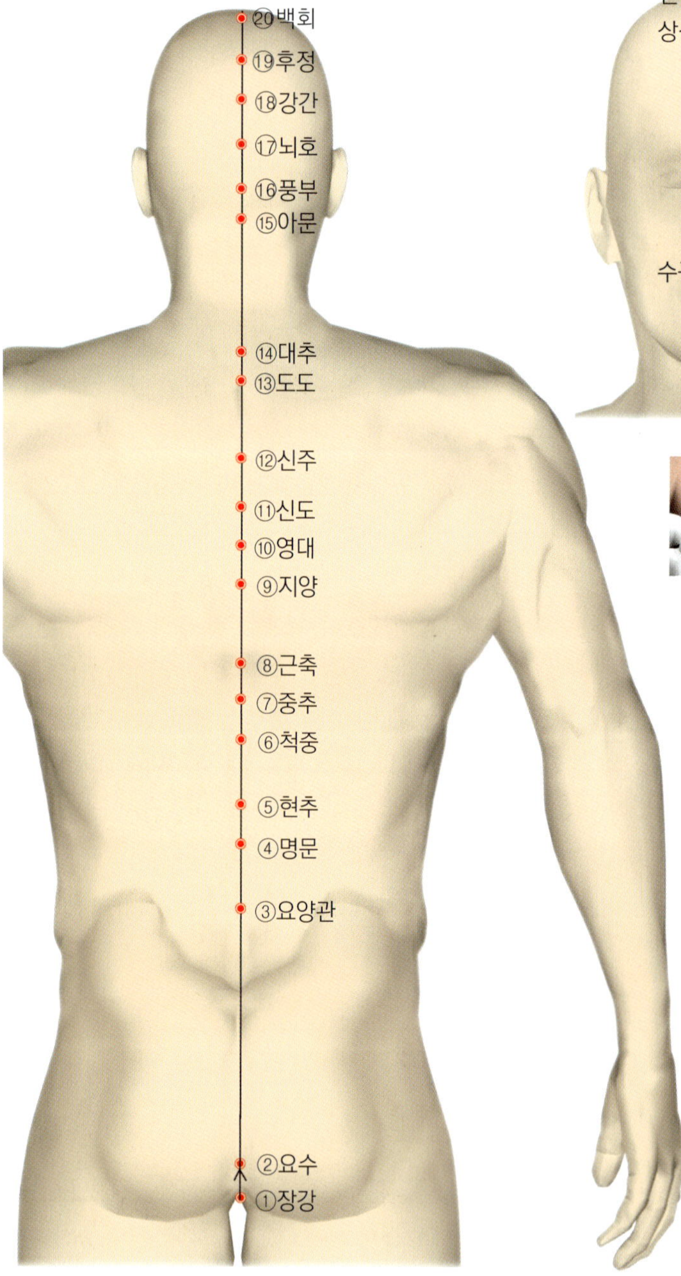
⑳백회
⑲후정
⑱강간
⑰뇌호
⑯풍부
⑮아문
⑭대추
⑬도도
⑫신주
⑪신도
⑩영대
⑨지양
⑧근축
⑦중추
⑥척중
⑤현추
④명문
③요양관
②요수
①장강

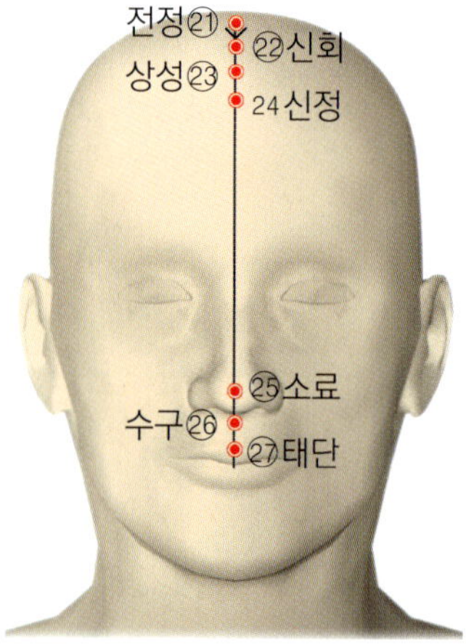
전정㉑
㉒신회
상성㉓
24 신정
㉕소료
수구㉖
㉗태단

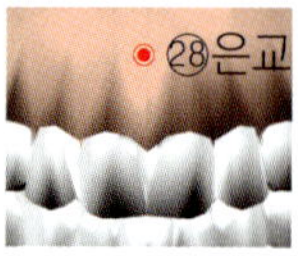
㉘은교

독맥은 수족 삼양경과 연계되어 척추 부위를 상행하면서 온몸의 양경을 주관하며 임맥 12경맥과 함께 14경맥이라고도 한다. 독맥(督脈)의 혈은 28개의 혈로서 미골 끝의 장강(長强)에서 시작하여 뇌, 척주, 외음부와 연계된다. 실증일 때는 척주가 활처럼 휘어지는 *후궁반장(後弓反張)이 나타나고 척추가 뻣뻣하고 아픈 증상이 나타나며, 허증일 때는 머리가 무거운 증상이 나타난다.

독맥은 양(陽)을 감시하고 감독하는 역할을 하며 남성의 고환과 연결되어 남성 생식기 질환과 여성의 성기와도 관련이 크다. 특히 산후조리를 잘못한 부인의 증상은 독맥의 혈중에서 특히 장강부위의 땀이나 냉기의 통증 등을 수반할 수 있으므로 요통, 좌골 신경통, 등 근육의 비대칭을 초래할 수 있다.

독맥의 흐름이 원활하지 않으면 꼬리뼈 부위의 피부가 칙칙하게 되고 냉증, 치질 등이 생길 수 있다. 독맥은 정중앙 척주를 따라 운행하므로 척주 질환이나 두통, 성기의 장애에서 오는 여러 가지 증세, 소화기, 호흡기 계통의 다양한 증세에 활용된다.

미용증 : 장강(長强)에서 시작하여 은교까지 오는 독맥은 6개의 양경과 관련이 있어 "양맥의 바다"라 하며 전신의 양경의 기를 조절하는 기능을 할뿐만 아니라 혈액을 자궁으로 보내는 역할과 냉증, 요통, 성기능 장애에 효과가 큰 혈이다.

독맥은 임맥과 같은 곳에서 발원하여 임맥과 음양 표리관계를 형성하며 양기의 작용을 잘 조정 관리하고 양의 증상에 반응하여 치료에 이용된다. 독맥은 요수, 요양관, 명문, 요추 부위의 현추, 척중, 근축, 지양, 영대, 신도, 신주, 도도를 거쳐 대추에 이르고, 경추부위의 아문, 풍한의 사기가 침입할 수 있는 풍부, 후정을 거쳐 모든 경맥이 합류하는 정수리 부위의 백회를 지나 전정, 신회, 상성을 지나 코끝의 소료, 인중(수구), 태단, 은교로 흐른다.

눈이나 코의 이상 증상으로 오는 두통은 백회와 전정을 다스려주고 뒤통수, 목, 어깨 등이 무겁고 당기는 증상이 있을 때는 백회와 후정을 다스려 준다.

등 관리시 반드시 후발제 부위의 혈들을 많이 자극하여 그곳의 경락들이 정체되어 막힘이 없도록 해야 한다. 인중은 수구라고도 불리우며 주로 정신질환에 많이 사용된다. 그리고 급성 허리염좌나 쇼크에도 효과가 크다. 독맥의 흐름이 좋지 않으면 남성들은 쉽게 정력감퇴가 올수 있다. 그러므로 독맥과 임맥의 길을 잘 터야만 경락의 흐름이 막힘없이 앞뒤로 잘 통하여 무병장수할 수 있다.

(1) 순행부위

포중(胞中)에서 일어나 아래 회음(會陰)부를 나와 척추 속을 따라 상행하여 뇌 뒤의 풍부(風府)에서 뇌 속에 진입하여 뇌와 연결한다. *두정에서 두부 정중앙선을 따라 두정부, 콧마루, 윗입술, 잇몸안쪽에 이른다.

① 분지

척추 내에서 갈라져 나와 신장에 속하며 소복(小腹)부 내에서 곧게 위로 올라와 배꼽 중앙을 지나 위로 심(心)을 관통하고 후부에 이른 다음 다시 위로 하악부위에 이르고 입술주위를 감돌며 뒤로 두 눈 아래 가운데 이른다.

② 기본기능

신장은 총관(總管), 통솔한다는 뜻이다. 독맥은 등의 중앙을 순행하면서 여러 차례 수족삼양경 및 양유맥과 교회(交會)하고 일신(一身)의 양경(陽經)을 다스리므로 '양맥지해(陽脈之海)'라고 한다. 독맥은 위로 뇌와 연락하고 척추 내에서 신장에 속하므로 뇌, 척수와 신장과의 관계가 밀접하다.

(2) 독맥(督脈)의 병 증후

실(實)하면 주로 척추가 뻣뻣하여 뒤로 젖혀지고, 허(虛)하면 머리가 무겁다.

(3) 독맥의 주요 경혈

① 장강(長强)

장강은 독맥과 신경, 담경이 서로 만나는 곳이며 독맥의 낙혈이기도 하다. 이 독맥과 임맥의 길이는 모두 합해 9척인데 회음의 8촌과 단중의 4촌이 나뉘어져 임맥과 독맥이 된다. 기를 만들어 하늘에 통하는 것은 독맥으로 변화하고, 형체를 만들어 땅에 통하는 것은 임맥으로 변화된다. 장(長)은 우두머리의 뜻이며 순환하여 끝이 없음을 이르고, 강은 강하다는 뜻으로 심신을 강건하게 하고 장생시키는 혈이라는 뜻을 갖는다. 치질에 아주 좋은 특효를 보인다.

· 위치 : 미골(尾骨) 끝 아래 0.5촌, 미골 끝과 항문 사이의 중점
· 주치 : 설사, 변비, 빈혈, 치질, 전광, 음낭습진, 정신분열증
· 부주 : 독맥과 족소양, 족소음경의 교회혈, 독맥의 락(絡)혈

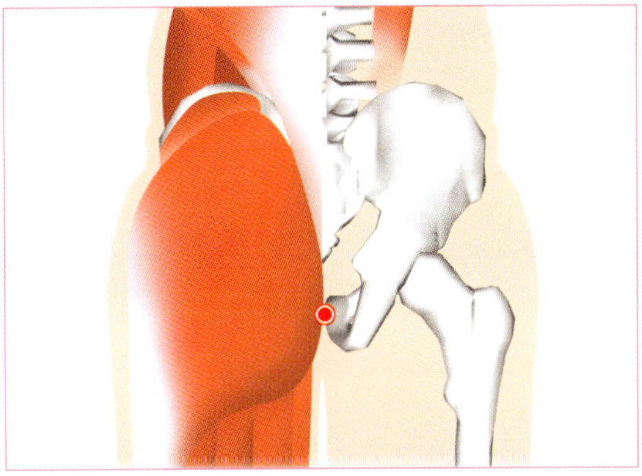

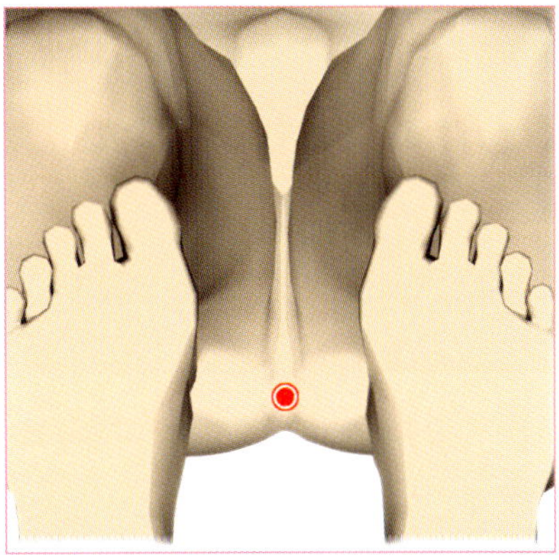

② 요수(腰輸)

요수는 허리에 있는 유혈이라는 뜻이며 허리에서 가장 많은 사기(邪氣)가 출입하는 중요한 혈이다. 제 2 요추 아래쪽에 있어 허리의 기(氣)를 움직이는 곳이고 허리병을 치료하는 혈이므로 '요수'라 명명하였다.

· 주치 : 이질, 복통, 다리냉증, 소화불량

③ 요양관(腰陽關)

관원수의 위쪽에 있으므로 마땅히 관원혈의 위쪽에 있는데 관원은 원음이 서로 관계하는 곳으로, 독맥에 속하지만 원양과 원음이 모이는 곳이므로 양관이라 명명하였다.

· 위치 : 제 4요추 극돌기 밑
· 주치 : 월경불순, 유정, 양위, 요통, *하지위비, 좌골신경통, 류머티즘, 관절염, 하지마비

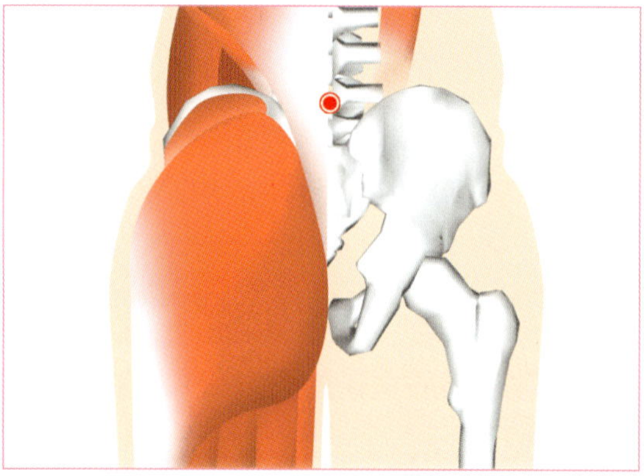

④ 명문(命門)

명문이라는 것은 생명력이 가장 중심인 문이다. 심천(深泉)의 원기가 명문으로 출입하여 건강을 유지하는 혈로서 정력증강을 하는 혈이다. 특히 자궁출혈, 장출혈, 치질출혈, 비출혈의 지혈에 효과가 있으며, 여성의 기미나 검버섯, 여드름, 피부노화에도 효과가 크다.

· 위치 : 제 2요추 극돌기 밑

· 주치 : 월경불순, 유정, 양위, 요척통, 설사, 하지위비, 요통, 요부염좌, 척수질환, 급성위증

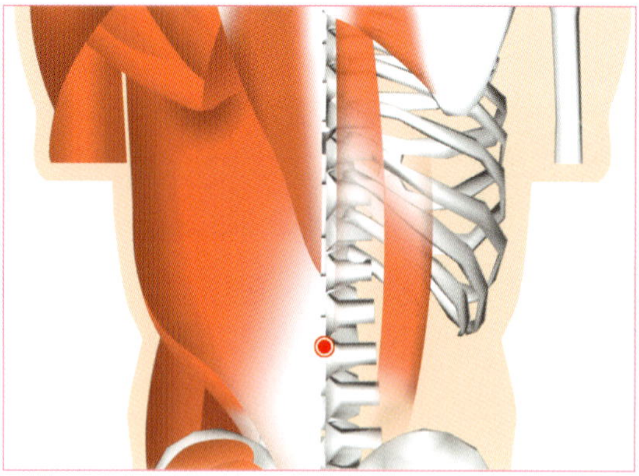

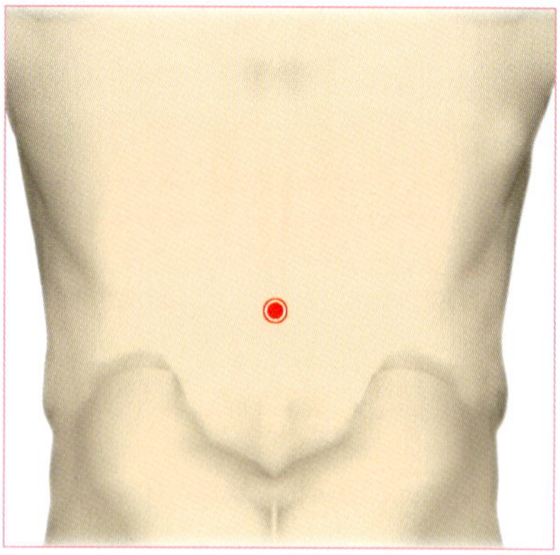

⑤ 현추(懸樞)

현추는 기둥에 매여 있는 추관으로 삼초(三焦)가 발원하는 기본이다. 현추는 좌우 삼초수의 중앙에 있다. 삼초는 후천(後天)의 원기가 들어가는 문이다. 현(懸)은 모든 일은 마음에 달렸다는 데서 '걸다. 매달리다'의 뜻이 있으며 천추, 중추, 현추 등 추자가 붙은 혈은 모두 상관관계가 있어서 체력과 몸의 상태를 조절하는 역할을 한다.

후천의 기는 천기와 지기의 두 가지이며 이것을 체내로 받아들여 소화흡수함으로써 오장육부에 순환시켜 선천의 기가 조성된다. 삼초는 후천의 기를 조절하여 체내 각 부위의 체온을 항온으로 유지하는 역할을 한다. 이러한 삼초 가운데에 있는 것이 현추이므로 특히 중요하다.

· 위치 : 제 1요추 극돌기 밑
· 주치 : 설사, 복통, 요척통, 요배신경통, 신장염, 위장냉증, 이질

⑥ 척중(脊中)

척주는 모두 21개의 뼈로 이루어지는데, 척중은 제 11흉추의 아래에 있으므로 이 혈은 척추의 중간쯤이 된다.

· 위치 : 제 11흉추 극돌기 밑
· 주치 : 설사, 황달, 치질, 전간, 소아 영양실조, 황달, 만성간염, 감기, 소아 탈항

⑦ 중추(中樞)

중추는 척중혈의 위쪽 첫번째 마디로서, 척중이 추가되므로 중추라 한다. 즉 척주의 가운데 있으면서 체력과 몸의 상태를 조절하는 역할을 담당한다.

· 위치 : 제 10흉추 극돌기 밑
· 주치 : 황달, 구토, 복통, *요척강통, 위통, 담낭염, 시력감퇴, 요배부통

⑧ 근축(筋縮)

제 9흉추 아래에 있어 그 맥기가 간수와 서로 상통하는데 간은 근을 주관하므로 간이 병들면 근육이 위축된다.

· 위치 : 제 9흉추 극돌기 밑
· 주치 : 전간, 위통, 척통, 늑막염, 요배신경통, 전간, 히스테리, 늑간신경통

⑨ 지양(至陽)

지양은 등의 독맥에 있는데 등은 양(陽)이고 독맥은 모든 양(陽)을 다스린다. 그러므로 지양은 양의 증상을 제거하는 혈이다. 7요추의 아래에 있는데 양중의 양이 되므로 지양이라 칭한다.

· 위치 : 제 7흉추 극돌기 밑
· 주치 : 황달, 흉협창만, 기침, 척배통, 기관지염, 폐렴, 천식, 위통, 간염, 담낭염

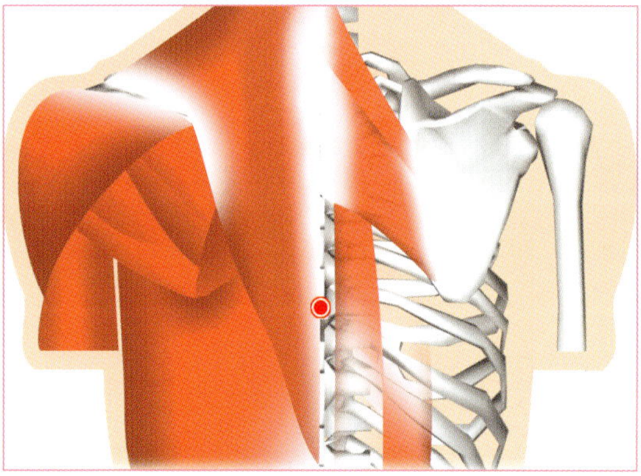

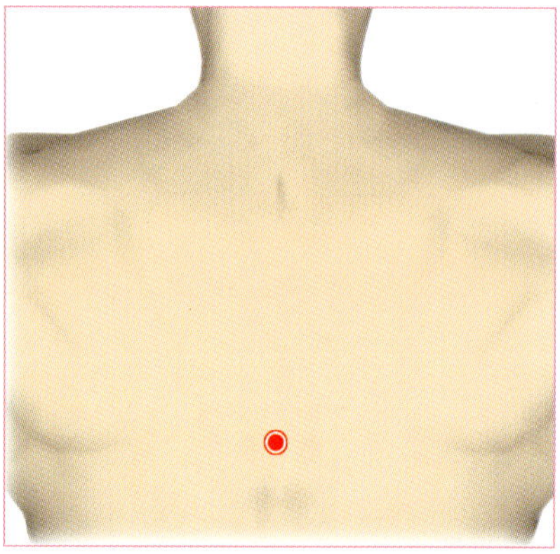

⑩ 영대(靈台)

영대는 제 6흉추의 아래에 있고 신도는 제 5흉추의 아래에 있어서 심장의 위치가 되어 신령이 있다고 칭하였다. 위쪽으로는 심수가 있고 아래쪽으로는 격수가 있으며 중간에는 지방층이 띠처럼 진을 치고 있다. 그 양방에는 독수가 매여 있어 양기가 그 가운데를 통하고 심령이 그 위에 있으므로 영대라 한다.

· 위치 : 제 6흉추 극돌기 밑
· 주치 : 기침, 천식, 척배강통, 정창, 기관지염, 폐렴, 위통

⑪ 신도(神道)

제 5흉추의 아래에 있어 심장과 만나고 심은 신장을 관장하므로 심기가 통하는 길이 되어 심장의 증세를 관할하므로 신도라 한다.

· 위치 : 제 5 흉추 극돌기 밑

· 주치 : 기침, 천식, 척배강통, 전간, 뇌신경쇠약, 뇌일혈, 열성질환

⑫ 신주(身柱)

신주는 몸의 주요한 뼈대가 된다. 등의 제 3흉추 아래 양방에는 폐수가 있어 전신의 맥기를 관장하고 앞쪽 양 유두 사이는 단중으로 종기가 나오는 곳이다. 폐가 제 3추에 매여 있어 아래로는 척수에 통하고 위로는 뇌에 통한다. 신도의 기를 이어받아 독맥을 따라 상승하게 하여 바르고 또 곧게 해 주므로 신주라 한다.

· 위치 : 제 3흉추 극돌기 끝

· 주치 : 뇌척추질환, 히스테리, 호흡기질환

⑬ 도도(陶道)

독맥과 방광경의 교회혈, 독맥의 양기가 발생하는 곳이다.

도(陶)는 질그릇을 뜻하며 질그릇을 엎어놓은 것 같은 모형을 가지고 있고 제 2 흉추에 있다.

· 위치 : 제 1 흉추 극돌기 밑

· 주치 : 두통, 열병, 척강(脊强), 학질, 정신분열증

⑭ 대추(大椎)

대추는 제 1흉추상의 함요처로 어깨높이에 있다. 뒷목 어깨의 제일 큰 척추뼈가 되며 모든 양경락이 만난다. 대추혈은 예로부터 모든 나쁜 기운이 잘 모이는 곳으로 독맥의 흐름이 막혔을 경우 가장 두드러지게 그 부위의 근육이 불룩해 지는 혈이므로 이 부위의 근육이나 경락의 흐름을 잘 통하게 하여야 한다. 목이 두껍거나 짧거나 어깨가 잘 뭉칠 때는 이 부위를 잘 관리해 주면 좋다.

경락이 대추혈에서 막혀 머리로 기가 올라오지 못해 두통, 탈모, 두중감, 히스테리, 고혈압 등을 초래할 수 있다. 열이 심해서 오는 모든 증상, 알레르기 체질, 감기, 신경쇠약 등에 좋다.

· 위치 : 제 7경추 극돌기 밑

· 주치 : 열병, 학질, 기침, 천식, 도한, 두통, 항강, 전간, 풍진, 정신분열증, 폐기종, 인후염

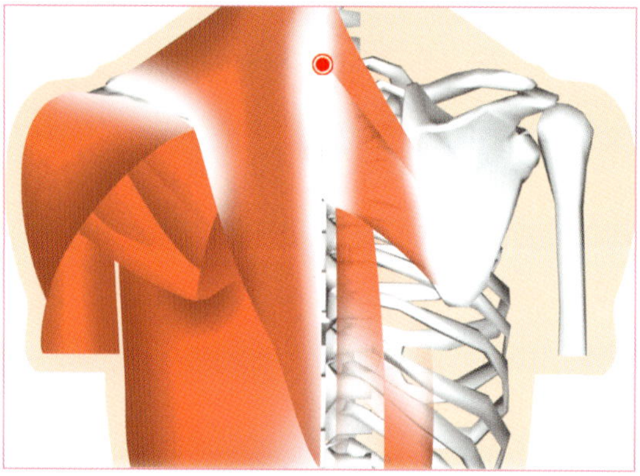

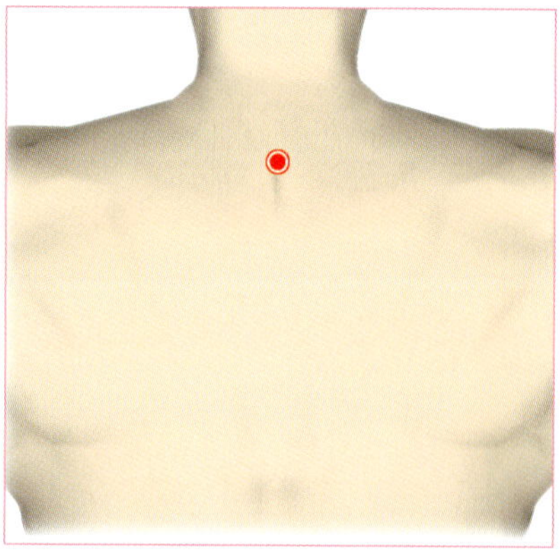

⑮ 아문(瘂門)

후발제 함요처인데 경추의 정중앙 머리가 나기 시작되는 곳이고, 설근과도 연계되어 있어서 이 곳에 침을 놓으면 발음을 순조롭게 하고 말더듬을 치료하는 문이 되므로 아문이라 한다.

· 위치 : 후발제 정중앙선에서 위로 1촌

· 주치 : 두통, 현훈, 항강, 인후종통, 실음, 중풍, 전광, 뇌막염, 뇌출혈

· 부주 : 독맥과 양유맥의 교회혈

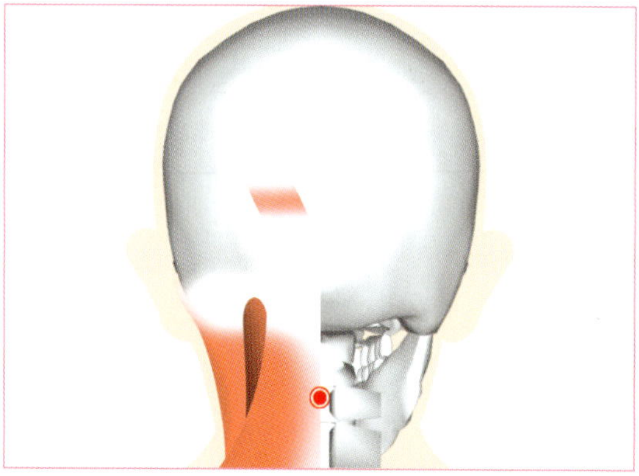

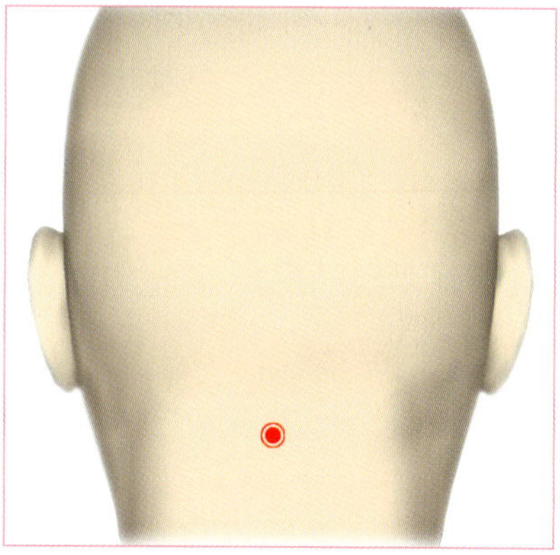

⑯ 풍부(風府)

풍부는 뒷목의 발제에서 1촌 들어간 곳에서 아래로 1.5촌에 있는데, 풍사가 이곳을 따라 들어 오는 곳으로 중풍과 감기를 예방하는 혈이다. 혈중에서 풍자가 들어간 혈들은 전부 풍사를 막는 혈이기도 하다. 그리하여 후발제 부위의 혈들은 모두 중풍이나 풍사를 제거하는 혈이며 고혈압을 치료, 예방하는 혈들이다.

· 주치 : 풍사, 두통, 오한, 땀, 양기조절

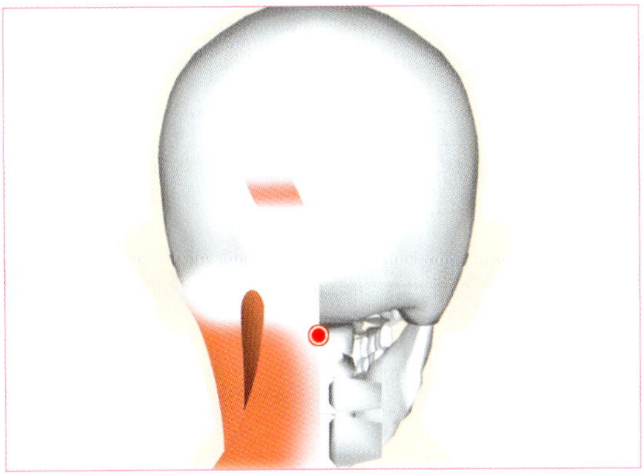

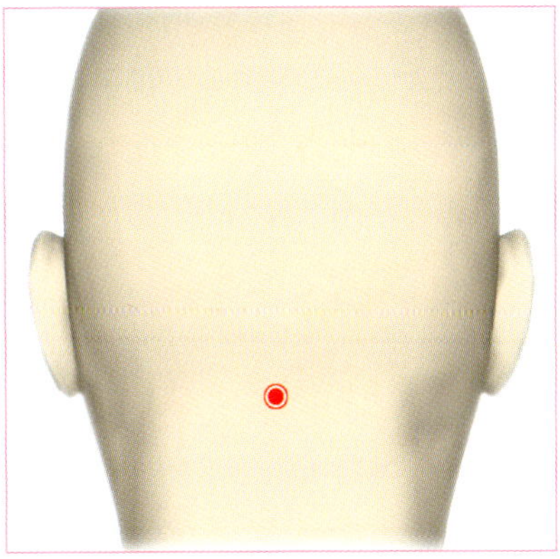

⑰ 뇌호(腦戶)

침골 상에 있고 강간혈 아래 1.5촌이다. 침골의 안쪽은 뇌가 있는 곳인데 이 혈이 그 위에 있으므로 뇌호라 한다.

· 위치 : 풍부혈 위로 1.5촌

· 주치 : 두통, 현훈, 실음, 전간증, 목덜미 뻣뻣함, 불면

⑱ 강간(强間)

강(强)은 '강하다. 강건하다'의 뜻이고 되고 간(間)은 '사이, 느슨하게'의 뜻이 되며 강간은 뇌를 강건하게 한다. 즉 건강한 뇌로 만들어 주는 혈이다.

· 위치 : 뇌호혈 위로 1.5촌

· 주치 : 두통, 현기증, 항강, 전광, 소아경기

⑲ 후정(後頂)

정(頂)은 머리 꼭대기, 즉 정수리이다. 백회혈 아래 1.5촌 되는 곳으로 정수리의 뒤에 위치하여 전정혈과 서로 대응되어 후정이라 명명하였다. 머리부위의 모든 증상에 유효하다.

· 위치 : 강간혈 위로 1.5촌
· 주치 : 두통, 현훈, 전광, 감기, 불면, 뇌일혈

⑳ 백회(百會)

수족삼양경과 독맥이 모이는 혈이 되어 신체 내의 여러 경맥이 모이는 혈이라는 뜻에서 백회혈이라 하였는데 위치는 사람마다 조금씩 다를 수 있다. 혈압이 높거나 낮은 사람은 백회 부위의 두피가 많이 함몰된 것을 알 수 있다. 머리 부위에서는 아주 중요한 혈 중 하나로, 예로부터 뇌출혈시 구급요법으로 백회의 사혈이 행해졌으며 실제로 그 효과 또한 탁월하다. 주로 탈모방지나 *두발 건강, 전신 미용에 관여하는 혈이다.

· 위치 : 두부 정중앙선, 후발제 위로 7촌, 이첨(耳尖)에서 곧게 올라가 두부 중앙선과 교차점
· 주치 : 두통, 현훈, 중풍실어, 전광, 탈홍, 불면증, 유뇨, 어지러움, 쇼크, 고혈압
· 부주 : 독맥과 족태양경의 교회혈

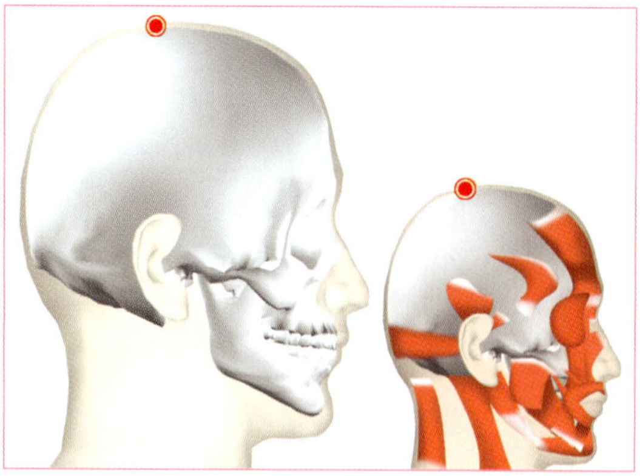

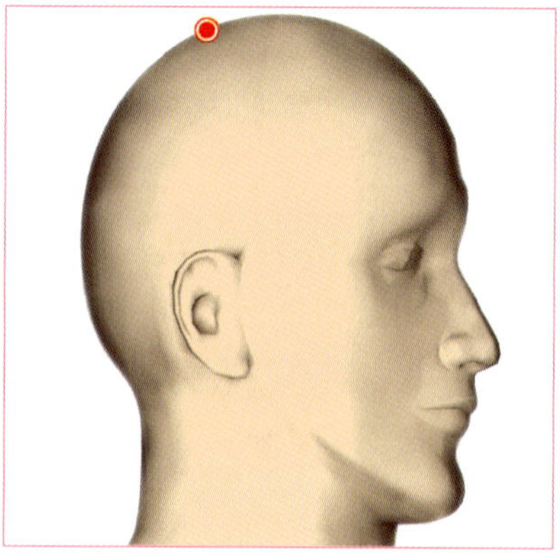

㉑ 전정(前頂)

정(頂)은 머리 꼭대기이다. 신회혈 후방의 1.5촌 되는 뼈 사이의 함요처로 바로 좌우 정골이 접합되어 있는 뼈의 봉합선이다. 그 위치가 머리 꼭대기의 앞에 있어서 후정혈과 서로 대응되기 때문에 전정이라고 한다.

· 위치 : 백회혈 앞 1.5촌

· 주치 : 두통, 현훈, 전간, 머리의 풍증, 어지러움, 소아경풍, 부종

㉒ 신회(囟會)

상성혈 뒤쪽 1촌의 뼈 사이의 함요처인데 영아 시기에 머리 위 연골이 움직이는 곳이 된다.

· 위치 : 전발제 정중앙에서 위로 2촌

· 주치 : 두통, 현훈, 전간, *비연(鼻淵), 어지러움, 비염, 소아경련

㉓ 상성(上星)

상성은 머리뼈 위에서 코의 중앙으로 가는 곳에 있으며 발제에서 1촌 들어간 함요처로 마치 별이 그 위에 있는 것 같으므로 상성이라고 한다. 상성이라는 것은 오장의 정기가 위로 머리에 모여 코, 눈, 머리의 이상증상에 사용되는 중요한 혈이다.

· 의학적 소견에 의한 주치증 : 두통, 비염, 비출혈

· 위치 : 전발제 전 중앙에서 위로 1촌

· 주치 : 두통, 목통(目痛), 비염, 코피, 전광, 학질, 열병

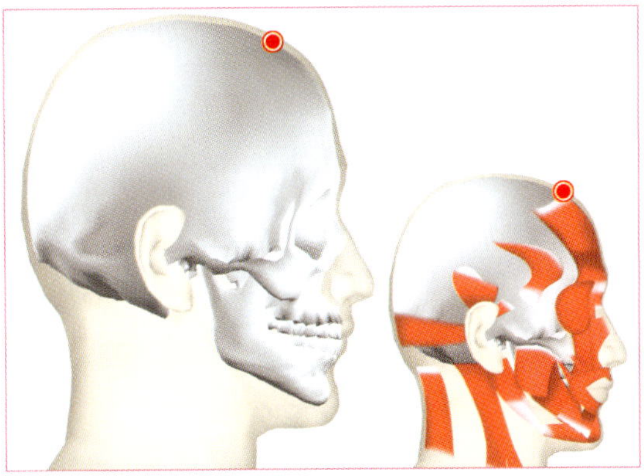

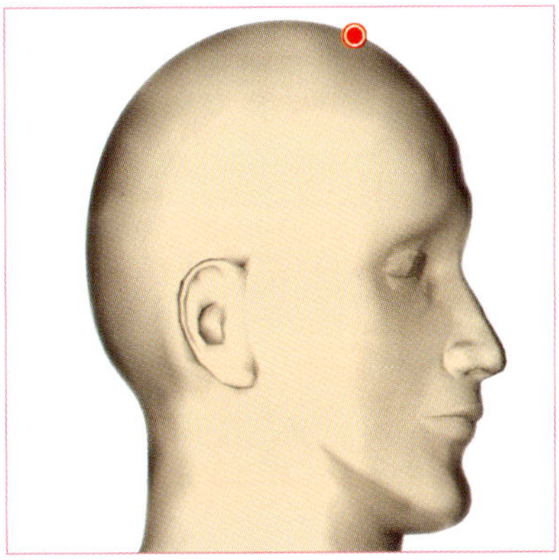

㉔ 신정(神庭)

정(庭)이라는 것은 여기서는 얼굴이다. 전발제에서 코로 곧바로 가는 곳에 있는 얼굴과 가까운 곳에 있다. 머리뼈의 위에 있는데 뇌가 그 중에 있으며, 정신이 출입하는 곳이므로 신정이라 한다.

· 위치 : 전발제 전 중앙에서 위로 0.5촌
· 주치 : 두통, 현훈, 불면증, 전간, 비연, 어지럼증, 비염, 정신과질환
· 부주 : 독맥과 족태양, 양명경의 교회혈

㉕ 소료(素髎)

료(髎)는 공과 같다. 공은 빈 구멍이다. 코끝의 빈곳이다. 폐는 코에 열리는데 그 색이 희므로[素] 소료라 한다. 코의 가장 끝 모서리에 있는 혈이다.

· 위치 : *비첨(鼻尖)
· 주치 : 비연, 코피, 천식, 혼미, 신생아 질식, 경풍, 쇼크, 저혈압, 비염

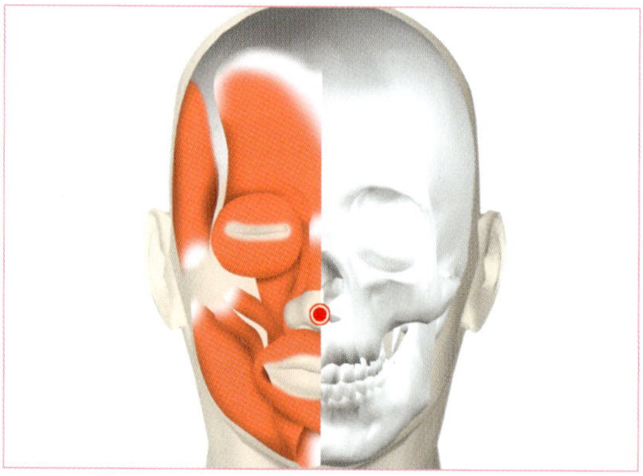

㉖ 수구(水溝)(=인중(人中))

콧날 아래의 도랑 중앙에 있고 수양명경이 가운데 끼어 있어서 경수가 교합되므로 수구라고 한다. 지기는 입(口)에 통하고 천기는 코(鼻)에 통하는데 입과 코의 중간에 있다.

· 위치 : 인중구에서 위 1/3의 되는 곳
· 주치 : 전광, 소아경풍, 혼미, 구안와사, 요척강통, 당뇨병, 뇌출혈, 뇌빈혈, 얼굴풍증, 히스테리, 정신분열증
· 부주 : 독맥과 수족양경의 교회혈

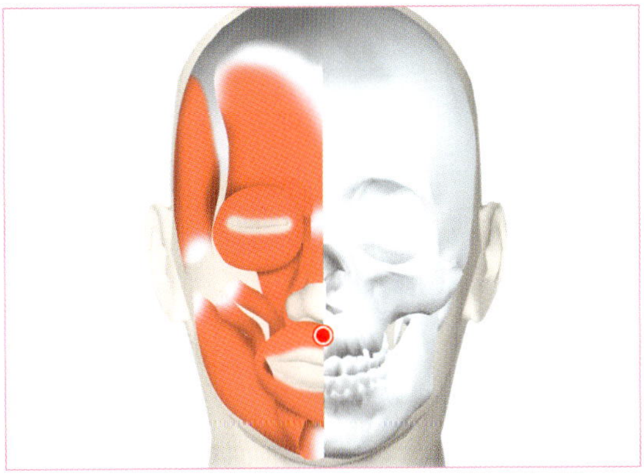

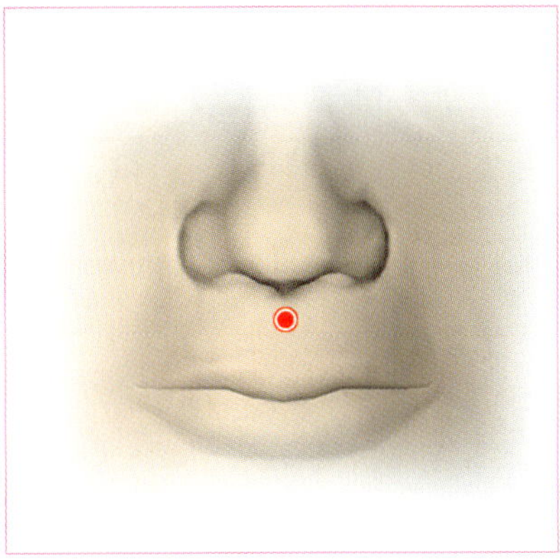

㉗ 태단(兌端)

태(兌)는 '바꾸다'의 뜻이며 여기서는 입을 나타낸다. 입술 위쪽 끝에 있으므로 태단이라 한다.

인중혈의 아래에 있고 오형의 끝이 되고 입술 능선의 끝이 된다.

· 위치 : 윗입술 끝 부분, 입술과 피부의 연접부위
· 주치 : 전광, 잇몸통, 잇몸출혈, 치은염, 구내염, 구토

㉘ 은교(齦交)

입술 안쪽 잇몸에 있다. 은은 치아의 근본 되는 근육이다. 이 혈은 앞니의 뿌리 부분에 있으며 임맥, 독맥, 족양명이 지나는 곳이므로 은교라고 명명하였다.

· 위치 : 윗 입술 주름띠와 잇몸의 연접부위
· 주치 : 잇몸동통, 전광, 비염, 구내염, 치통출혈, 정신과 질환

2) 임맥(任脈, CV : Conception Vessel)

기경팔맥의 하나이며, 몸의 앞정중선에 분포된 경맥으로 복부 중간선을 상행하며 온 몸의 음경(陰莖)을 주관한다. 임(任)이란 '담당하다. 받다'의 뜻이 있다. 임맥(任脈)은 복부 중앙선을 상행하며 수족 삼음 및 음유맥과 화합하여 온몸의 음경을 총괄한다. 특히 임맥(任脈)은 여성의 부인과 질환 및 임신과 관련이 깊다.

임신 8개월 정도가 되면 복부 정중앙에 파란선이 보이는데 그 선이 바로 임맥이다. 임맥의 유주방향은 2개의 흐르는 길이 있는데 회음에서 시작하여 음부와 뱃속을 지나 관원혈 부위를 거쳐 몸의 앞 정중선을 따라 곧바로 목구멍까지 가서 입술을 돈 다음 뺨을 지나 눈속으로 들어간다. 다시 눈아래의 승읍혈에서 위경과 연계된다. 순행과정에 배와 가슴부위의 장부들과 연계를 가지며 또 족삼음경과 음유맥, 충맥 등과 교회하며 온몸의 음경을 조절한다. 임맥은 음경의 맥기가 모이는 곳이므로 이상이 생기면 주로 음경인 간·신장계통의 증상이 나타난다. 임맥에 병이 들면 남자는 고환염, 여자는 월경불순, 자궁출혈, 불임증, 유산 등의 병증이 나타난다.

임맥은 임신을 하고 아이를 낳고 기르는 근원이 된다. 그 중에서도 회음, 곡골, 중극은 비뇨기 성기에 쓰이는 중요한 혈(穴)이다. 임맥(任脈)의 혈은 모두 24개의 혈로 이루어지며 회음부에서 배꼽에 이르는 회음을 기시점으로 하여 곡골, 중극, 관원을 거쳐 배꼽 부의인 신궐에 이른다. 소장경의 모혈인 관원은 하단전으로서 정력 증강에 좋을 뿐 아니라 미용과 비만에도 빼 놓을 수 없는 중요한 혈이다.

상복부에 이르러서는 수분, 하완, 건리, 중완에 이르고 상복부의 중완은 위부에서 위치하며 모든 만병은 물론이고 설사, 변비, 두드러기에도 좋다. 심경락의 모혈인 거궐을 지나 구미, 중정, 전중에 이르는데 전중은 거궐, 중완, 관원과 함께 비만에 중요한 혈로 활용가치가 높다. 흉부에서 옥당, 자궁, 화개, 선기로 흘러 천돌, 염천, 승장에 머문다.

미용증 : 인체 정면을 담당하는 임맥은 여성의 생리, 임신, 출산, 자궁과 밀접한 관계가 있어서 특히 부인과 질환에 효과가 있으며 경혈 역시 부인과 질환에 효과가 크다. 따라서 불임증이나 생리이상에 임맥의 경혈들을 많이 활용한다.

미용적인 측면에서 임맥은 얼굴피부의 착색, 유방의 균형, 복부비만증, 방광질환, 하복부,냉증, 불임증, 월경이상의 문제를 초래할 수 있으며 호흡기, 순환계, 정신적인 문제에도 연관이 있다. 여성의 임맥이 막히면 우선 얼굴색의 변화가 오는데 특히 눈밑의 다크써클(혹은 아이벡)이나 입주위 거무스런 잡티 등 위경맥의 문제에서 올 수 있는 증상들과 비슷하다.

임맥의 유주는 위경맥과 비슷하여 입술을 돌아 눈 밑으로 들어가기 때문에 광대뼈 부근의 근육상태, 압통점, 매끄럽지 않은 턱선, 염천 부위의 불룩함 등 다양한 변화를 가져온다. 그래서 얼굴피부의 문제점은 위경맥이 총괄하는 소화기 질환이나 부인과 질환과 연계하여 파악하는 것이 좋다.

주로 성격이 예민하거나 화를 오래 참는다거나 지속적인 스트레스 등은 거궐혈 부위에 문제점과 압통이 나타날 수 있다. 이는 화가 가득하여 기가 흩어지지 못하고 맺히게 되어 항상 가슴이 답답하거나 숨이 짧으며, 간혹 울화가 한번씩 치솟고 가슴과 얼굴로 열이 차오를 때도 있다. 또한 임맥의 흐름이 원활하지 못하면 손발은 차고, 하복부가 항상 냉하여 하복부 불편감이 들며, 과로시 손에 열이 날수 있고 소변이 시원치 않는 증상이 나타난다.

거궐혈 부위의 막힘과 압통은 통증의 정도와 촉지의 크기로 세월의 흐름을 감지할 수 있으며 반드시 심장에 무리가 있으므로 휴식이 필요하며 정신적인 안정에 절대 필요하다. 이러한 경우는 다양한 방법이 있겠으나 우선 임맥의 경기가 잘 통하도록 복부관리나 등경락이 필요하겠으며 강한 압력은 반드시 피해야 한다.

서서히 압력을 줄여가며 하는 관리가 필요하며 고객 스스로 평소에 자주 거궐혈이나 전중 부위를 지압해 줘야 한다. 어느 정도의 관리가 끝나면 통증은 전혀 없을 뿐더러 만져지는 덩어리의 느낌도 작아진다. 고객 스스로도 가슴과 얼굴에 열이 덜 오르며 시원하다는 느낌이 가장 많다. 혈은 기에 따라 움직이는 바 임맥이 뚫려야 혈이 관원(단전)혈에 이르러 정기를 저장하고 기를 모아 발산하며 혈을 통해 하복부의 냉증이 사라질 수 있다.

임신을 하고 아이를 낳고 기르는 근원이 된다 하여 임신할 임(姙)과 통하는 임맥은 회음, 곡골, 중극은 부인과질환과 비뇨생식기에 쓰이는 중요한 혈이며 특히 중극은 방광의 모혈이며 진단점이다. 따라서 방광에 문제가 있을 경우 중극혈 부위의 근육은 탄력을 잃으며 움푹 꺼져 있고 소변을 잘 참지 못하며 누르면 강한 압통을 느낀다. 특히 상복부와 하복부에 지방이 쌓여 비대해 질수 있으며 불임이 될 수도 있다. 그래서 이 혈의 특징은 불임증에 효과가 크다. 그리고 신장염일 경우 이 혈에 뜸을 뜨면 이뇨작용이 있으며, 소아의 야뇨증에도 효과가 있다.

소장의 모혈인 관원혈은 하단전으로써 정력증강에 좋을 뿐 아니라 미용과 비만에도 빼놓 수 없는 중요한 혈이다. 옛부터 관원혈에 뜸을 뜨면 평생 무병장수한다고 하였다. 그래서 관원혈은 성기질환 치료에 특효를 보이는 혈이며 가장 많이 쓴다. 그리고 관원에 손을 얹어 박동이 강하거나 약하지도 않고 평정된 것이 좋다고 하였다. 이 혈의 미용증은 불면증, 냉증, 특히 여드름에 특효이다.

중완혈의 특징은 위의 중앙부에 해당하기 때문에 위질환을 치료하는 대표적인 혈이라는 점이다. 진단시에는 복부의 상태를 보면 윗배가 불룩한지 아랫배가 불룩한지 전체적으로 불룩한지를 보고 진단을 하는데 중완 부위가 불룩하면 거의 다 소화불량이나 식체의 가능성이 아주 크다고 본다.

자주 체한다거나 소화가 안 된다거나 위에 열이 있을 경우 중완부위의 근육은 많이 긴장되어 있고 지방층도 두꺼우며 강한 압통을 나타낸다. 그래서 중완부위를 잘 관리를 하면 복부 팽만감, 긴장감, 상복부 비대, 얼굴 붉음증, 지창혈 주위의 뾰루지, 입주위의 지저분한 뾰루지 등을 예방할 수 있다.

임맥의 24개혈들은 주로 생식기, 부인과 질환, 복부 비대, 안색정화 등 여성들과 밀접한 관련이 있다.

(1) 순행부위

① 분지

포중(胞中)에서 일어나 아래 회음(會陰)을 지나 음부를 거쳐 복부와 흉부 정중앙선을 따라 상행하여 인후부에 이르며, 다시 상행하여 하악부에 이른 다음 입술을 돌고 뺨을 따라 눈 밑에 갈라져 이른다.

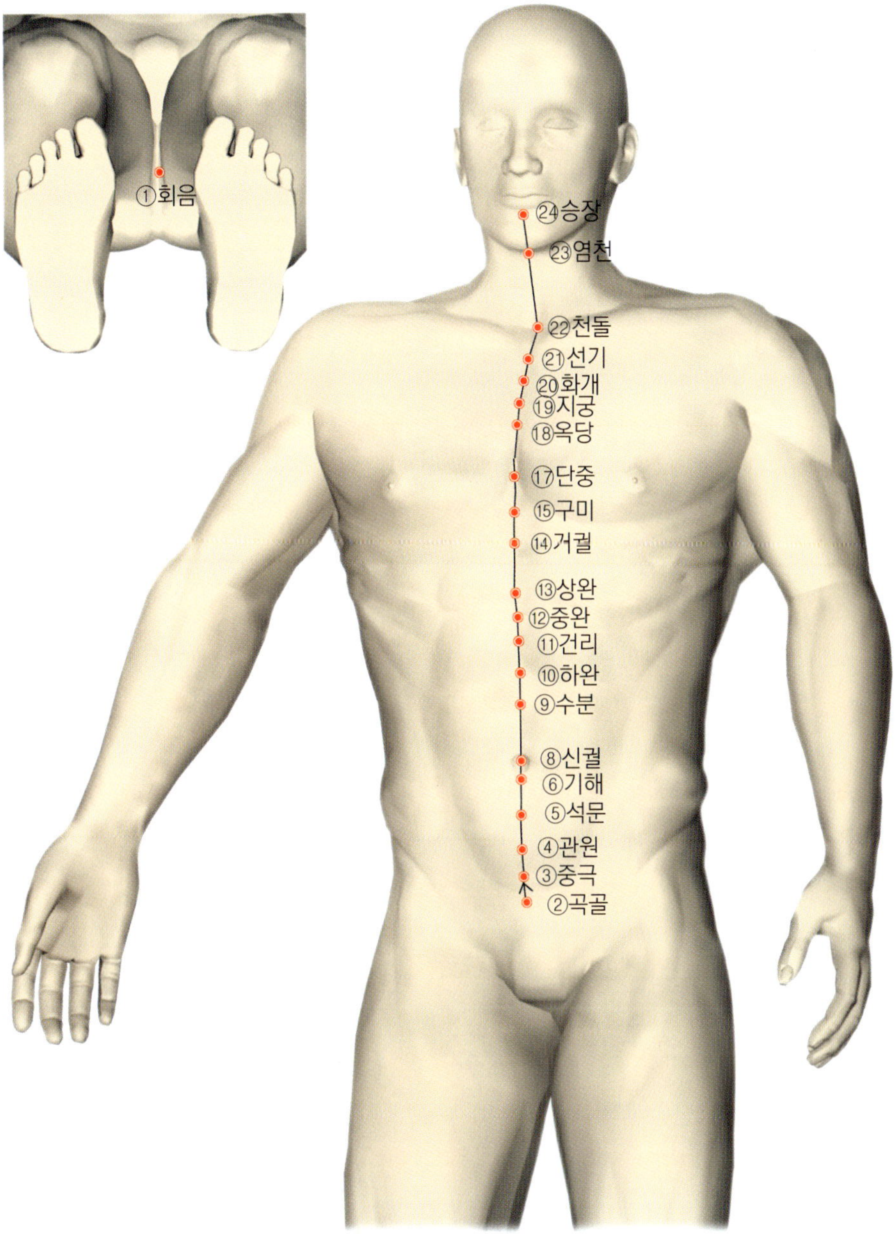
①회음
㉔승장
㉓염천
㉒천돌
㉑선기
⑳화개
⑲지궁
⑱옥당
⑰단중
⑮구미
⑭거궐
⑬상완
⑫중완
⑪건리
⑩하완
⑨수분
⑧신궐
⑥기해
⑤석문
④관원
③중극
②곡골

② 기본기능

임(任)은 감당, 접수한다는 뜻이다. 임맥은 복부의 정중앙을 순행하면서 여러 차례 수족삼음경과 음유맥(陰維脈)과 만나며 일신(一身)의 음경(陰莖)을 책임지므로 '음맥지해(陰脈之海)'라고 한다. 임은 또 '임(妊)'과 뜻이 통하며 경맥이 포중(胞中)에서 시작하였으므로 여자의 임신과 관계된다. 따라서 임(任)을 '포태(胞胎)'라고도 한다.

(2) 임맥(任脈)의 병 증후

산기(疝氣), 대하, 소복부종양, 월경불순, 유산, 불임과 같은 비뇨생식, 소화, 호흡기 계통의 증후가 나타난다.

(3) 임맥의 주요 경혈점

① 회음(會陰)

이 혈은 임맥, 독맥, 충맥이 모이는 '회'(會)의 뜻으로 음(陰의) 맥이다. 정력증강에 좋은 혈이며 전음(前陰)(비뇨생식기)과 후음(後陰)(항문)의 양음 사이에 있다.

· 주치 : 월경불순, 전립선염, 요도염, 음부통증

② 곡골(曲骨)

곡(曲)은 '굽다, 휘다'의 뜻이고 골(骨)은 뼈의 뜻이다. 따라서 곡골은 굽은 뼈라는 뜻이고 치골 결합처를 가리킨다. 즉 중극 아래 1촌, 음모 부위의 움푹 들어간 곳의 혈이 된다. 하복부 피부 위를 손끝으로 만지면 바로 치골이 옆을 뻗어 나와 있는 듯 느껴지는 곳이다.

· 위치 : 전음(생식기)과 항문 사이의 중점
· 주치 : 배뇨곤란, 치질, 유정, 월경불순, 전광, 혼미, 자궁내막염, 방광마비, 고환염 등
· 부주 : 임맥, 독맥, 충맥의 교회혈

③ 중극(中極)

방광의 모혈이다. 배꼽 아래 4촌이며 족삼음, 임맥이 모이는 곳으로 그 위치가 배에 있으면서 인체의 상하 좌우의 정중앙에 있으므로 중극이라 한다.

· 위치 : 배꼽 아래 4촌
· 주치 : 유뇨, 배뇨곤란, 유정, 양위, 월경불순, 불임, 신장염, 자궁경련, 대하과다, 좌골신경통
· 부주 : 임맥과 족삼음경의 교회혈

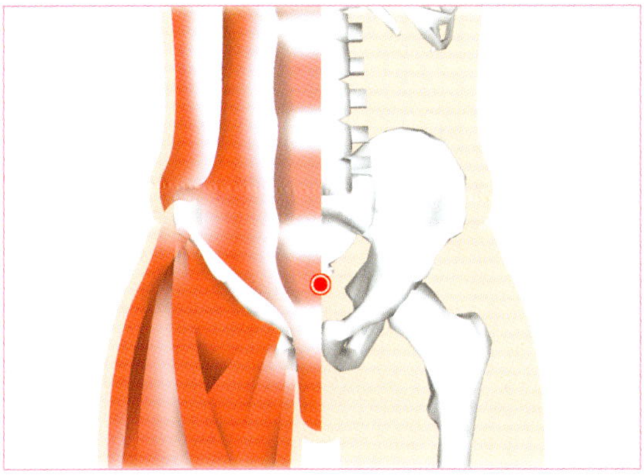

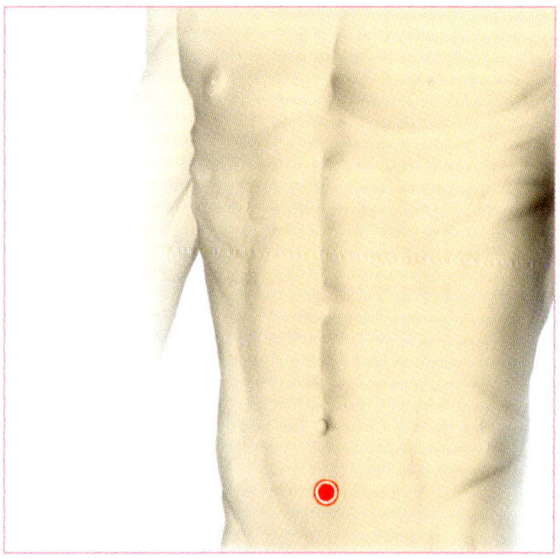

④ 관원(關元)

소장경의 모혈이다. 배꼽아래 3촌에 있으며 남자는 정액을 저장하는 곳이고, 여자는 혈(血)을 저축하는 곳이다. 관원의 관(關)은 빗장을 나타내며 원(元)은 원기를 나타내므로 관원은 원기를 보호하는 중요한 혈이며 원기의 음양이 만나는 곳이다. 남녀 생식기와 밀접한 관계가 있는 정력증강 등 부인과나 생식기 질환에 중요한 혈점이다. 비만과 하지 비만에 좋은 혈이다.

· 위치 : 배꼽 아래 3촌
· 주치 : 잔뇨, 소변이 잦음, 설사, 복통, 유정, 양위, 월경불순, 불임증, 신장염, 비뇨생식기 질환, 자궁염, 류머티즘
· 부주 : 임맥과 족삼음경의 교회혈, 소장의 모혈(募穴)

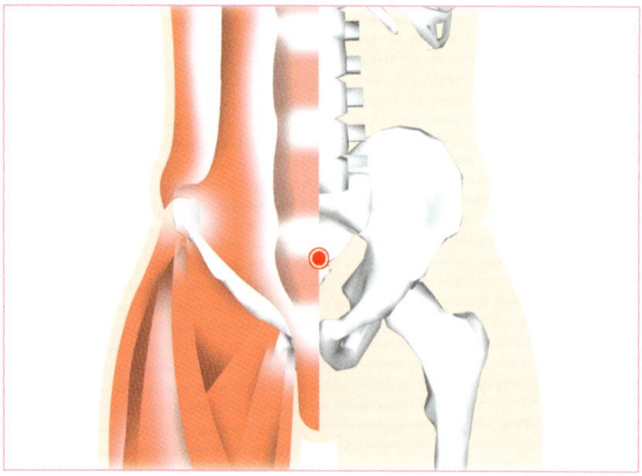

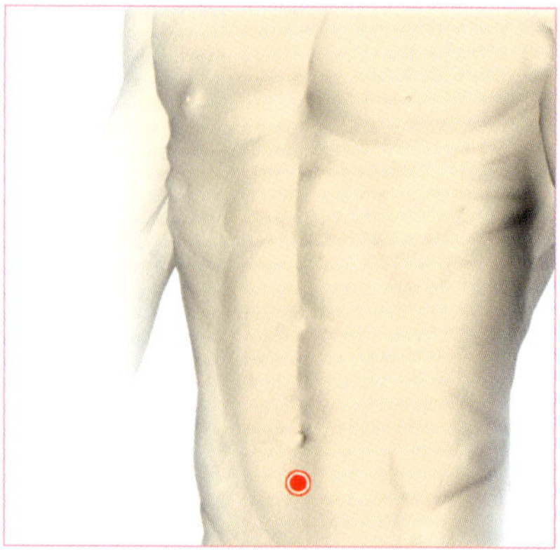

⑤ 석문(石門)

삼초경의 모혈이다.

배꼽 아래 2촌에 있으며 여기서 석(石)은 단단하다는 뜻이 되고 문(門)은 출입하는 곳이라는 뜻이다. 부인과 질환이나 소화기질환의 경우, 이 부위가 단단하다. 이 혈은 임맥의 기가 출입하는 문호이다.

· 위치 : 배꼽 아래 2촌

· 주치 : 복통, 수종, 배뇨곤란, 설사, 월경과다, 유선염, 부종, 무월경, 맹장염, 비뇨생식기 질환

· 부주 : 삼초의 모혈

⑥ 기해(氣海)

배꼽 아래 1.5촌부위이며 남자의 생기지해(生氣之海)가 되므로 기해라 하였다. 기해는 배꼽 아래에 있어서 기의 변동이 모이는 곳이다. 원기가 원활히 순행되면 모든 병의 치유를 촉진시키지만 원기가 결핍되면 질병의 치유를 지연시킨다. 양 유두사이의 단중혈을 상기해라고 부르기도 한다. 양자가 모두 기병(氣病)과 관계가 있지만 기해는 특히 신경과민, 심신증, 히스테리, 울화병 등의 신경계 증상에 효과가 있다.

· 위치 : 배곱 아래 1.5촌

· 주치 : 복통, 설사, 변비, 유뇨, 유정, 월경불순, 산기, 하초의 냉허, 몽정, 비뇨생식기 질환, 신경쇠약, 발육부진

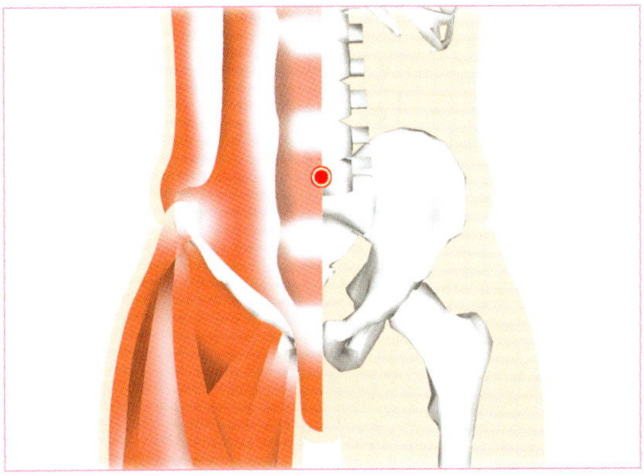
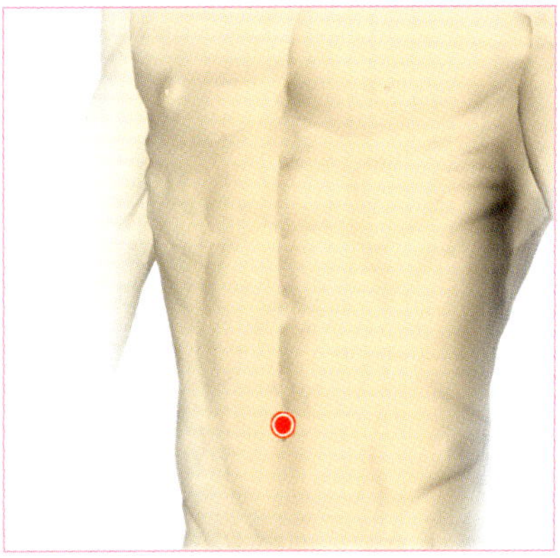

⑦ 음교(陰交)

배꼽 아래 1촌에 있으며 복부에 있고 복부는 음에 속한다.

음(陰)은 음맥을 가리킨다. 교(交)는 '사귀다. 서로 주고받다' 의 뜻이며 따라서 음교는 임맥, 충맥, 족소음신경이 교회하는 혈이다. 배꼽 아래의 기해, 석문, 관원과 함께 하단전으로 불린다.

· 위치 : 배꼽 아래 1촌

· 주치 : 복통, 수종, 월경불순, 월경불순, 대하, 부종, 자궁탈수, 산통

· 부주 : 임맥과 충맥의 교회혈

⑧ 신궐(神闕)

신궐은 배꼽을 말한다. 배꼽은 지방조직이나 근육이 없어 바로 복막에 연결되므로 침을 놓거나 강한 자극은 금물이다. 신궐의 '신'(神)은 '귀신, 신령, 혼백, 마음으로 영묘, 불가사의한 것'이라는 뜻이며 '궐'(闕)은 문, 궁문의 뜻이다. 따라서 신궐은 신(腎)[정(精)]과 심(心)[신(神)]의 정기가 출입하는 문호라는 뜻이 있다.

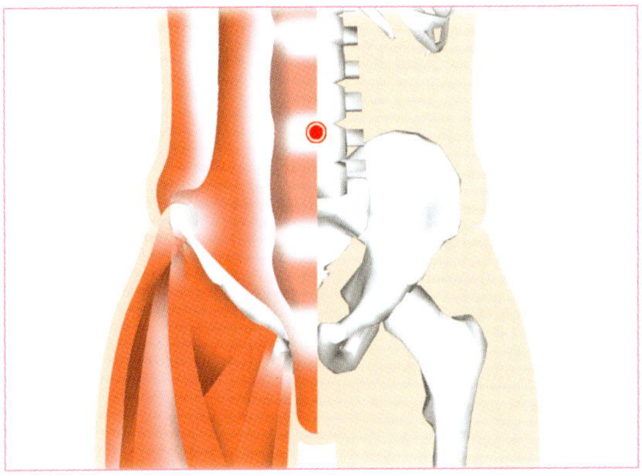
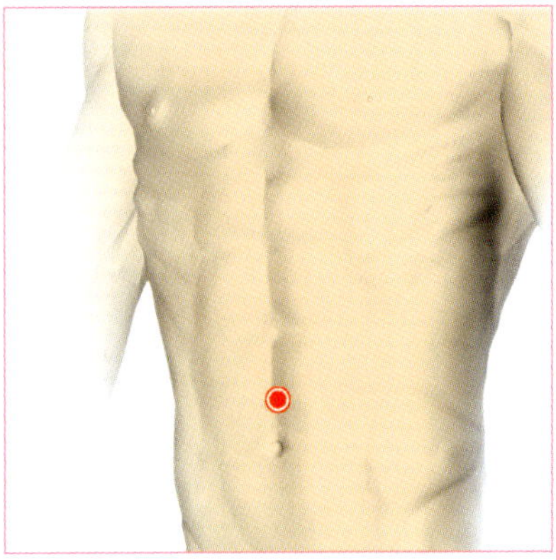

· 위치 : 배꼽 중앙

· 주치 : 복통, 설사, 탈항, 수종, 허탈증, 급·만성장염, 복부팽창, 상습유산, 장협착으로 인한 쇼크

⑨ 수분(水分)

수분은 하완 아래로 1촌, 배꼽위로 1촌에 있다. 소장 하구에 해당되는데, 여기에 이르러 청독이 가려져서 수액이 방광으로 들어가고 찌꺼기는 대장으로 들어간다. 그래서 수분이라고 명명한 것이다. 임상에서도 이것과 일치하여 설사증에 이 혈점에 압통점이 나타난다.

· 위치 : 배꼽 위로 1촌

· 주치 : 수종, 소변불통, 복통, 설사, 복부팽창, 두통, 복막염, 구토

⑩ 하완(下脘)

완은 위(胃)를 의미한다. 위완은 인체에서의 튼튼한 담장이 되며 위장을 말한다. 위장은 상중하 세 부분으로 나뉘는데 위의 상구는 오른쪽으로 기울었고, 위의 중구는 왼쪽을 향했으며 위의 하구는 가운데 향하여 있으며, 상·중·하 3부분 중에서 하완에 해당하는 것은 위의 하구이다.

· 위치 : 배꼽 위로 2촌

· 주치 : 복통, 복창, 설사, 구토, 소화불량, 위통, 위하수, 만성위장병, 남녀 생식기질환

· 부주 : 임맥과 족태음경의 교회혈

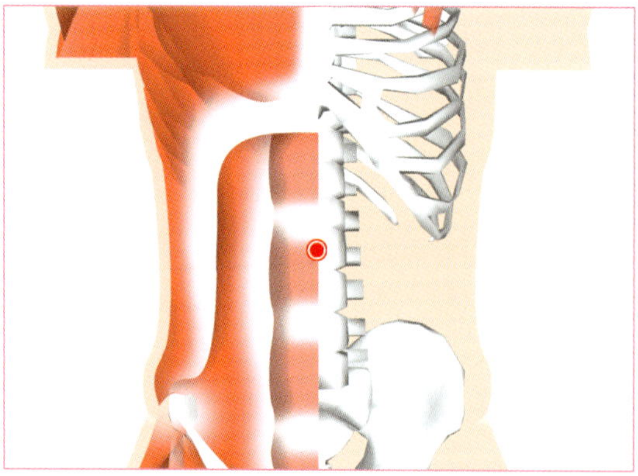

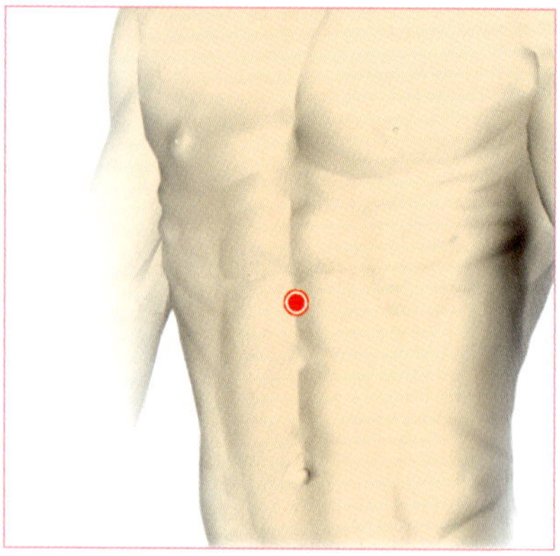

⑪ 건리(建里)

건(建)은 세운다는 뜻이고 리(里)는 거주한다는 뜻이다. 중완 아래 1촌, 하완 위로 1촌에 있으며 위부의 중하의 사이에 서 있는 것 같으므로 건리라고 한다.

· 위치 : 배꼽 위로 3촌

· 주치 : 위통, 구토, 식욕부진, 복창, 수종, 급·만성 위염, 심통, 구토, 소화불량, 위궤양, 위하수

⑫ 중완(中脘)

위경의 모혈이다. 중완은 중기를 품고 있는 영기가 나오는 곳이다. 중(中)은 중심이 되며 완(脘)은 위장을 말한다. 따라서 중완은 위의 중심부를 나타내는 중요한 혈이며, 후천의 기를 생성하는 중심부가 된다. 안으로 위중과 연결성을 갖는데 비위는 폐, 간, 심, 신의 가운데 있으므로 중완이라고 한다.

· 위치 : 배꼽 위로 4촌

· 주치 : 위통, 구토, 복창, 설사, 황달, *탄산(呑酸), 전광, 위염, 위궤양, 위하수, 중초의 모든 증세

· 부주 : 위의 모혈, 팔회혈의 부회(腑會), 임맥과 수태양, 수양명, 족양명경의 교회혈

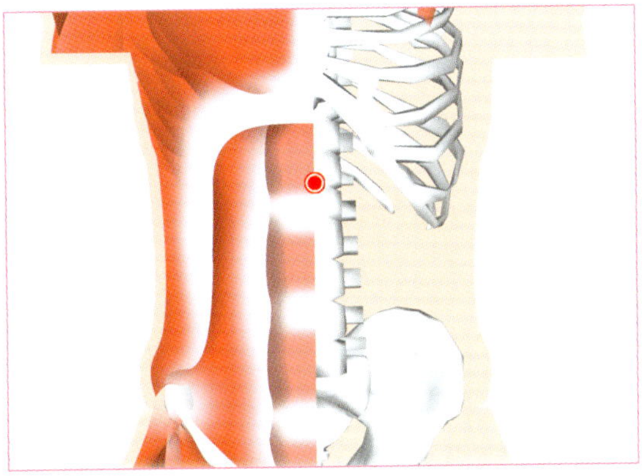

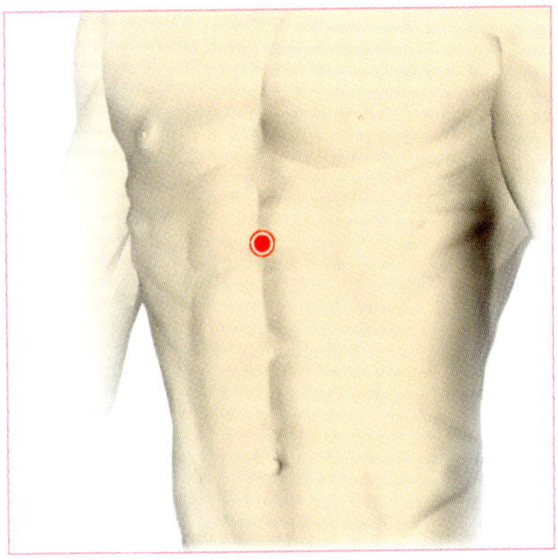

⑬ 상완(上脘)

거궐 아래 1촌에 있으며 위의 윗부분에 해당하므로 상완이라고 하였다.

· 위치 : 배꼽 위로 5촌

· 주치 : 위통, 구토, 복창, 전간, 위염, 위산과다, 위경련, 어지럼증

· 부주 : 임맥과 족양명, 수태양경의 교회혈

⑭ 거궐(巨闕)

심경의 모혈이다. 이 혈은 구미 아래 1촌에 위치한다. 거는 크다는 뜻이며 심장을 나타내고, 궐(闕)은 제왕의 궁전이라는 뜻이다. 그러므로 거궐은 심장이 있는 존귀한 장소로서 심장의 상태를 살피고 순환계의 질환을 주관하는 중요한 혈이다.

· 위치 : 배꼽 위로 6촌

· 주치 : 흉통, 심계, 구토, 탄산, 전광증, 횡격막 경련, 위경련, 협심증, 정신병

⑮ 구미(鳩尾)

흉골이 검상돌기가 내리 뻗은 형상이 비둘기[鳩] 꼬리[尾] 같은 형상이므로 구미라 칭한다.

· 위치 : 검상돌기 밑, 배꼽 위로 7촌

· 주치 : 흉통, 복창, 전광, 상초의 병, 심통, 정신과 질환, 천식, 편도선염

· 부주 : 임맥의 낙혈

⑯ 중정(中庭)

중정은 단중아래 1.6촌 되는 함요처에 있으며 심장의 부위에 있어서 심이 가운데 위치하는 것이 마치 가운데 [中]의 궁정에 이르는 것 같으므로 중정이라고 한다.

· 위치 : 심와부, 흉골과 검상돌기 결합부의 중앙

· 주치 : 심통, 구토, *소아 토유(吐乳), 흉협창만, 천식, 구토, 식도협착, 위산과다

⑰ 전중(膻中, 단중)

가슴의 양 유두사이를 단중이라고 한다. 양 유두사이의 움푹 들어간 부위에 있으며 심의 중심에 해당하는 곳으로, 독기를 저지하고 심장을 지킨다는 뜻이 있다. 단중은 상기해혈(上氣海血)이라고도 불리며 기와 관계가 깊어 상초의 기를 다스리고 호흡기계의 질환에 효과가 있다.

· 주치 : 가슴울혈, 늑막염, 늑간신경통, 유선염

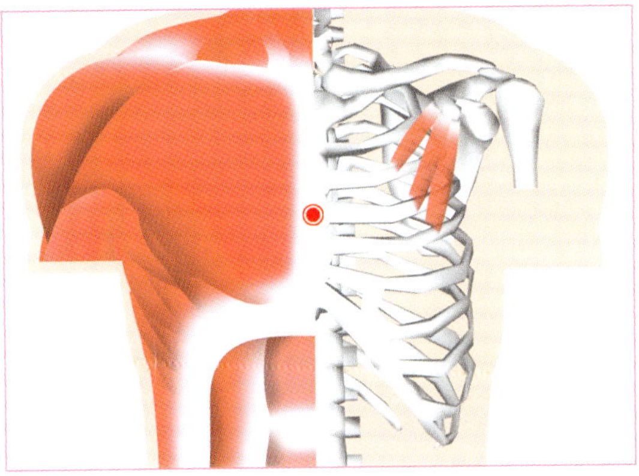
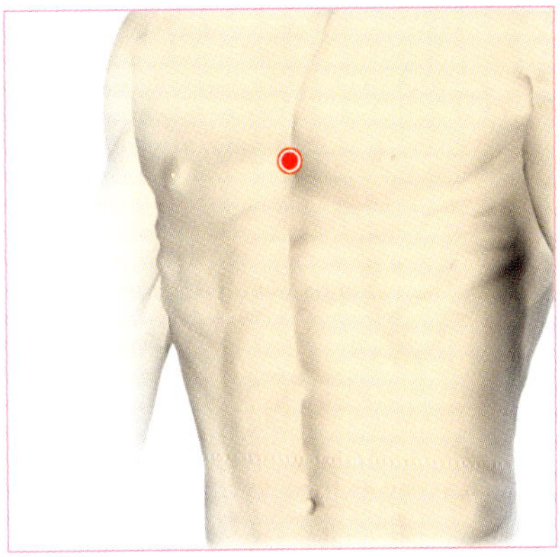

⑱ 옥당(玉堂)

옥(玉)은 구슬 또는 군주를 가르키고 하늘이며 정을 의미한다. 따라서 옥(玉)은심장을 표현하고 당(堂)은 궁전을 말한다. 즉 옥당은 심장이 있는 궁전이라는 뜻이 된다. 혈명을 음미하면 순환기를 중심으로 발생하는 증상에 효과가 있는 혈이 된다 라는것을 알 수 있다. 옥당 가까이에 있는 근육으로는 *대흉근이 있다. 현대 의학에서도 전중혈의 부근을 '헤드존'(Head Zone)라고 부르며 중요시하고 있다.

· 위치 : 전 정중앙선 제 3늑간에 해당됨
· 주치 : 기침, 천식, 흉통, 구토, 늑막염, 기관지염, 폐기종

⑲ 자궁(紫宮)

자(紫)는 자줏빛, 자색은 중국에서는 '고귀'의 상징이며, 군주의 처소나 존귀한 상징을 쓰여져 왔다. 서양의 종교에서도 의식을 치를 때 입는 경건한 상징의 색으로 이용되고 있다. 궁은 제왕이 있는 자리의 뜻이므로 자궁은 군주의 장, 심장을 가리킨다.

· 위치 : 전 정중앙선 제 2늑간극에 해당됨

· 주치 : 기침, 천식, 흉협통, 늑막염, 기관지확장증, 폐결핵, 식도협착

⑳ 화개(華蓋)

화(華)는 '꽃이 피다'의 뜻이 되고 장부에서는 폐를 가리킨다. 선기 아래 1촌 함요처에 있으며 폐의 질병을 치료하는 혈이 된다. 또 화개는 위로 폐와 만나고 폐는 높은 부위에 있으므로 위로 인후에 연결되어 가슴으로 퍼지므로 화개라고 한다.

· 주치 : 기관지염, 천식, 늑간신경통, 인후염

㉑ 선기(璇璣)

이 혈은 천돌 아래 1촌 부위로 가운데가 들어간 부분이다. 선기의 뜻을 풀어보면 귀한 옥이라는 뜻으로 쓰이며 아래로 자궁과 연결되고 심폐부위에 위치하므로 상초부위의 중요한 혈이 된다.

· 위치 : 전 정중앙선, 흉골병(胸骨炳)의 중앙

· 주치 : 기침, 천식, 흉통, 인후종통, 기관지천식, 만성기관지염, 식도경련, *분문 경련

㉒ 천돌(天突)

천(天)은 하늘의 뜻이고 돌(突)은 '갑자기, 나오다'의 뜻으로 임맥이 가슴 속으로 주행하다가 이 부분에 이르러 표면으로 나타나게 된다. 이 혈은 선기 위로 1촌에 있어서 맥기가 천(天)에 통하게 되고 호흡을 따라 올라갔다가 아래로 내려오므로 모든 호흡기 질환에 유효하다.

· 위치 : 흉골상와의 중앙

· 주치 : 기침, 천식, 흉통, 인후종통, 폭음, 얼굴충혈, 기관지천식, 인후염, 갑상선염, 식도경련, 성대의 질환

· 부주 : 임맥과 음유맥의 교회혈

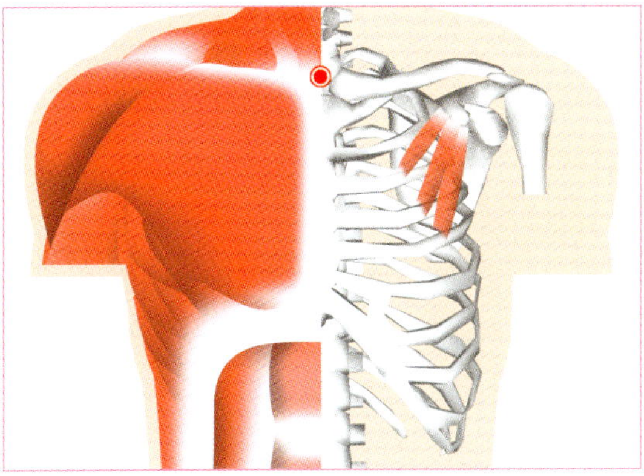 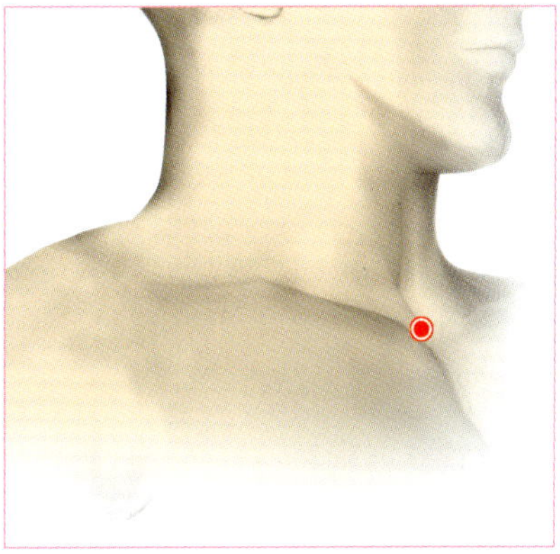

㉓ 염천(廉泉)

음유맥과 임맥이 교회하는 혈이다. 염은 모서리라는 뜻으로 인후의 모양을 말하며 설근 아래에 있는 타액선에서 신액이 나오는 것이 마치 맑은 샘과 같으므로 염천이라 하였다.

· 위치 : *설골체(舌骨體) 상연의 중점
· 주치 : 설하종통(舌下腫痛), 설강불어(舌强不語), 폭음, 기관지염, 인후염, 갑상선염, 천식, 언어장애
· 부주 : 임맥과 음유맥의 교회혈

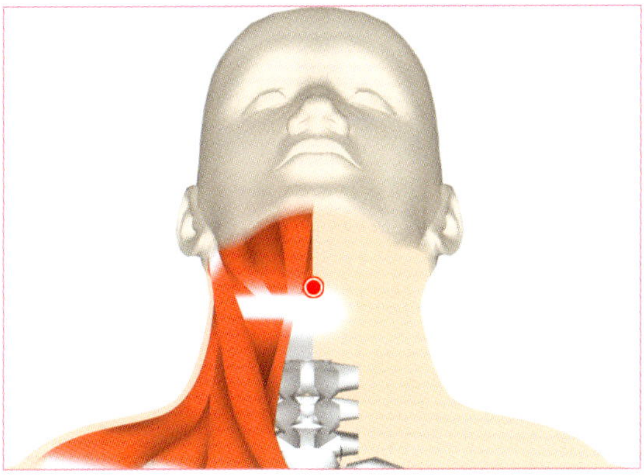

㉔ 승장(承漿)

위로 올라갔다가 아래로 떨어지므로 승장이라고 하였다. 승(承)은 아래에서 위를 받는다는 뜻이고 장(漿)은 미음, 마실 것, 음료의 뜻이 되며 여기서는 타액(唾液)을 가리킨다.

신수가 독맥을 따라 정수리로 올라갔다가 감로수가 되어 상지로 떨어지고, 임맥은 위로 올라가 얼굴을 편안하게 하는 것은 상하 어금니가 서로 통하기 때문이다. 어금니는 신맛의 침을 만들어내어 소화를 도우며 감로와 서로 합하여 미음과 같은 침이 된다.

· 위치 : *이순구의 중점(이순구는 아래 입술의 밑부분과 턱이 만나는 경계를 말한다)

· 주치 : 구와, 잇몸통, 전관, 폭음, 중풍, 얼굴신경마비, 목이 뻣뻣할 때, 언어장애

· 부주 : 임맥과 족양명경의 교회혈

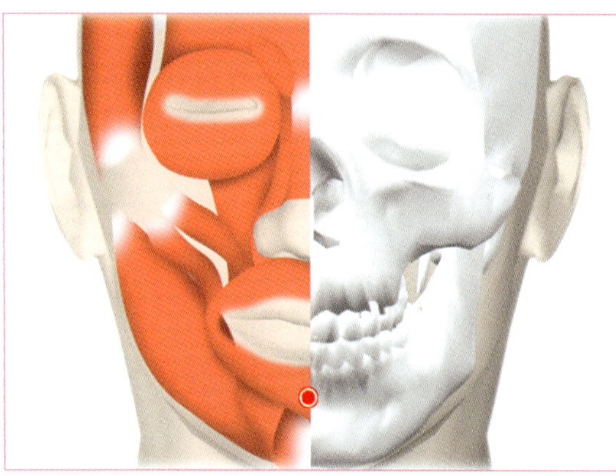

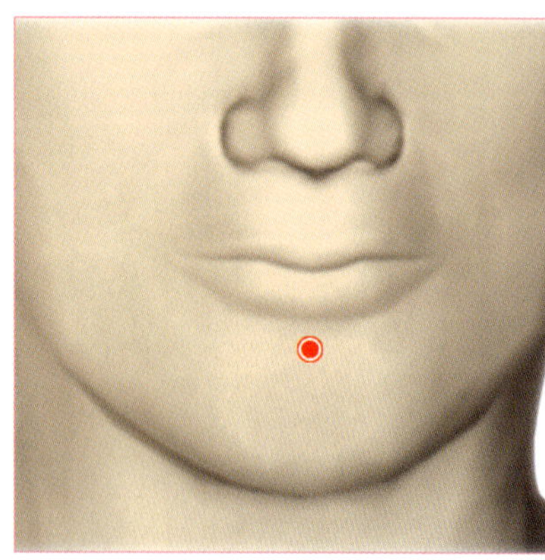

3) 대맥(帶脈)

허리를 종횡으로 하는 맥을 관할한다.

(1) 순행부위

① 분지

협하에서 시작하여 비스듬히 하행하여 대맥혈에 이르며 전신을 한바퀴 돈다. 부면의 대맥은 소복부까지 드리운다.

② 기본기능

대맥은 허리를 한바퀴 돌아서 마치 혁대와도 같이 종행하는 모든 경맥을 관할한다.

(2) 대맥의 병 증후

복부가 팽만하고 허리부위가 무거움을 느끼며, 여자는 아랫배가 아프고, 월경이 고르지 못하며 적백대하가 생긴다.

4) 충맥(衝脈)

포중(胞中)에서 독맥과 만난 후 척추 안으로 상행한다.

(1) 순행부위

포중(胞中)에서 일어나 아래로 회음(會陰)을 나와 기가(氣街)부위에서 시작하여 족소음 신경과 합병하여 위로 배꼽을 끼고 상행하여 흉중에 분포된 다음 다시 상행하며, 후부를 거쳐 입술을 에워돌고 눈 밑에 이른다.

① 분지

족소음의 대락(大絡)과 함께 신장에서 시작하여 아래로 기가(氣街)부위에서 체표로 옅게 나온 후 대퇴내측을 따라 괵와(오금)에 진입하고 경골(脛骨)의 내연(內緣)을 따라 하행하여 *족저(足底)에 이른다. 또 다른 지맥은 내측 복숭아뼈뒤에서 갈라져 앞으로 비스듬히 발 등에 이르며 족내지(足內趾)에 진입한다. 포중(胞中)에서 나와 뒤로 독맥과 통하며 척추 속을 상행한다.

② 기본기능

충(衝)은 요충(要衝)이라는 뜻이다. 충맥은 위로 두부에 이르고 아래로 발(足)에 이르며 전신을 관통하여 기혈의 요충으로 되어 십이경맥의 기혈을 조절할 수 있으므로 '십이경맥지해'라고 한다. 충맥은 또 '혈해(血海)'라고 하는데 여성의 월경과 밀접한 관계가 있다.

(2) 충맥의 병 증후

유뇨, 산기가 있고, 아랫배에서 기운이 올려 받치며, 가슴이 아프고, 소변이 잘 통하지 않으며 목이 마르다.

5) 음교맥

교(交)는 '교접한다'는 뜻이 있다. 발목 복사뼈 밑에서부터 상행하며 족소음경을 따라 올라가 눈꼬리에 이르러 양교맥과 회합한다.

6) 양교맥

발꿈치의 외측에서 시작하여 족태양경을 따라 올라 눈꼬리에서 음교맥과 교합하고 목덜미에서 족소양과 교합한다. 두 교맥은 전신 좌우의 음양을 다스리며 신체운동과 안검의 개폐기능을 조절한다.

7) 음유맥

하퇴 내측에서 시작하여 다리와 대퇴의 내측을 따라 올라가며 복부에서 족태음경과 만나고 가슴에서 족궐음경과 만난 다음 인후에서 맥과 만난다.

8) 양유맥

족소양담경과 함께 상행한 다음 겨드랑이를 지나 어깨에 이른 다음 이마 부위에서 독맥과 회합한다.

2. 오수혈(五輸穴)

십이경맥에서 상지에서는 주관절 이하 하지에서는 슬관절 이하에 각각정(井), 형(滎), 수(輸), 경(經), 합(合) 이라 하는 5개의 특정혈이 있는데 이를 오수혈 이라 한다. 오수혈은 각 장기간의 에너지 교환에 가장 중요한 역할을 담당하며 또한 경락 자체 내에서의 에너지 조율의 역할도 수행한다.

전통 경락학에서는 천간(天干)십자를 배당하고 오행을 배합하여 오행혈이라한다. 즉, 사지의 말단에서 팔꿈치, 무릎을 향하여 정-형-유-경-합 의 순서로 배당하고 음경에서는 정[乙木], 형[丁火], 유[己土], 경[辛金], 형[壬水], 유[甲木], 경[丙火], 합[癸水]으로 오행을 배당하고 양경에서는 정[庚金], 형[壬水], 유[甲木], 경[丙火], 합[戊土]으로 오행을 배당하였다.

정혈은 신경의 용천혈을 제외하고 모두 *지단의 말단 조갑근부(음경혈의 기시점: 양경혈의 종지점)에 있고 합혈은 주관절 ,슬관절 부근에 분포하고 형혈은 *수지-족저-*수장-족배에 분포하고 수혈은 수관절-족관절 근처에 분포하고 경혈은 수관절-족관절-전완-하퇴부근에 분포하고 있다.

〈영추-구침십이원론〉에 맥기(脈氣),의 흐름을 물위 흐름에 비유하여 소(小)에서 대(大)로 얕은 곳에서 깊은 곳으로 원부(遠部)에서 근부(近部)로 흐르는 것을 말하는 것이다. "맥기가 나오는 곳이 정혈, 맥기가 머무르는 곳이 형혈, 맥기가 가는 곳이 수혈, 맥기가 주입하는 곳이 경혈, 맥기가 들어가는 곳이 합혈이다"라 하여 명칭으로써 오수혈의 특성을 형용하였다.

정혈은 봄기운에 응하므로 간경이나 담경의 변동에 의하여 일어나는 명치나 옆구리가 땡겨서 괴로운 질환의 치료에 쓰이고, 형혈은 여름의 기운에 상응하므로 심이나 소장의 맥의 변동으로 인하여 온몸에 열이 나는 질병을 치료하고 수혈은 장하의 기운에 응하므로 비나 위의 경맥 변동으로 일어나는 몸이 나른하고 수족의 마디가 아픈 병을 치료하는데 쓴다. 경혈은 가을에 응하므로 폐나 대장의 경맥 변동으로 일어나는 기가 역상하여 기침이 나고 오한(惡寒), 발열하는 병을 치료하는데 쓴다. 합혈은 겨울의 기운에 응하므로 신이나 방광의 경맥 변동으로 일어나는 기가 아랫배로부터 치밀어 올라 머리가 괴롭게 되며 또 설사를 하거나 소변이 지나치게 나오는 병을 치료하는 데 쓴다.

이와 같이 양경맥의 정-혈-수-경-합의 오수혈과 음경맥의 정-혈-수-경-합의 오수혈은 부부관계를 이루어서 오장-육부 음경맥과 양경맥의 음양조화를 이루고 있다.

표 7-1. 음경(陰經)의 오수혈표(五輸穴表)

오수혈 / 경맥	정(井) 을(乙)목(木)	형(滎) 정(丁)화(火)	수(輸) 기(己)토(土)	경(經) 신(辛)금(金)	합(合) 계(癸)수(水)
수태음폐경	소상	어제	태연	경거	척택
수궐음심포경	중충	노궁	대릉	간사	곡택
수소음심경	소충	소부	신문	영도	소해
족태음비경	은백	대도	태백	상구	음릉천
족소음신경	용천	연곡	태계	부류	음곡
족궐음간경	대돈	행간	태충	중봉	곡천

표 7-2. 양경(陽經)의 오수혈표(五輸穴表)

오수혈 / 경맥	정(井) 경(庚)금(金)	형(滎) 임(壬)수(水)	수(輸) 갑(甲)목(木)	경(經) 병(丙)화(火)	합(合) 무(戊)토(土)
수양명대장경	상양	이간	삼간	양계	곡지
수소양삼초경	관충	액문	중저	지구	천정
수태양소장경	소택	전곡	후계	양곡	소해
족양명위경	여태	내정	함곡	해계	족삼리
족소양담경	규음	협계	임읍	양보	양릉천
족태양방광경	지음	통곡	속골	곤륜	위중

1) 폐경

① **정(井) : 소상(少商)**-엄지 손톱의 상면과 외측면이 직각으로 만나는 곳
② **형(滎) : 어제(漁際)**-제 1중수지와 볼록한 근육이 경계부, 제 1중수지의 중간
③ **수(輸) : 태연(太淵)**-*요골경상돌기 내측 함요처, 맥이 처음 뛰는 곳
④ **경(經) : 경거(經渠)**-태연에서 1횡지 위(태연-경거-열결)
⑤ **합(合) : 척택(尺澤)**-주횡문 성상, *상완이두근건 요측 함요처(척측함요처-곡택)

2) 대장경

① **정(井) : 상양(商陽)**-둘째 손가락 손톱의 상면과 외측면이 직각으로 만나는 곳
② **형(滎) : 이간(二間)**-시지의 측면에 손가락을 대고 밀고 올라가다 보면 언덕에 걸리는 곳
③ **수(輸) : 삼간(三間)**-제 2중추골 측면에 손가락을 대고 밀고 내겨가다 보면 언덕에 걸리는 곳
④ **경(經) : 양계(陽谿)**-엄지손가락을 벌릴 때 손목의 요측골쪽에 삼각형의 함요처가 나타나는 곳. 2개의 힘줄에 의해 형성된다.
⑤ **합(合) : 곡지(曲池)**-팔꿈치를 구부리고 반대편 젖가슴에 대었을때 주횡문 요측단과 상완곡 외과를 이은 선의 중간점

3) 위경

① **정(井) : 여태(厲兌)**-둘째 발톱상면과 외측 면이 직각으로 만나는 곳
② **형(滎) : 내정(內庭)**-둘째와 세째 발가락이 홈을 이루는 곳
③ **수(輸) : 함곡(陷谷)**-둘째와 세째 종*족지가 이루는 大자틈에서 정점으로 5촌 밑
④ **경(經) : 해계(解溪)**-발목관절중앙, 장무지신근건과 단무지신근건 사이 함요처
⑤ **합(合) : 족삼리(足三里)**-외슬안(슬개골 밑 바깥쪽의 움푹 들어간 곳) 직하 3촌

4) 비경

① **정(井) : 은백(隱白)**-엄지발가락 발톱의 상면과 외측면이 직각으로 만나는 곳
② **형(滎) : 대도(大都)**-엄지발가락을 구부리면 안쪽의 측면에 주름이 잡히는 곳, 적백육제
③ **수(輸) : 태백(太白)**-제1중족지 안쪽 측면을 따라 발톱쪽으로 밀고 가다보면 언덕에 걸리는 곳
④ **경(經) : 상구(商丘)**-내과전하방 함요처
⑤ **합(合) : 음릉천(陰陵泉)**-경골 내측과 하연 함몰처. 경골 내측에 손을 대고 무릎쪽으로 밀고 가다보면 낫 모양으로 휘는 곳에 걸리는 곳

5) 심경

① **정(井) : 소충(少衝)**-새끼손가락의 손톱 상면과 내측 측면이 직각으로 만나는 곳
② **형(滎) : 소부(少府)**-주먹을 쥐었을때 새끼손가락 끝이 닿는 곳, 뼈와 뼈 사이(중수지 사이)
③ **수(輸) : 신문(神門)**-척측 수근골의 요측 함요처
④ **경(經) : 영도(靈道)**-손목 안쪽 주름의 척측끝이 신문이고 신문으로부터 4횡지 되는 곳
⑤ **합(合) : 소해(少海)**-팔꿈치 앞쪽 주름의 척측끝과 상완내과와의 사이에 움푹 들어가는곳(척골신경구), 팔꿈치를 약간 굽히고찾는다.

6) 소장경

① **정(井) : 소택(少澤)**-새끼손가락의 손톱상면
② **형(滎) : 전곡(前谷)**-5번째 손가락의 측면을 따라 올라가다 보면 턱에 걸리는 곳

③ **수(輸)** : **후계(后溪)**-주먹을 쥐고 새끼손가락의 측면을 보았을 때 주름이 가장 크게 잡히는 곳(적백육제)
④ **경(經)** : **양곡(陽谷)**-완배횡문 *척측단 함요처. 척골경상돌기와 삼각골 후연사이
⑤ **합(合)** : **소해(小海)**-팔꿈치 내측의 척골신경구

7) 방광경

① **정(井)** : **지음 /위중(委中)**-슬와횡문중앙
② **형(滎)** : **족통곡(足通谷)**-제5지를 굽힐 때 측면에 주름이 접히는 부위
③ **수(輸)** : **속골(諫骨)**-제5중족골 소두후연, 적백육제
④ **경(經)** : **곤륜(崑崙)**-외과첨과 아킬레스건 사이
⑤ **합(合)** : **위중(委中)**-슬와 정중앙

8) 신경

① **정(井)** : **용천(涌泉)**-족저 1/3 되는곳. 정중선
② **형(滎)** : **연곡(然谷)**-제5 중족지를 따라 발꿈치쪽으로 올라가다 보면 툭 튀어나온뼈(외과 전하방 3횡지)에 걸리는 곳
③ **수(輸)** : **태계(太溪)**-내외점과 근건중심의 함요처 (중점)
④ **경(經)** : **부류(膊溜)**-태계혈상 2촌, 근정건연
⑤ **합(合)** : **음곡(陰谷)**-발굴근자세, 반건양근건과 반막양근건 사이

9) 심포경

① **정(井)** : **중충(中沖)**-중지의 손톱상면과 외측면이 직각으로 만나는 곳
② **형(滎)** : **노궁(勞宮)**-주먹을 쥐었을때 둘째 손가락 끝이 닿는곳

③ **수(輸) : 대릉(大陵)**-*완횡문중앙, 장장근건과 요측 수근굴근 사이
④ **경(經) : 간사(間使)**-완횡문상 3촌, 장장근건과 요측 수근굴근사이
⑤ **합(合) : 곡택(曲澤)**-주횡문 선상, 상완이두근건 척측 함요처

10) 삼초경

① **정(井) : 관충(關衝)**-네째 손톱 상면과 외측면이 직각으로 만나는 곳
② **형(滎) : 액문(液門)**-네째 손가락과 다섯째 손가락이 흠을 이루는곳
③ **수(輸) : 양지(陽地)**-배측 완횡문 중앙의 함요처
④ **경(經) : 지구(支溝)**-양지 上 3촌
⑤ **합(合) : 천정(天鼎)**-주두 上 함요처

11) 담경

① **정(井) : 족규음(足竅陰)**-제4지 발톱상면과 외측면이 직각으로 만나는곳
② **형(滎) : 협계(俠溪)**-제4, 5중족골 전방, 소지신건근 외측 함요처
③ **수(輸) : 족임읍(足臨泣)**-제4, 5중족골 결합부 전방
④ **경(經) : 양보(陽輔)**-외과점 상방 4촌, 비골전연
⑤ **합(合) : 양릉천(陽陵泉)**-*비골두 전하방의 함요처

12) 간경

① **정(井) : 대돈(大敦)**-엄지발톱 상면과 둘째 발가락 쪽의 측면이 직각으로 만나는 곳
② **형(滎) : 행간(行間)**-엄지와 둘쩌 발가락이 흠을 이루는 곳
③ **수(輸) : 태충(太沖)**-제1, 2 중족골 결합부 지간 함요처

④ **경(經)** : **중봉(中封)**-발목 내과 전방의 함요처
⑤ **합(合)** : **곡천(曲泉)**-슬와 횡문 내측단 상방 함요처

13) 오수혈의 보사법

***보사(Tonification과 Sedation)**

보(補)는 '경락의 흐름과 같은 방향으로 자극을 줌으로써 해당 경락의 에너지가 커지도록 하는 것'이며 사(瀉)는 '경락의 흐름과 역방향으로 자극을 줌으로써 해당 경락의 에너지가 낮아지도록 하는 것'을 말한다.

오수혈은 신체내에서 에너지의 흐름을 가장 주도하는 곳 또는 가장 직접적으로 반영하는 곳이다. 따라서 오수혈의 자극은 에너지의 흐름을 직접 좌우할 수 있으며 그중의 하나가 영수보사라고 하는 방법으로 가장 확실한 효과를 나타낸다.

Ⅷ

사상체질

제8장 사상체질

1. 체질의 정의

체질(體質)이란 단어의 어휘적 의미는 '몸의 본바탕'이라는 뜻이다. 체질과 비슷한 의미로 기질(氣質)이라는 말을 쓰기도 하는데, 그 뜻은 '기(氣)의 본바탕'이다.

체질은 사람이 본래 가지고 태어난 신체적 특징, 정신적 특징 그리고 그 외에 여러 가지 다른 특징을 포괄하는 개념으로 특유한 병에 대한 저항력과 반응을 포함한다. 또 환경에 의해서 좌우되지 않는 고유의 기질을 의미한다. 따라서 체질은 쉽게 바뀌거나 바꿀 수 없고, 오히려 자기 체질에 적합한 상태를 유지하는 것이 건강을 지속시키는 지름길이다. 각자 체질을 알고 자신에게 맞는 방법으로 건강하고 활력있는 삶을 지키는 것이 중요하다.

한의학에서는 체질이 구별되면 그 체질이 지니는 특성을 일시에 파악할 수 있어, 임상에서 매우 중요한 정보로 활용된다. 이러한 체질을 분류하기 위해서 수천년 동안 동서양을 막론하고 여러 이론들이 나왔다. 『황제내경』에 나와있는 음양론에 의거한 음양오태인론(陰陽五態人論)과 오행론에 의거한 오행이십오태인론(五行二十五態人論), 우리나라 사람인 동무(東武) 이제마(1837~1900)가 내놓은 사상체질(四象體質), 고대 그리스의 의학자인 갈레누스(Galenus Galenos)의 사기질론(四氣質論), 독일의 정신의학자인 크레치머(Ernst Kretschmer, 1888~1964)의 세 가지 체질설(體質說) 등이 있다.

* : 부록용어 설명 참조

2. 사상체질의 개요

사상체질은 동무(東武) 이제마가 1894년 『동의수세보원(東醫壽世保元)』이라는 책을 통해 수립한 학문이다. 사상(四象)이란 음양의 4가지 변화활동인 태소음양(太少陰陽)을 말한다. 사상체질은 이제마가 "같은 병인데 같은 약을 처방하면 어떤 경우에는 치료가 되고 어떤 경우에는 치료가 되지 않는다"는 점에 의문을 품고 연구를 한 결과 발생한 이론이다. 사상체질은 여러 체질론 가운데 가장 획기적이고 체계적인 것으로 평가받고 있다. 그 근거는 우선 다른 이론에 비해 종합적이라는 것이다. 다른 이론들의 체질 분류가 기질적 특성에 치중되었다든지, 단편적인 특질만을 분류한 것인데 비해 사상체질은 한 사람이 가진 장부의 허실(虛實) 구조와 기질적 특성, 그리고 그것의 윤리학적, 철학적 바탕들을 종합적으로 정리, 분류하고 치료학적인 방법까지 제시함으로써 종합적인 체계를 갖추었다는 것이다.

3. 사상체질의 분류

이제마는 사람의 체질이 네 가지 종류로 구분될 수 있다고 했으며, 이러한 체질의 차이는 각자의 속에 들어 있는 '장부의 허실구조'가 본질적으로 서로 다르기 때문임을 밝혔다. 장부의 허실 구조가 다르다는 말은, 사람은 날 때부터 체질적으로 어떤 장부는 허하고 어떤 장부는 실하게 결정되어 있다는 뜻이다. 이 이론에 따르면 어떤 병에 잘 걸리고 어떤 병에 잘 걸리지 않는 특징을 총체적으로 파악할 수 있고, 기질적 특성이나 병을 치료하는 방법 그리고 일상적으로 건강을 관리하는 방법까지지도 체계적으로 알 수 있다.

네 가지 체질별 장부의 허실 구조를 보면 다음과 같다.

표 8-1. 네 가지 체질별 장부의 대소(大小) 구조

태양인(太陽人)	태음인(太陰人)	소양인(小陽人)	소음인(小陰人)
폐대간소(肺大肝小)	간대폐소(肝大肺小)	비대신소(脾大腎小)	신대비소(腎大脾小)

사장(四臟 : 폐, 비, 간, 신)의 대소(大小) 관계에 따라 사람의 체질이 달라지며, 이기의 대소 구조는 한 사람의 기질이나 성격, 체형 그리고 특정한 병에 대한 저항력 등을 결정하는 기초가 된다.

▷▶ 장부의 대소(大小) 구조

사상체질에서 대소(大小)의 의미는 장기의 크고 작음이 아니고 기능의 활발함과 약함을 의미한다. 일반적인 한의학의 허실(虛實)의 개념과 비슷하다고 할 수 있다.

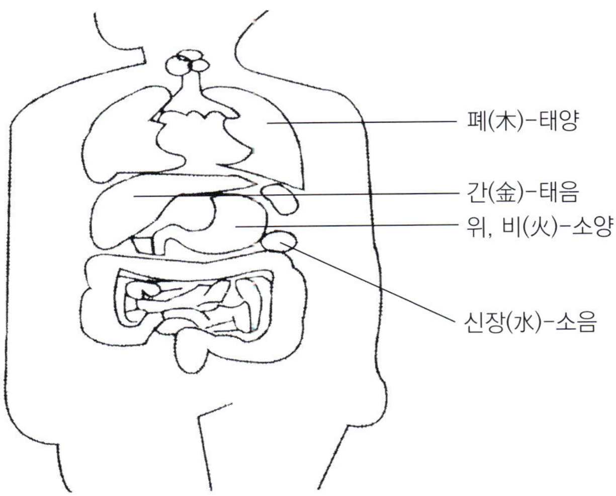

그림 8-1. 장부에서의 사상적 구분

▷▶ **팔상체질(八象體質)**

글자 그대로 여덟 가지로 체질을 구분하는 것인데, 사상체질을 각각 두 가지로 분류하여 여덟 가지가 된다. 즉, 태양인 1형·2형, 태음인 1형·2형, 소양인 1형·2형, 소음인 1형·2형으로 구분한다. 팔상체질은 침 치료학 부분에서는 일정한 이론을 세우고 성과를 내고 있지만, 약물 치료학 부분에서는 아직까지 사상체질과 구분할 만한 체계가 없다.

4. 사상체질의 특징

체질을 안다는 것은 곧 한 사람의 본성을 안다는 것이므로 체질 감별은 매우 어려운 작업이라 할 수 있다. 그렇기 때문에 지금까지 체질을 정확하게 분류하기 위해서 여러 방법이 동원되었는데, 그 가운데 효과적인 체질 분류 방법으로는 체형, 성격이나 인상, 자주 나타나는 병적 증세, 복진법, 맥진법, 약을 복용한 후 반응, 침 치료의 반응, 근력 조사를 통한 반응 등이다.

표 8-2. **태양인의 특성**

구분		태 양 인(太 陽 人)
외모	체형	·전체 사상인 중에서 가장 수가 적어 구별하기 어려운 체질 ·용모가 뚜렷하고 살이 비후하지 않다. ·엉덩이가 작다. ·다리가 위축되어 서 있는 자세가 불안하다. ·하체가 약해 오래 걷거나 서 있기가 힘들다.
	체격	머리와 목덜미가 발달하고 허리 부분이 약함
	외모와 골격	키가 크고 수척한 편
	외관상 가장 발달한 부분	머리
	걸음걸이	꼿꼿하다
	얼굴형	머리가 크고 정수리가 솟아 있다.
	얼굴 색깔	흰편
	이목구비	이마가 넓고 광대뼈가 나와 있다.
	눈빛	눈에서 빛이 난다.
	가슴	가슴이 벌어지고 견실하다.
	손과 발	따뜻한 편
	피부	부드럽고 마른 편
	음성	굵고 성량이 풍부하다.
	말을할 때의 평소습관	수다스럽지는 않지만 누구에게나 거리낌없이 말을 한다.
	대변상태	변이 부드럽고 양이 많다.
심성	성질재간	·명석하고 창의력이 뛰어나며 호탕한 성격 ·강한 성격에다 적극적이고 진취적이며 과단성이 있다. ·행동에 거침이 없고 남과 잘 사귀는 편이다. ·계획성 없이 일을 추진한다. ·자신의 잘못을 후회하거나 인정할 줄 모른다. ·일이 마음 먹은대로 잘 안되면 남에게 화를 낸다. ·세심한 면이 부족하고 치밀하지 못하다.
	항심(恒心)	급박지심(急迫之心 : 조급함)
	심욕(心慾)	방종지심(放縱之心) : 제멋대로이고 후회할 줄 모른다. 독선적이고 계획성이 적으며 치밀하지 못하다.
체질적특성	건강한 상태	·폐의 기능이 좋고 간의 기능이 약함 ·소변량이 많고 잘 나오면 건강하다. 평소에는 소변이 잘 나오지만, 몸이 불편하면 소변보기가 불편하다.
	체질병	8~9일 변비가 계속되면서 입에서 침이나 거품이 자주 나오는 증상
	중병(重病)	·음식물을 삼키기 어렵고 삼켰다 해도 위까지 내려가지 못하고 바로 토하는 증상 ·음식을 먹으면 명치 아래가 그득하고 일정 시간이 지나면 토하는 증상 ·말하기도 귀찮을 정도로 온 몸에 권태감이 심하고 노곤하여 움직이기 싫으며 다리가 풀리고 몸이 여위는 증상

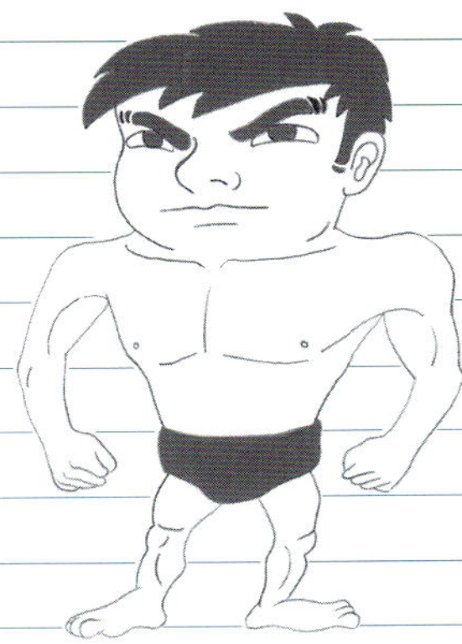

표 8-3. **태음인의 특성**

	구분	태음인(太陰人)
외모	체형	· 체형이 뚜렷해서 확연히 태음인의 체질임을 알 수 있는 경우도 있으나 분명하지 않은 경우가 많다. · 목덜미의 기세가 약하다. · 허리 부위의 형세가 성장하여 서 있는 자세가 굳건하다.
	체격	허리와 배가 발달하고 상체가 약한 편
	외모와 골격	골격이 굵고 살이 찐 편
	외관상 가장 발달한 부분	허리와 옆구리
	걸음걸이	느리고 무게 있다.
	얼굴형	윤곽이 뚜렷하고 의젓하다.
	얼굴 색깔	갈색 혹은 검은 빛
	이목구비	이목구비가 크고 입술이 두텁다.
	눈빛	밝지 않고 침침하다.
	가슴	넓고 잘 발달하였다(비만형).
	손과 발	손발이 따뜻하나 겨울에 잘 튼다.
	피부	두텁고 땀구멍이 크다.
	음성	탁하다.
	말을할 때의 평소습관	말수가 적고 간혹 더듬기도 한다.
	대변상태	변비가 자주 오는 편이다.
심성	성질재간	· 정직하고 과묵한 편이다. · 예의바르고 매사에 신중하며 믿음직스럽게 행동한다. · 불필요하게 일을 벌이지 않으며, 꾸준한 노력과 인내심으로 과업을 성취한다. · 보수적이다. · 밖의 일보다 집안 일을 중시하고 활동을 싫어한다. · 의심이 많아 음흉하고 욕심이 많다. · 운동보다는 오락을 좋아한다. · 겁을 잘 내고 게으른 편이다.
	항심(恒心)	겁심(怯心 : 조심성), 겁심정충이 지나치면 증(怔忡症 : 가슴이 울렁거리는 증상)이라는 중병에 걸리게 된다.
	심욕(心慾)	물욕지심(物慾之心)
체질적특성	건강한 상태	· 간의 기능이 좋고 폐, 심장, 대장, 피부의 기능이 약함 · 땀구멍이 잘 통하여 땀을 잘 배출하면 건강하다는 것을 의미한다. 평소에 땀이 많아 조금만 몸을 움직여도 땀을 흘리는데, 땀을 쏟고 나면 상쾌해진다.
	체질병	· 피부가 야무지고 단단하면서 땀이 안 나오는 증상
	중병(重病)	· 설사병과 장이 답답한 증상

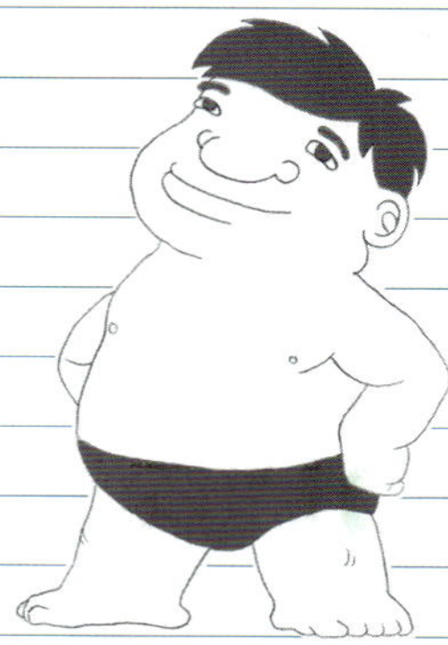

표 8-4. 소양인의 특성

구분		소양인(小陽人)
외모	체형	· 그 수가 많고 비교적 구별하기 쉽다. · 말하는 모습이나 몸가짐이 민첩해서 경솔하게 보일 수도 있다. · 엉덩이 부위가 빈약하여 앉은 모습이 외롭게 보인다.
	체격	가슴이 발달하고 허리 밑부분이 빈약한 편
	외모와 골격	골격이 적당하고 다부진 체격
	외관상 가장 발달한 부분	가슴
	걸음걸이	빠르고 몸을 흔든다.
	얼굴형	다소 길고 머리가 앞뒤로 나와 있다.
	얼굴 색깔	흰색 혹은 붉은 빛
	이목구비	입이 크지 않고 턱이 뾰족한 편이다.
	눈빛	눈빛이 반사적이고 예리하다.
	가슴	넓고 튼튼한 편이다(근육형).
	손과 발	따뜻한 편이다.
	피부	희고 마른 편
	음성	카랑카랑하다.
	말을할 때의 평소습관	말이 많고 함두로 막 하는 편이다.
	대변상태	약간의 변비만 있어도 고통스럽다.
심성	성질재간	· 매사에 활동적이고 열성적이다. · 봉사 정신과 의협심이 강하고 솔직담백한 성격이다. · 인정이 많고 이해타산에 얽매여 행동하지 않는다. · 바깥 일에만 분주하여 가정이나 자기 일에는 소홀하다. · 경솔하며, 시작은 잘하나 마무리가 부족하고, 싫증을 잘 느끼며 쉽게 체념한다.
	항심(恒心)	구심(懼心 : 두려워하는 마음)
	심욕(心慾)	편사지심(偏私之心) : 지나치게 밖의 일에만 신경 쓰고 안을 다스리지 않으면 사사로운 정에 치우치는 마음이 생긴다.
체질적 특성	건강한 상태	· 비위의 기능이 좋고 신장의 기능이 약함 · 대변이 잘 통하면 건강한 상태이며 몸이 불편하면 변비가 생긴다.
	체질병	· 대변이 불편한 증상
	중병(重病)	· 대변을 보지 못하면서 가슴이 뜨거워지는 증세

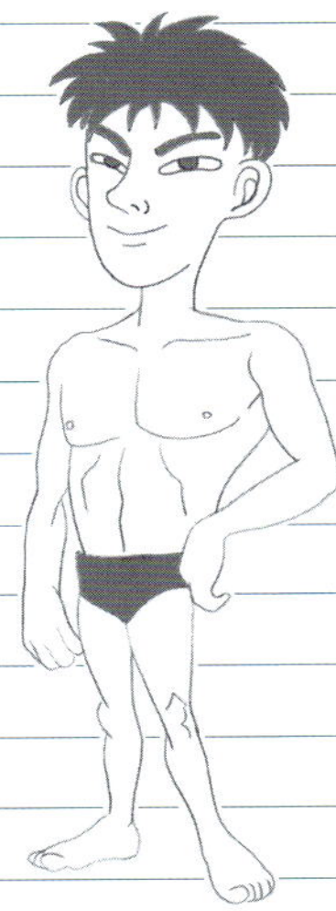

표 8-5. 소음인의 특성

구분		소음인(小陰人)
외모	체형	·상체보다 하체가 균형있게 발달하였고, 보통은 키가 작은데 드물게 장신도 있다. ·전체적으로 체격이 작고 말랐으며 약한 체형이다. ·앞으로 수그린 모습으로 걷는 사람이 많다. ·가슴 둘레를 싸고 있는 자세가 외롭게 보이고 약하다.
	체격	상체보다 하체가 발달
	외모와 골격	골격이 작고 균형이 잡혀 있음
	외관상 가장 발달한 부분	엉덩이
	걸음걸이	자연스럽고 얌전하다.
	얼굴형	윤곽이 갸름하고 둥글다.
	얼굴 색깔	황백색
	이목구비	눈, 코, 입이 대체로 작고 섬세한 편이다.
	눈빛	눈빛이 순하고 눈웃음을 잘 짓는다.
	가슴	빈약하고 구부정하다.
	손과 발	손발이 차고 겨울에 잘 트지 않는다.
	피부	부드럽고 땀구멍이 작다.
	음성	조용한 편이다.
	말을할 때의 평소습관	말이 많지 않으나 가까운 사이와는 말을 많이 하는 편이다.
	대변상태	평소에 변이 무르고, 간혹 변비가 있어도 그다지 불편하지 않다.
심성	성질재간	·성격이 온순하고 침착하며 사교적이다. ·판단이 빠르고 생각이 치밀하며 조직적이어서 학구적인 분위기가 있다. ·남의 간섭을 싫어한다. ·내성적이어서 자기 의견을 잘 표현하지 않는다. ·소극적이어서 추진력이 약하다. ·개인주의나 이기주의가 강하고, 질투심이나 시기심이 많다. ·한번 감정이 상하면 쉽게 풀리지 않고 오래 간다.
	항심(恒心)	불안정지심(不安定之心)
	심욕(心慾)	투일지심(偸逸之心) : 내성적이고 소극적인 성격이 지나치면 안일에 빠지기 쉽다.
체질적 특성	건강한 상태	·신장의 기능이 좋고 비위의 기능이 약함 ·비위의 기능이 약하지만, 비위가 제대로 움직여 음식의 소화를 잘하면 건강한 상태 ·허약체질, 냉성체질
	체질병	땀을 많이 흘리는 증상
	중병(重病)	설사가 멎지 않으면서 아랫배가 얼음장같이 차가운 증상

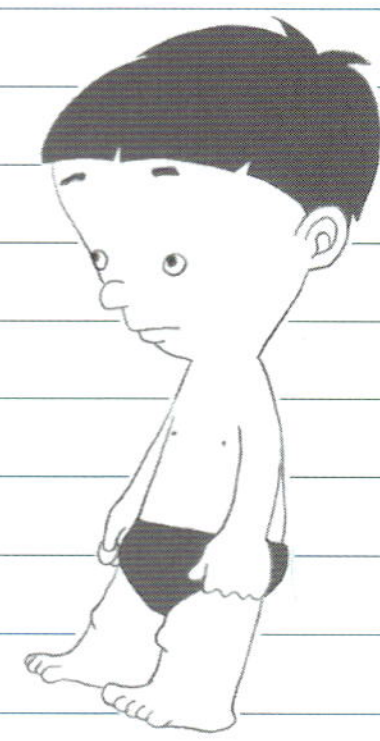

표 8-6. **체질별 음식**

	이로운 음식	해로운 음식
태양인(太陽人)	더운 음식보다는 생랭(生冷)한 식품이 좋다. 지방질이 적고 자극성이 적은 담백한 맛의 음식이 적합하다. 특히 지방질이 적은 해물류나 차소류가 좋다. 태양인은 간 기능이 약하므로 간을 보(補)하는 음식이 좋다. ·곡류 : 메밀, 냉면 ·해물 : 새우, 조개류(굴, 전복, 소라), 게, 해삼, 붕어 ·채소 : 순채나물, 솔잎 ·과일 : 포도, 머루, 다래, 감, 앵두, 모과, 송화(가루)	맵고 성질이 뜨거운 음식이나 지방질이 많은 음식은 좋지 않다. 칼로리가 높고 고단백의 중후한 식품을 즐겨 먹으면 간에 부담을 주어 간염과 같은 질병이 생길 수도 있다.
태음인(太陰人)	일반적으로 체구가 크고 위장 기능이 좋은 편이므로 동·식물성 단백질이나 칼로리가 높고 맛이 중후한 식품이 좋다. 또한 호흡기와 순환기 계통이 약하므로, 허약한 폐의 기능을 보호해 줄 수 있는 식품이 좋다. ·곡류 : 밀, 콩, 고구마, 율무, 수수, 땅콩, 들깨, 설탕, 현미 ·육류 : 쇠고기, 우유, 버터, 치즈 ·해물 : 간유, 명란, 우렁이, 뱀장어, 대구, 미역, 다시마, 김, 해조류 ·채소 : 무, 도라지, 당근, 고사리, 연근, 토란, 마, 버섯 ·과일 : 밤, 잣, 호두, 은행, 배, 매실, 살구, 자두	비만이 되거나 고혈압과 변비에 걸리기 쉬운 체질이므로, 자극성 있는 식품이나 지방질이 많은 음식은 피해야 한다. 닭고기, 개고기, 돼지고기, 삼계탕, 인삼차, 꿀, 생강차는 좋지 않다.
소양인(小陽人)	소양인은 비위(脾胃)가 튼튼하서 음식을 잘 소화시킨다. 또한, 비위에 열이 많은 체질이기 때문에 한겨울에도 냉면같은 찬 음식을 즐기고 냉수를 마셔도 탈이 나지 않는다. 싱싱하고 찬 음식이나 채소류, 해물류가 좋고, 음허(陰虛)하기 쉽기 때문에 보음(補陰)하는 식품이 좋다. ·곡류 : 보리, 팥, 녹두 ·육류 : 돼지고기, 계란, 오리고기 ·해물 : 생굴, 해삼, 멍게, 전복, 새우, 게, 가재, 복어, 잉어, 자라, 가물치, 가자미 ·채소 : 배추, 오이, 상치, 우엉(뿌리), 호박, 가지, 당근 ·과일 : 수박, 참외, 딸기, 바나나, 파인애플 ·기타 : 생맥주, 빙과	열이 많은 체질이므로 열을 내는 식품을 피해야 한다. 고추, 생강, 파, 마늘, 후추, 겨자, 카레 등 맵거나 자극성이 있는 조미료와 닭고기, 개고기, 노루고기, 염소고기, 꿀, 인삼은 좋지 않다.
소음인(小陰人)	소음인은 소화 기능이 약하고 냉한 체질이므로, 소화하기 쉽고 따뜻한 성질의 식품이 좋다. 조리할 때에는 자극성 있는 조미료를 사용해서 식욕을 북돋워 주는 것이 소화에 이롭다. ·곡류 : 쌀, 차조, 감자 ·육류 : 닭고기, 개고기, 노루고기, 참새, 꿩, 양젖, 염소고기, 양고기, 벌꿀 ·해물 : 명태, 도미, 조기, 멸치, 민어, 미꾸라지 ·채소 : 시금치, 양배추, 미나리, 파, 마늘, 생강, 고추, 겨자, 후추, 카레 ·과일 : 사과, 귤, 토마토, 복숭아, 대추	소화하기 힘든 지방질 음식이나 찬 음식과 날음식은 설사를 유발하기 쉽다. 냉면, 참외, 수박, 냉우유, 빙과류, 생맥주, 보리밥, 돼지고기, 오징어, 밀가루 음식이 좋지 않다.

IX

한방 미용 재료

제9장 한방 미용 재료

1. 한방재료

한방은 탕액, 침구, 양생, 체조나 마사지 등의 4가지로 분리할 수 있다. 우리에게 필요한 한방 피부관리는 침이나 뜸이 아니라 팩이나 마사지로써 피부의 이상과 문제점을 해결하는 것이다. 오랜 시일이 지나 완성된 하나의 경험방으로서 수많은 사람들이 시행착오를 거쳐 단점을 버리고 장점과 특성을 살린 피부관리 방법으로 현실에 맞게 개조한 것이다.

한방미용재료는 식용할 수 있는 거의 모든 식물성재료와 그 외의 천연재료를 대상으로 하며 한방재료는 각각의 다양한 성분과 뛰어난 효능을 가지고 있다.

한방재료 사용시 각 재료마다 정확한 효능과 특성을 알고 적재적소에 사용하여야만 최대한의 효과를 볼 수 있다. 과장되거나 잘못 전해진 상식과 정보로 한방재료를 사용한다면 오히려 부작용이 일어난다.

아무리 좋은 재료라 하더라도 임의대로 혼합하여 사용하면 서로 상충상극작용에 의하여 부작용이 일어날 수 있으며 효과 또한 떨어질 수 있다. 한방재료를 가공하여 사용할 경우 재료가 가지는 부작용을 사전에 제거하고 너무 강한 재료는 무리 없이 가공한다.

* : 부록용어 설명 참조

1) 한방 미용재료의 종류

(1) 포공영

민들레를 잎이 달린 채 뿌리를 캐내어 말려서 약으로 쓴다. 한방에서는 꽃이 피기 전에 채취해 약으로 쓰는데, 포공영 또는 지정이라 부른다. 건위, 정혈, 강장, 소염제 등 여러 방면에 쓰인다.

소화불량, 변비 등에 효과가 빠르고 항암효과도 상당하다. 민들레 잎에는 간의 지방 변성을 억제하는 이눌린이라는 성분이 들어 있어서 황달 치료에 효과가 높다. 잦은 설사로 피부가 거칠어진 사람은 이것을 먹으면 통변이 부드러워질 뿐만 아니라, 피부미용의 효과도 볼 수 있다. 리놀산과 콜린은 성인병 예방 효과가 있다. 리놀산은 피를 맑게 하며, 콜린은 간장에 지방이 쌓이는 것을 막아주고 담즙 분비를 촉진해 간경화 등 간질환을 예방해 준다.

- 효능 : 염증완화, 부종, 셀룰라이트 개선, 노폐물제거
- 성분 : 리놀산, 이눌린, 콜린, 팔미틴, 유황, 프로비타민 A, K, Ca, Mg

(2) 박하

구박하, 인단초, 야식향이라고도 하며 산과 들이나 길가의 습기있는 풀밭에서 자라는 다년생 초본이다. 식물전체에 향기가 있어 약초로 재배하기도 있다. 줄기는 네모지고 털이 드문드문 있으며 높이는 20~60cm이다. 연한 자주색꽃이 층층으로 잎겨드랑이에 모여 핀다.

박하는 말초신경의 감각을 자극해 국부 피부나 점막의 차가운 느낌을 느끼게 하며 반사적으로 피부나 점막의 혈관을 수축시킨다. 소염이나 진통 작용도 있다. 한방에서 풍열, 두통, 인후종통, 복부고창, 치통, 창개, 피부소양 등을 치료한다. 발산하는 작용이 있으므로 몸이 허약해서 땀이 많은 사람은 많이 사용하지 않는 것이 좋다.

- 효능 : 혈액순환 촉진, 방부작용
- 성분 : 멘톨, 기타 첨희류화합물

(3) 알로에

알로에란 노회 또는 나무 노회 라고도 하고 아라비아어로 '맛이 쓰다'는 뜻으로 붙여진 이름이다. 노회란 Aloe의 '로에'를 한자로 바꾼 이름이다. 아프리카가 원산지이고, 전세계에 약 300종이 있으며 알로에속(Aloe)에 속하는 식물 전체를 가리키거나 그 한 종을 가리킨다.

알로에는 과로로 인한 피로 회복과 과음으로 인한 숙취해소 등에 효과가 있고, 알로에의 잎을 잘라두면 유난히 쓴 황색 물질이 흘러나오는데, 이것은 변비에 특히 효과가 있다.

민간에서는 알로에 잎의 액즙을 위장병에 내복하고 외상이나 화상 등에도 이용한다. 또한 건성 피부와 지성 피부를 중성화시키고 피부 보습 효과가 있어 화장품 원료로도 쓰인다.

- 효능 : 보습, 피부재생, 진정작용, 살균 및 소염작용, 미백작용
- 성분 : 스테로이드, 아미노산, 사포닌, 항생물질, 상처치유 호르몬, 무기질, 알로에틴, 알로에우르신, 알로미틴

(4) 인삼

우리 나라 고려 인삼의 약효는 예로부터 유명한데 중국 최고의서 '농본초경'에는 인삼은 해가 전연 없으며 장수할 수 있는 상약으로 수록되어 있다.

인삼은 피부에도 탁월한 효과를 낸다. 그 중에서도 수분대사와 호르몬 분비 조정, 혈행 촉진 작용, 피부기능의 활성화에 좋다.

인삼의 사포닌에는 피부 세포부활 작용이 있는데, 피부의 제일 바깥쪽의 각질층을 깨끗하게 해주므로 표면의 조직이 거칠게 된 피부도 좋아진다. 또한 피부 세포에 직접 작용하여 고운 피부를 만들어주며 피부흡수촉진 작용이 있다.

최근의 연구에 따르면 사포닌 속의 파나기산이란 성분이 보습제의 작용을 해 피부에 윤기를 준다고 한다.

또 한 가지의 중요한 기능은 혈행촉진 작용에 있는데 혈중의 여분의 콜레스테롤, 그리고 중성지방을 제거시켜 혈류를 도와주므로 혈행 불량의 개선에 효과가 뛰어나다. 따라서 피부 세포에 충분한 영양과 산소를 공급하여 피부가 싱싱하게 회복된다.

활동이 둔해진 피부를 활성화시켜 신진 대사를 활발하게 해주며 보습효과가 있으므로 피부의 윤기를 유지할 수 있어 까칠하고 지친 피부가 산뜻하게 된다.

이외에 자양강장, 피로회복, 항암, 항당뇨, 동맥경화 예방, 간장보호, 노화방지 등 여러 가지가 알려져 있다.

- 효능 : 피부영양공급, 혈액순환촉진, 미백, 노화방지, 보습, 호르몬분비 조정, 피부세포부활
- 성분 : 사포닌, 파나기산, 전분, 자당

(5) 감국

족두리풀이라고도 하며 다년생 초본으로 근경에 마디가 없고 길며 수염뿌리가 길다. 특이한 향이 있고 매운 맛이 강하며 조금 달고 쓴맛이 나는데 뿌리부분을 주로 사용한다. 해독작용, 항균작용으로 여드름 피부에 많이 사용하며 구내염과 통증방지 효과가 있다. 한방에서는 빈혈증, 현기증에 약용으로 쓴다.

- 용도 : 여드름, 기미, 주근깨, 항균 및 항염작용, 통증예방
- 성분 : 락톤, 비타민 A, B_1, 사포닌

(6) 이의인(율무)

벼과의 1년생 초본, 율무종자의 종피를 제거한 것이다. 율무는 피부를 탄력있게 할 뿐만 아니라 얼굴에 난 잡티를 없애주는 효과가 있으며 미백효과도 있다. 율무에는 주성분인 탄수화물과 함께 단백질, 무기질, 필수아미노산 등이 다량 함유되어 있어 먹어도 좋고 피부에 발라도 좋다. 피부 종양을 제거하기도 하고 사마귀 치료에도 효과적이다. 여름철에 햇볕에 심하게 그을려 피부가 따가울 때는 율무가루 1스푼에 우유 1스푼을 잘 섞어서 따끔거리는 부위에 팩을 한다. 피부가 진정되면서 따가운 증세도 사라지고 보습작용이 되어 흉하게 벗겨지는 것을 방지한다. 거친 피부나 여드름이 잘 나는 체질, 알레르기 체질 등을 치료하는데 효과가 있으므로 윤기 있고 고운 피부를 가질 수 있다.

식욕부진, 부종, 신장염, 방광결석증, 이뇨작용, 각기병의 예방 및 치료에 유용하다. 근육통, 류마티스, 신경통에 효과적이다. 항암작용 및 강장효과를 가진다.

- 효능 : 피부의 신진대사촉진, 잡티제거, 기미, 미백, 거친 피부, 배농, 피부 산화·환원능력, 영양공급
- 성분 : 쌀이나 보리보다 칼로리가 높으며, 단백질, 비타민 B_1, 칼슘, 철분 등을 풍부하게 함유하고 있다. 그 중에서도 단백질은 양질의 아미노산으로 구성되어 있어 다른 곡물에 비해 신진대사의 작용이 크다.

(7) 약쑥(애엽)

약쑥, 뜸쑥, 참쑥 등으로 불리는 국화과의 다년생 초본으로 잎을 따서 말린 것을 애엽이라고 한다. 9~10경에 줄기 끝이나 가지 끝에 총상화서로 관상화만으로 된 작은 꽃이 총총하게 핀다. 봄철에 줄기가 10cm 쯤 자랐을 때 채취하여 그늘에 말려 약으로 쓴다. 음력 3월에 채취한 것이 약효가 가장 높다.

한방에서는 식중독, 냉증, 자궁출혈, 복통에 특히 유효하게 쓴다. 쑥은 온경약으로서 설사, 하혈, 생리불순, 만성간염, 만성기관지염, 세균성 설사 등 가히 내과질환의 통치약이라 할 수 있다.

약쑥은 민간에서 황달이나 간염, 간경화 등 간장병 치료에 흔히 쓰이고 약쑥 달인 물은 암세포를 21% 억제하는 것이 실험으로 확인되었다 생즙을 내어 먹기도 하고 말려서 달여 먹기도 하며 오래 고아서 조청을 만들어 먹기도 한다.

소화흡수가 잘되고 복부를 따뜻하게 하여 위장의 점막에서 혈행이 원활하도록 도와준다. 양질의 섬유소와 탄닌 성분이 흡수작용을 통해 장의 연동 운동과 점액 분비를 원활하게 도와 시원한 배변을 도와준다. 몸을 따뜻하게 하여 여성들의 냉·대하 증상을 해소하며 건강유지와 생활활력을 도와준다.

- 효능 : 어떤 타입의 피부에도 쓸 수 있지만 특히 민감성 피부, 기미피부, 여드름 피부, 지성피부, 붉은 피부에 아주 좋은 효과를 얻을 수 있다. 피를 맑게 하고, 혈압조절, 어혈해소, 지방의 대사를 도와 여성의 비만을 해소한다. 세포재생, 진정작용, 소독작용, 살균작용, 지열, 소염, 기미, 항균작용이 있다.
- 성분 : 비타민 C, 카로틴, 탄닌, 칼슘, 철분

(8) 당귀

미나리과 참당귀의 뿌리로 심산에 자생하는데 꽃이 피기 전에 뿌리를 캐서 덕에 말린다. 맛은 향신하고 성질은 따뜻하다. 당귀의 맛은 맵고 써서 땅의 기운을 얻은 것이다. 당귀는 암당귀(참당귀)와 수당귀(일당귀)로 구분하여 부르기도 한다.

피를 생성하거나 보하는 역할을 하는 주요 약재로 쓰여지고 있다. 그러므로 당귀는 혈에 관련된 질환에 두루 쓰이며, 부인과 질환에 주로 많이 쓰이는데 특히 월경불순이나 폐경에 쓰인다. 그 외에 모든 질환들은 혈과 관계되지 않는 증상이 거의 없어서 당귀는 모든 질환의 처방에 거의 다 들어가 있을 정도로 매우 중요한 약이다.

- 효능 : 노화, 잔주름, 매끄러운 피부, 보혈, 모세혈관 탄력강화, 조직 재생, 자궁기능조절, 진정, 진통, 이뇨, 비타민 E 결핍증 치료작용
- 성분 : 비타민 B_{12}, 니코틴산, 아미노산, 다당류

(9) 해초류

바다에서 나는 해초를 건조 후 선별하여 분말화한 것으로 요오드 화합물의 함량이 많다.

요오드화합물은 갑상선 호르몬인 티록신을 만드는데 필요한 성분이고 티록신은 피부 내의 혈관이 원활히 활동하도록 도와주고 체온과 수분의 조절 등의 작용을 증진시키는데 중요한 요소이다. 또한 해초는 칼슘, 칼륨, 인, 구리, 망간, 철 등의 무기질이 풍부한 알카리성으로 이루어져 있어 모든 피부에 적용할 수 있다. 해초는 미네랄이 풍부하게 포함되어 있어 피부에 영양을 공급하며 보습기능 및 상처 치유에 도움이 되는 것으로 알려져 있다. 또한 피부의 탄력과 투명성을 유지하는데도 뛰어난 효과를 나타내기 때문에 피부 미용에도 좋다.

- 효능 : 영양공급, 모세혈관 순환 촉진, 습윤, 보습작용과 유연효과, 약간의 필링 작용
- 성분 : 알긴산, 만니톨, 카로틴, 비타민 B_2, 아미노산, 비타민 A, 당분, 섬유질, 요오드, 미네랄

(10) 삼백초

다년생 초본으로 높이 40~100㎝ 정도이며, 저습지나 수변에 자란다. 잎, 꽃, 뿌리가 희기 때문에 삼백초라고 한다.

해독, 피부재생, 염증치료, 항균 작용이 있어 예로부터 피부가 헌데, 염증성 피부질환, 무좀 등에 널리 사용되어 왔다. 특히 여드름피부에 쓰면 효과적이다. 피부를 상쾌하고 시원하게 하며 모공 축소효과가 있다.

- 효능 : 여드름, 항균, 염증치료, 피부재생, 독소제거
- 성분 : 탄닌, 루틴, 하이퍼린

(11) 행인(살구씨)

장미과의 소고목 살구나무의 열매씨를 말한다. 고행인과 감행인의 2종이 있는데 고행인을 피부미용 재료로 사용하는데 유의할 필요가 있다.

살구씨는 미용효과와 함께 노화된 각질을 제거시켜 피부를 청결히 해주고 검게 탄 피부를 회복시킨다. 따라서, 피부가 거칠고 건성인 피부나 노화피부, 기미, 주근깨 피부에 사용하면 적당하다. 일주일에 2회 정도 하면 혈액순환을 도와 피부가 맑고 윤기있게 된다. 자극이 있으므로 피부첩포 시험 후 사용하고 약하고 붉은 피부에는 금한다.

- 효능 : 거칠고 건조한 피부에 보습과 영양공급, 잔주름, 기미, 주근깨 피부에 효과적
- 성분 : 포도당, 과당, 비타민 C, 아미노산

(12) 내복자

무씨, 노복, 나복자라고도 하며 내복의 종자이다. 1년생 또는 2년생의 지립초본으로 높이는 1m에 달하고 개화기는 8월이다. 소화촉진과 담을 없애고 소갈과 관절을 치료하며 오장의 악기를 물리치고 폐위와 토혈 및 노수의 기침을 멎게 한다.

- 용도 : 화농성균억제, 항균, 여드름
- 성분 : 리놀레인산

(13) 황백(산초과)

두꺼운 코르크층이 발달한 산초과의 낙엽 고목으로 한·온대 심산에 자생하며 높이는 10m이다. 황백나무 껍질의 코르크층을 없애고 건조한 것이다. 알칼로이드를 포함하며 위장약 원료로서 사용되며 맛은 매우 쓰고 점액성이다.

- 효능 : 어혈, 피멍, 골절, 황
- 성분 : 버베린, candicine, palmatine

(14) 백강잠

동물성 한약재로 소화관에 백강균이 기생하여 병사한 누에벌레(4cm 이상으로 질이 단단한 것)이다. 단백질과 무기질, 기름 성분이 함유되어 있으며, 옛부터 기미 등 색소가 검게 변한 것을 희게 하는데 사용됐으며, 미백효과가 뛰어나다. 백강잠은 피부점막과 닮은 단백질 보습구조를 갖고 있으며. 노화방지에도 탁월한 효과가 있다.

풍을 없애는 작용을 하는 데 경맥을 따뜻하게 하고 불필요한 체액이나 경련을 막는데 쓰여지고 생리를 고르게 한다. 손, 발이 마비되고 안면신경 마비에도 백강잠을 한번에 6g씩 따뜻한 술에 타서 복용하면 뛰어난 효과를 볼 수 있다.

- 효능 : 기미, 미백, 주근깨, 노화
- 성분 : 단백질, 무기질

(15) 활련초

국화과에 딸린 1년생 초본으로 높이는 30~60cm이며, 줄기 끝에 잔꽃잎으로 된 흰 두상화가 핀다. 개화는 8~9월이고 결실은 9~10월이다. 냄새는 없고 맛은 조금 시고 달다. 세포 결합촉진, 지방의 평형, 지혈작용이 있다.

- 효능 : 모공수축, 피부윤택, 가렵고 건조한 피부, 화농, 피부탄력강화
- 성분 : 사포닌, 탄닌, 니코틴, 비타민 A

(16) 맥반석

맥반석은 모양이 보리밥처럼 생겼다고 하여 붙여진 이름인데, 옛날 중국에서 발견되어 약효가 좋다하여 약석으로 널리 사용되어 왔고, 그 효능이 구두로 전해 내려오면서 한방약재로 이용되어 왔다.

무수규산(SiO_2), 산화질소(Al_2O_3) 등을 주성분으로 하여 인체 및 생물체에 필요한 산화제이철, 칼슘, 망간, 마그네슘 등 45여종의 무기질 원소를 함유하고 있으며, 이 무기질은 인체 및 생물의 에너지원은 아니나 발육과 생리기능을 조절하여 정상적인 생명력을 유지하게 하고, 식물에는 발육촉진에 꼭 필요한 영양소이다.

약알카리성 가루로 피부를 청결하게 하고 독소를 제거하는 효과가 뛰어나다. 특히 모공의 피지를 제거하고 묵은 각질을 제거하는 데 효과적이므로 지성 피부와 여드름 피부에 좋다. 느낌은 진흙 팩과 비슷하다. 신진대사 및 피부 면역성을 높여서 피부에서 일어나는 중금속 오염, 각종 문제점 등을 개선해 준다.

- 효능 : 흡착력제거능력, 미네랄 용출, pH 조절, 용존산소 풍부
- 성분 : 산화규소, 산화알미늄, 산화철, 산화이철, 산화마그네슘, 산화나트륨, 이산화티타늄, 산화칼륨, 산화칼슘

(17) 조각

주엄나무의 극자이다. 냄새가 없고 덤덤하다.

- 효능 : 여드름, 배농, 항균, 항진균 작용

(18) 소맥

1년생 혹은 2년생 재배작물로 밀이다. 씨눈 부분에 비타민 E가 풍부해서 노화방지에 좋고 리놀레산의 콜레스테롤을 낮추는 작용과 비타민 E의 항산화 작용으로 동맥경화를 예방해 준다. 신경안정 작용이 있어서 여성신경과민, 불안 증세에 대추, 감초와 함께 달여 먹으면 좋다. 가슴이 두근거리며 불면증에는 감초, 대추, 용골, 생지황, 백합 등과 함께 사용한다. 이뇨 작용이 있어서 소변이 잘 안 나오고 열이 나며 통증이 있을 때 통초와 함께 달여 먹으면 좋다.

- 효능 : 수분공급, 중화작용, 희석작용, 미약한 미백
- 성분 : 올레인산, 리놀산, 스테아린산, 아밀라제, 말타아제, 레시틴

(19) 번서

다년생 덩굴성 초본으로 유즙이 있고 개화기는 7~8월이다. 고구마를 한의학적으로는 외국에서 온 감자라는 뜻으로 '번서(蕃薯)'라고 한다. 단맛과 평성으로 전분이 많아 영양 식품으로 환영받는데 기운을 돕고 진액을 생성시키며 중초를 보하고 혈액 생성을 돕는 작용이 있다고 본다. 또 변비를 소통시키는 효능도 있다. 과식하면 소화에 어려움이 있다.

- 효능 : 모세혈관투과성 억제작용
- 성분 : 당질, 비타민 C, 단백질

(20) 천궁

다년생 초본으로 미나리과에 속하며 땅속의 덩어리 모양의 줄기뿌리를 사용한다. 중국이 원산지라 전하며 우리나라의 한랭한 산간 지방에서 당귀와 더불어 재배하는 약초로 강한 방향을 풍긴다. 8, 9월경에 가지 끝에 백색의 잔잔한 꽃이 평면으로 무리지어 총총히 핀다. 열매는 열리지만 성숙하지 않는다.

피를 맑게 하는 작용이 있으며 예민한 피부의 탄력성 강화에 좋다. 한방에서 보혈, 활혈, 정혈제로 부인병에 주로 쓰는 대표적인 약재다. 생리불순, 냉증, 생리통, 산후에 당귀와 같이 쓰인다. 혈액순환을 활발하게 하여 체내의 악혈을 빨리 운반하여 없애고 강한 살균 작용으로 외과질환도 신속히 치유하며 자궁 수축 작용으로 출산 후에 피를 멎게 한다. 또한 진통, 진정제로도 효과가 우수하여 두통, 어지럼증, 빈혈 등에 쓰이고 강장약으로도 효과가 뛰어나다. 민간요법으로는 티눈이나 사마귀, 치질에도 사용한다.

- 효능 : 모세혈관 탄력 강화, 피부조직 재생, 미백, 보습, 피부사상균 억제
- 성분 : 세다노닉산

(21) 흑축(견우자)

1년생 덩굴성 초본으로 높이가 3cm 정도 자란다. 개화기는 6~7월이고 결실기는 7~8월이다. 푸르거나 붉은 나팔꽃 씨앗이다. 암자색 꽃이 피는 것은 씨가 흑갈색이므로 흑축이라 하고, 흰꽃이 피는 것은 씨가 좀 희므로 백축이라고 한다. 나팔꽃씨는 10월에 따서 쓰며, 잎과 줄기는 여름에 뜯어서 쓴다. 나팔꽃씨의 성미는 평하며 백축은 독이 없으나 흑축은 독이 있다. 습열을 제거하고 물기를 내리며 담을 삭힌다.

- 효능 : 기미, 미백
- 성분 : 팔비틴, nilic acid, 갈릭산

(22) 고삼

다년생 초본으로 두과의 저목, 도둑놈지팡이의 뿌리로 콜크피가 잘 벗겨지고 황갈색이다. 개화기는 6~8월이다. 가을에 뿌리를 채취하여 말린 것을 고삼이라 하고 한방에서는 고미 건위제(苦味健胃劑)로 많이 쓰며 이뇨, 해열, 진통, 구충 등에 쓴다.

살균, 살충작용이 강해서 잎을 삶은 물을 무좀이나 땀띠 등 피부병에 바르거나 농약의 살충제로 쓴다.

- 효능 : 피지성 부패 분비물 제거, 해독작용, 살균작용, 여드름
- 성분 : 플라보노이드

(23) 토사자(새삼)

메꽃과의 한해살이 덩굴성 식물로 다른 식물에 기생하여 꽃과 열매를 맺는 특성이 있다. 전체가 황색의 굵은 철사 모양으로 목본식물에 기생하여 번식을 하는데 싹이 나서 기생식물에 이르면 뿌리는 마르고 새로 생긴 흡반으로 기생식물의 영양을 흡수해서 성장한다.

새삼의 씨를 토사자라 하고 한방에서는 자양, 강정, 강장제로 음위, 유정, 몽설, 요통에 처방 배합되어 당뇨증세에도 효과를 본다. 꽃이 핀 전초를 걷어 말린 것을 토사라 하며 청열, 양혈, 해독제로서 토혈, 코피, 하혈, 황달에 쓴다.

- 효능 : 기미, 주근깨, 여드름, 잡티 등을 없애주고 피부를 윤택하게 한다.
- 성분 : 비타민 A, 카오틴, 감마카로틴, 루틴

(24) 카오린

맥반석을 사용할 수 없는 민감성피부, 중증의 건성피부나 아주 약한 피부에 사용한다. 일종의 고령토로 아주 미세한 입자로 구성된 흙의 일종이다. 원래 중국에서 발견되어 진흙 팩으로 사용되어 왔다. 효능은 맥반석과 유사하나 맥반석보다는 강도가 좀 약하고 부드럽다.

- 효능 : 크린싱 작용, 필링작용, 머드 대용

(25) 황정

백합과의 다년생 초본으로 죽대뿌리, 산둥글레, 괴불꽃이라고 불린다. 근경이 옆으로 뻗으며, 미후한 육질로 원주형이고 묵은 줄기의 탈혼이 있으며 수염털이 조금 있다. 땅 속의 덩어리 줄기뿌리를 황정이라 하고 자양완하제, 자양강장제로서 이용되고 있으며, 그 맛이 달콤하고 특히 오장에 두루 좋은 영양을 주어서, 보중익기제로 병후의 허약자, 류머티즘, 통풍, 당뇨증에 가미 배합하여 쓴다. 뿌리와 줄기도 강장, 강정약으로 약효를 가진다. 항균작용이 인정되어 결핵에 장복하고, 무좀에 바르면 효과를 본다.

- 효능 : 노화방지, 항균작용
- 성분 : 아스파라긴산, 디아미노

(26) 백지

미나리과의 다년생 초본으로 높이는 1~2cm이고 뿌리는 굵고 곧다. 2~3년생을 6~7월 채집하여 수염과 뿌리를 버리고 깨끗이 씻어서 물이 스며들게 한 후 썬 것을 햇볕에 말려 생것을 약으로 한다.

중추를 흥분시키며, 호흡을 증강시키고, 혈압을 올라가게 하는 작용이 있다. 양이 많으면 경련이 있고 마지막에는 마비가 나타난다. 독사에게 물려서 발생한 중추신경계통의 억제를 치료하는 작용이 있고 또 항균작용과 관상동맥의 확장

작용이 있다. 치통, 두통, 눈주위 상연부 뼈의 동통 등의 통증치료로 강활, 만연자, 천궁과 함께 사용한다. 몸의 종기와 심한 콧병 등에도 쓴다.

- 효능 : 모공 수축, 피부 윤택, 미백, 가려움, 조이는 증상 제거, 안색을 밝게 함, 화농
- 성분: 안젤리콜, 임페라토린

(27) 게르마늄

게르마늄은 체내에 산소 공급을 촉진시키고 면역세포인 NK(Natural Killer) 세포와 마크로파지, T임파구 등의 기능을 활성화시킨다. 또한 면역기능을 강화시킬 뿐만 아니라, 혈관 속의 노폐물을 없애 주고 혈압을 자동으로 조절해 준다.

모세혈관의 혈액순환을 좋게 하여 피부세포의 신진대사를 활발하게 하며, 혈액자체를 정화시켜서 혈관벽에 침착되어 있는 노폐물들을 제거하며 피부조직에 결합되어 있는 교원섬유을 활성화시킨다.

피부는 윤기가 있고 싱싱함을 주는 동시에 게르마늄의 이온이 피속의 산성화를 방지하므로 노화방지의 효과가 있다.

적정온도에서 유기성 게르마늄을 피부에 적용하게 되면 피부에 붙어 있는 어떤 독성들이 이온화작용으로 인해서 분해 및 산화가 되어 피부를 건강하게 해주어 얼굴에 화장독이 제거한다. 알러지 체질이 개선되고 피부의 생기를 불어 넣어준다.

- 효능 : 여드름, 지성, 뾰루지 피부

(28) 백복령

소나무를 벌채한 후 5~9년이 경과되어 흙 속의 소나무뿌리에 기생하는 백색 혹은 회백색의 균덩어리이다. 수분대사를 원활히 하게 도와주고, 기미피부, 노화피부에 좋으며 그 외에 다양하게 사용할 수 있다. 미백효과도 있으며 혈액순환을 돕는다.

- 효능 : 노화피부, 수분대사 원활, 피부를 희고 광택이 나게 하며 임신이나 출산 후의 기미에 효과적
- 성분 : 스테롤, 레시틴, 리파제, 아데닌산, 페치믹산

(29) 감송향

다년생 왜소초본으로 강렬한 향이 있고 높이는 20~35cm이며 개화기는 8월이다.

- 효능 : 여드름, 미백
- 성분 : 아리스토렌, 나도스타크놀

(30) 산약

마과에 속하는 다년생초본의 뿌리줄기로써 회백색이며 연한 것을 약으로 쓴다. 비기를 보해주고 비음에 유익한 반응을 나타내므로 비기능 허약으로 인한 권태감과 무력감, 음식감소, 설사를 다스린다. 해수, 천식에 유효하며 신음허로 인한 허리와 무릎이 시리고, 정액이 저절로 나오는 증상 및 조루증과 소변을 자주 보거나 자신의 의지와는 상관없이 오줌을 흘리는 증상에 많이 활용한다.

- 효능 : 노화, 기미, 미백
- 성분 : 점분질, 알기닌, 디아스타제, 사포닌, 콜린, 아미노산, 비타민 C, 글리코프로테인

(31) 감초

콩과에 속하는 다년생 식물인 감초의 뿌리로서, 홍갈색 또는 암갈색이고 맛은 달고 독이 없다.

감초는 한약의 조제시에 사용하는 경우가 많은 약물 중의 하나로 '약방의 감초' 라는 말이 여기서 유래한다. 감초가루는 소염 작용이 뛰어나 상처를 치료하는데 좋으며 항알레르기 작용이 있어 알레르기 피부 등 특이성 피부에도 사용한다.

소화기 및 위장 기능의 허약으로 인한 갈증, 폐기능 장애로 인한 기침에 구운 감초를 사용한다. 비장의 기능과 기력을 돕고, 종기를 제거하는 등 여러 가지 약성을 고르게 조화시켜 준다.

또한, 염증, 화농증 특히 인후통, 구내염, 유선염 등의 초기증상이 심하지 않을

때 사용하는데, 위장 평활근의 경련을 완화해서 복통을 치료한다. 상기도염, 기관지염 등의 기침에 감초를 탕제로 사용하면 염증을 일으킨 인후나 기관지 점막을 보호해서 자극을 경감함으로써 진해의 기초가 된다.

그밖에 진정작용, 세포재생, 피부기능대사 촉진작용이 있어 노화피부, 기미피부, 여드름피부, 민감성피부 등에 사용한다. 모든 팩제에 조금씩 첨가하여 사용하면 좋다

- 효능 : 피부 기능대사 촉진, 여드름, 세포재생, 해독작용, 소염 및 진정작용
- 성분 : 사포닌, 글리시리진산, 후라보노이드, 콜로이드, 환원당

(32) 녹두

콩과에 딸린 1년생 식물, 개화기는 8월이며 중국, 한국 등에서 재배한다. 종류로는 명녹두, 조녹두, 황녹두 등이 있는데 피부관리에는 명녹두를 사용한다. 또 녹두는 피부미용에 좋은데 녹두를 곱게 갈아서 따뜻한 물에 개어 크림처럼 만들어 잠들기 전에 얼굴에 바르면 피부 지방이 제거되어 피부가 고와지고 여드름과 주근깨에 효과적이다.

- 효능 : 건조한 피부에 보습효과와 세정력이 뛰어나다. 해독작용, 미백작용, 살균작용.
- 성분 : 칼슘, 비타민 B_1, B_2, 카로티노이드, 인코틴산

(33) 선복화

다년생 초본으로 높이 30~80cm이고 줄기는 녹색 또는 연한 자홍색이다. 성질은 따뜻하며, 맵고 쓰다. 꽃은 대개 완전히 말려서 가루로 만들어 쓰는데 말린 꽃을 선복화라고 한다. 주로 소화기, 호흡기 질환 등을 다스리고 기를 내리고 담을 삭이며, 오줌을 잘 누게 한다. 어린순은 나물로 해서 먹는다.

- 효능 : 여드름
- 성분 : 카페인, 이눌린

(34) 진피

귤과에 속하는 동정귤의 성숙과일의 과피이다. 진짜 진피는 오래된 귤피(황록색이며 방향이 강하고 오래된 것)이다. 오래 묵을수록 약효가 좋고 맛이 맵고 쓰며 향이 강한 약재이다. 귤껍질에는 향기 성분과 쓴맛 나는 물질이 있어서 위액의 분비를 높이고 입맛을 돋구는 작용을 한다. 또 기침이 나고 숨이 답답한데, 어지럽고 가슴이 두근거리는 증세에도 쓴다. 비타민 C가 과육보다 4배 가량 더 들어 있고 정유가 있는 것이 특징이다.

- 효능 : 화농성 여드름, 상처소독, 지방소화효소인 lipase의 활성증가, 항알레르기 효과, 자궁근의 수축 억제, 진정효과, 모세혈관 투과성 억제와 모세혈관 강화에 의한 동맥경화 및 고혈압 예방효과, 기침, 가래, 가슴이 답답한 증세, 소화불량
- 성분 : 비타민 C, 구연산, 히스페리딘, 리모닌, 세로토닌, 플라보노이드

(35) 세신

쥐방울과의 다년생 초본으로 근경에 마디가 없고 길며 수염뿌리가 길다. 족두리풀이라고도 한다. 약명처럼 세신의 뿌리는 가늘고 긴데, 매운 맛이 아주 강하다.

정유와 Methyleugen의 성분이 있다. 국부마취와 점막에 침윤 및 전도 마취, 이뇨 및 자궁수축 억제작용이 있다. 진정작용과 진통, 가래해소, 해열작용이 있다.

- 효능 : 여드름, 기미, 주근깨, 국부마취
- 성분 : 락톤, 크리산테민, 비타민 A, B1

(36) 도인(복숭아씨)

낙엽 소교목으로 높이는 6m에 달한다. 개화기는 4월이고 과숙기는 6~7월인 장미과의 복숭아 종자이다.

한방에서 복숭아는 폐 질환자나 폐 기능이 약한 사람에게는 효과가 좋은 과실이며, 혈액순환을 돕는 혈약이기 때문에 여성의 피부미용제로도 널리 쓰이고 있

다. 진해 거담제, 월경불순과 월경통의 첨약재로 쓰이며, 옛 문헌에는 도인과 행인(살구씨)을 섞어 생강탕과 함께 먹으면 오래된 천식이나 기침에 효과가 있다고 되어 있다. 도인을 삶은 다음 그 즙과 찹쌀을 넣어 끓인 도인죽을 먹으면 기침이 멎을 뿐 아니라, 가슴과 배가 더부룩하고 답답한 증상이 치료된다 한다. 복숭아씨 속에는 리놀렌산이 다량 함유되어 있어 고혈압, 동맥경화, 혈액의 점도가 높아지는 산혈증 등을 예방하고 치료할 수 있는 좋은 약이다.

- 효능 : 미백, 소염, 피부부활, 기미, 주근깨, 가렵고 건조한 피부
- 성분 : 아미글라딘, 올레인산, 글리세린, 리놀레인산, 당분, 비타민 A, 비타민 C, 펙틴

(37) 금은화

다년생 반상록 덩굴성 식물로서 높이는 9m의 인동의 꽃이다. 특이한 방향이 있고 맛은 조금 떫고 달다. 인동덩굴은 능박나무라고도 하며 모진 겨울을 이기고 꿋꿋이 자라므로 노옹수, 금고채라는 별명을 가지고 있다. 6~7월경 개화하는데 처음에는 희게 피었다가 시일이 지남에 따라 누렇게 변한다. 꽃은 채취하여 그늘에서 말려 그대로 쓰며 특히 해열, 해독, 수렴의 효능이 뛰어나다. 감기, 이질, 장염, 임파선종, 각종 종기증으로 괴로워하는 사람이 마시면 좋다.

- 효능 : 살균, 해독, 화농성질환에 특효
- 성분 : 사포닌, 탄닌, 시토스테롤

(38) 상엽(뽕나무잎)

뽕나무과에 속한 낙엽교목인 뽕나무의 잎새로 10~11월 서리가 내린 다음 따서 말린 것을 사용한다. 냄새가 거의 없고 맛은 조금 쓰며 떫고 덤덤하다. 여드름피부의 진정작용과 피를 맑게 하는 작용이 있다.

- 효능 : 면부종, 여드름
- 성분 : 아스파라긴산, 글루타민산, 데닌, 비타민 B_1, B_2 ,과당, 포도당, 루틴

(39) 백급

난초과에 딸린 다년생초본, 긴 잎이 원추리와 비슷하고 세로로 주름진 무늬가 있다. 희거나 붉은 꽃이 피고 냄새는 없고 맛이 쓰다.

이 생약은 출혈(특히 위출혈)이나 폐질환에 쓰인다. 효능은 지혈, 보폐, 수렴으로 출혈, 옹종, 폐농양, 피부궤양, 습진에도 쓴다.

- 효능 : 피부재생, 수렴작용, 악성종양, 국소지혈작용, 각질화 방지, 피부노화 지연, 미백, 여드름
- 성분 : 전분, 포도당

(40) 백렴

포도과에 딸린 여러해살이 덩굴나무로 첫여름에 황록색의 4조각으로 된 잔꽃이 피어 동글동글한 잔과를 맺는다. 뿌리를 약으로 쓰고 맛은 조금 달다.

- 효능 : 미백, *음통, 여드름 억제작용, 해독, 살균, 대하
- 성분 : 점액질의 전분

(41) 복분자

장미과의 복분자로 채 익지 않은 열매인데, 높이는 3m에 달하고 개화기는 5~6월이고 결실기는 7~8월이다.

열매는 검붉게 익는데 수분이 많으며 달고 시원해서 그대로 먹거나 소주를 부어 복분자 술을 만들어 먹는다.

과실에는 임금산, 주석산 당분이 많이 함유되어 있고 강정, 청량, 지갈, 강장제로 당뇨증에 효과가 좋다. 민간에서는 뿌리를 토혈에, 잎은 천식에 달여서 마신다. 여름철의 갈증을 멎게 하고, 피로회복과 정력을 도우며 당뇨병에도 잘 듣는다.

- 효능 : 여드름
- 성분 : 비타민 C, 카르본산

(42) 율피(율부)

밤나무의 내과피(밤의 얇은 속껍질)를 말려 가루를 내서 사용한다. 율피는 예로부터 노화피부나 기미 피부에 민간요법으로 많이 이용되어 왔으며 탄닌 성분이 풍부해서 모공이 크고 지성인 피부 및 여드름 피부치료에 효과적이다.

율피 10g 정도에 흙설탕이나 꿀을 함께 개어 걸죽하게 되게 만든 후 얼굴 전체에 고르게 펴서 팩을 한 후 20~30분 후 미지근한 물로 씻어낸 후 찬물로 다시 씻어낸다

- 효능 : 해독작용, 수렴효과, 피부의 탄력효과, 모공수축, 주름예방
- 성분 : 탄닌

(43) 영지

불로초, 영지초, 만년버섯 등의 속명이 있고, 각종 활엽수의 썩은 나무둥치에 붙어서 기생하는 균핵으로 반월형으로 된 삿갓만 붙어서 생장한다. 버섯의 일종으로 바탕이 견고하고 오래되어도 변하지 않는다. 옛부터 상서로운 풀로 여기고 인삼의 효능과 비슷하다.

크기는 약 20cm, 두께는 0.5~1cm 정도로 아래 면에는 무수한 구멍이 있는 다공질이다.

이 균핵 덩어리를 영지라 하고 강장, 진정제로 불면증, 고혈압, 당뇨병, 저혈압증, 동맥경화, 항암제 등으로 써서 성인병 치료에 각광을 받고 있으며 요즘에는 주로 인공재배에 의해 공급되고 있다.

- 효능 : 여드름, 기미, 미백, 노화피부
- 성분 : 에르고스테롤, 만니톨, 15종의 아미노산, 4종의 펩타이드, 글로코사인

(44) 속수자

대극과의 2년생 초본으로 높이가 1m쯤 자라고 전체에 백색의 분이 조금 있다. 개화기는 4~7월이다. 여름에 황자색 꽃이 피는 독초이며 뿌리는 한방에서 어혈이나 부종 등에 사용한다.

기름을 짜고 난 찌꺼기를 이뇨제·하제·부종·복수·월경정지 및 식중독에 사용

한다. 위장에 자극작용이 강하며 피마자유보다 3배 정도의 강한 효과를 지닌다. 종자는 독성이 강하고 식물체의 즙액이 피부에 닿으면 물집이 생기므로 주의해야 한다.

- 효능 : 기미, 미백, 주근깨, 모공수축작용
- 성분 : 다프네틴, 유포르베틴, 에스쿨린

(45) 정향

정향과의 상록교목으로 높이는 10cm에 달하고 보통 9월에서 다음해 3월 사이에 화뢰를 취하는 방향이 강한 늘푸른 나무이다.

- 효능 : 피부 긴장완화, 항균작용
- 성분 : 올레아놀산, 유게놀, 살리실산

(46) 결명자

한해살이식물 결명초의 씨앗을 결명자라고 한다. 눈의 피로를 푸는 데는 대단한 효력을 발휘하는 약재이다. 문헌에는 결명자는 눈이 붉고 충혈되어 눈물이 나오는 것을 다스린다고 하고, 간장에 생긴 열증, 바람을 쏘이면 눈물이 나는 증세를 치료한다고 기록되어 있다. 변비가 심한 여성은 결명자 20g에 대황 4g을 함께 넣고 달여 물을 마시듯 복용하면 좋다.

- 효능 : 강장, 혈액순환촉진, 혈압강하작용, 이뇨작용, 대변의 윤활작용, 자궁수축의 작용과 대장균 억제작용, 콜레스테롤 강하로 동맥경화형성을 억제하는 등의 약리작용이 있다.
- 성분 : 에모딘, 알로에

(47) 현미

벼의 종피를 제거한 것이다. 현미는 피를 잘 통하게 하며, 오장을 고르게 하여 안색을 좋게 한다. 근육과 뼈를 튼튼하게 하고 장과 위를 이롭게 하여 변비와 설사를 그치게 한다. 신진대사를 왕성하게 하여 젊음을 유지시키고 어린이나 노약자의 건강과 두뇌발전에 좋다.

- 효능 : 해독작용, 표백작용, 피부를 부드럽게 한다.
- 성분 : 불포화지방질, 각종 비타민, 무기질 함유

(48) 구기자

봄의 잎을 천종초, 여름꽃을 장생초, 가을 열매를 구기자, 겨울 뿌리를 지골피라 부르는 유명한 강장 강정약이다.

구기 열매를 구기자라고 하는데 강장제, 해열제로 허로요통(虛勞腰痛)에 쓰인다. 지골피는 여름에 뿌리를 캐서 쌀뜨물에 하룻밤 담근 후 껍질을 벗겨 말린 것으로 하루 10g을 달여 복용하면 강장, 고혈압, 동맥경화 예방이 된다. 잎은 가을 잎이 좋고 줄기도 섞어서 말린다. 신장과 간장을 보호하고 피부를 윤택하게 하며 눈을 맑게 한다.

- 효능 : 고혈압, 동맥경화 예방
- 성분 : 루틴, 비타민 B_1, B_2, 아미노산, 카로틴

2) 한방재료를 이용한 피부 관리

피부는 우리 몸속 오장육부의 상태를 반영하는 거울이다. 그 중에서 얼굴은 몸의 건강상태를 가장 민감하게 표현하는 부분이라 할 수 있다. 한의학적으로 전반적인 피부의 상태는 폐에서 관장하지만 얼굴 피부는 폐와 함께 위장, 심장의 기능과 가장 연관성을 많이 가진다.

즉, 혈액이 얼마나 깨끗하게 유지되어 있는가는 피부상태와 밀접하게 연결되는 것이다.

이상적인 피부관리의 지혜는 기본적인 피부의 청결, 수분보충이 필수적이다. 채소, 과일, 곡류 등을 많이 섭취하는 것이 좋은 반면, 몸을 산성화시키고 혈액을 탁하게 만드는 육식을 최소화하는 것이 기본적인 사항이다. 또한 스트레스를 줄여주고 충분한 휴식을 취해야 한다.

피부미용의 적이라고 할 수 있는 변비라든가 과도한 자극, 경구피임약의 남용, 약용크림의 오용을 피하고 적절한 휴식을 취하는 일과 고른 영양 섭취가 피부

건강에 절대적으로 필요하다. 몸과 마음을 항상 건강하게 유지하고 매일 피부관리를 하는 노력이 피부 건강과 아름다움을 위한 최선의 방법인 것이다.

(1) 올바른 한방 팩의 사용법

한방재료는 필히 가공하여 흡수율을 높이고 불필요한 독성을 제거한 이물질이 없는 천연재료를 이용한다. 피부타입이나 문제성 여부에 따라 적절하게 혼합하여 꾸준하게 사용하여야 한다. 재료를 보관할 때에도 햇빛이 들지 않는 서늘한 곳에 보관한다. 사기로 만든 그릇이나 종이로 만든 용기에 넣어 변질을 막는다.

(2) 부작용이 일어나지 않도록 하는 방법

한방미용재료는 인간이 먹을 수 있는 모든 천연재료를 대상으로 하는데 천연물질이라고 해서 독성이 전혀 없는 것이 아니므로 사용 전에 반드시 피부첩포시험을 하여 안전성 여부를 확인하는 것이 바람직하다.

한방재료가 자신의 피부에 적합한지 귀 뒤나 팔 안쪽에 24~48시간 동안 발라두어 가려움이나 홍반 등의 부작용이 없는 경우 사용하는 것이 좋다.

① 한방재료에 쓰이는 식물이나 약초는 오염이 적은 깨끗한 곳에서 기른 것이나 큰길에서 멀리 떨어진 곳에서 자란 것이어야 한다.

② 날것을 사용할 때는 신선한 재료를 써야 한다.

③ 재료를 깨끗이 닦아 사용하는 것은 물론이고 사용하는 도구도 청결하게 소독하여 사용한다.

④ 즉시 사용할 수 있는 양만 만들어서 쓰고 남은 것은 변질의 우려가 있으므로 과감하게 버린다.

⑤ 천연재료는 피부미용에 효과가 있는 성분들 말고도 피부를 자극하고 염증을 일으키는 성분이 있을 수가 있는데 가장 흔히 사용되는 한방재료가 비교적 부작용이 적다.

⑥ 카올린, 맥반석가루, 아연화, 명반, 글리세린, 알코올 같은 광물성이나 화학물질은 정제된 것을 사용하여 중금속의 오염이 없도록 한다.

한방팩을 할 때는 거즈나 티슈로 일단 피부에 부착한 후 사용하면 제거할 때 편리하며 1차적으로 차단막의 효과가 있어 용이하다. 별도로 녹두나 감초, 삼백초를 적당량 넣어서 사용한다. 한방팩을 한 후에는 10분 정도 찬 우유나 야채즙을 이용하여 팩을 한다.

(3) 부작용이 일어났을 때의 대처 방법

팩을 할 때 홍반, 가려움증, 발진 등 조금이라도 피부에 이상한 변화가 일어나면 곧 미지근한 물로 닦아내야 한다. 그런 다음 햇빛을 피하고, 만지거나 비누로 닦는 등 피부에 자극을 주지 않도록 주의한다. 만일 증상이 곧 없어지지 않고 심해지면 즉시 전문의의 치료를 받는다.

우유나 요구르트가 진정작용이 강하므로 차갑게 하여 15분 정도 거즈에 발라 얼굴에 도포한다. 감초나 녹두 등을 찬물에 개어 얼굴에 팩을 한 후 20분 정도 지나 가볍게 떼어낸다. 깨끗한 쌀뜨물을 평상시 냉장고에 넣어 준비해 두었다가 거즈를 이용하여 팩을 하면 부수적인 효과 즉 피부에 탄력이 생기고 매끄러워지는 효과를 볼 수 있다. 좁쌀을 죽처럼 끓일 때 위에 뜨는 물, 즉 윗물을 냉장고에 차갑게 보관시키다가 트러블이 일어난 곳에 바르면 피부가 윤택해지고 잡티가 없어진다.

2. 한방팩의 적용

1) 기본적인 한방팩

- 재료 : 토사자, 도인, 행인, 위유, 백복령, 천화분, 백강잠, 백부자, 율피

단방으로 사용해도 효과가 좋은 약재다. 하지만 효과를 극대화시키기 위해서는 피부상태에 따라 2가지 또는 그 이상의 약재를 배합하여 사용하는 경우가 더욱 많다.

한방재료를 적절하게 분말상태로 깨끗이 세안한 얼굴에 우유, 요구르트, 꿀, 냉수 등에 개어서 바른 뒤, 최소 20~30분 후 떼어내면 된다. 다른 한방팩도 사용방법은 모두 동일한데 꾸준히 사용하면 기미, 주근깨, 여드름, 잡티 등을 제거하는데 효과적이다.

2) 피부 미용을 위한 복용 처방

팩으로 외적인 영양을 공급함과 동시에 몸 속의 기와 혈을 보한다면 피부는 더욱 윤택해질 것이다. 장복하면 피부가 몰라볼 정도로 윤택해진다.

(1) 피부유형에 따른 처방

① 윤기가 없고 건조한 피부

재료 : 토사자, 황정, 백복령, 도인, 천화분, 율피, 도인

② 잡티가 있는 피부를 희게 할 때

재료 : 토사자, 조두, 백복령, 황정, 천화분, 황백

③ 탄력이 없고 잔주름이 많을 때

재료 : 조두, 해초, 산약, 애엽, 표고, 율무와 혼합해서 팩

④ 보습 작용과 촉촉함 유지

재료 : 꿀, 조두, 당귀, 백복령, 삼백초, 활련초, 행인

⑤ 피부조직을 활성화시키고 잔주름을 없앨 때

재료 : 조두, 미강, 향심, 영지, 고본, 율피, 해초

⑥ 일반적 주근깨

재료 : 백지, 백봉령, 행인, 세신, 구기자

⑦ 일반적 미백

재료 : 도인, 백선피, 백지, 감초, 신이, 동과자

⑧ 강한 미백

재료 : 백선피, 신이, 도인, 백감잠, 율피, 감초, 동과자, 천궁

⑨ 노화전용

재료 : 율피, 산약, 녹두, 삼백초, 활련초, 측백엽

⑩ 피부가 두껍고 거칠며 흉한 피부

재료 : 내복자, 행인, 과루인

⑪ 붉은 피부

재료 : 황백, 토사자

⑫ 실핏줄이 있는 피부

재료 : 모국, 신이, 당귀, 도인, 번서, 천궁, 동과자

(2) 여드름

12~24세 가량의 사람들 중 80%가 경험하는 피부 염증인 여드름은 풍자, 분자라고 불리는데, 피지선에서 분비된 기름의 일부분이 피부에 고이게 되고 다량의 세균이 피부와 모공에서 염증을 일으키게 되는 현상이다.

한의학적으로 이 병의 원인은 위의 생리적인 원인 이외에도 오장육부의 기능이 저하된 상태에서 외부 풍열의 기운을 맞아 여드름뿐만이 아니라 기미, 뾰루지 등도 생기게 된다. 또한 정신적인 스트레스, 장의 기능장애에 의한 변비, 소화장애, 여성의 경우라면 생리불순과 같은 여성 생식기 질환에 의해서도 피부상태는 극도로 나빠질 수 있다.

관리방법은 우선 함부로 만지거나 짜게 되면 치료 이후에도 흠집을 남기게 되니 삼가해야 하고 함부로 연고를 발라서도 안된다. 마음을 편안히 하고, 피부를 청결히 유지하며 충분한 휴식을 취하는 것이 기본이다. 레몬쥬스나 요구르트 같은 것을 섭취해 주는 것도 좋다.

① 여드름에 효과적인 한방팩

- 재료 : 백부자. 황연. 모려분. 백지

대황가루를 개어 바르는 것도 매우 좋은 방법이다.

② 일반적 여드름

- 재료 : 마치현, 토사자, 자초, 감송향, 감국, 백령, 금은화, 고삼, 복분자, 충위

위의 재료를 증류수에 적당히 개어서 사용한다. 빠르게 효과를 보려면 사기그릇에 낮은 온도로 서서히 끓여서 죽처럼 만든 다음 팩을 한다. 또 부드럽게 사용하려면 녹두를 1/2 정도 넣어 사용한다.

③ 팩을 하였지만 더 이상 제거되지 않는 정지 상태의 여드름

- 재료 : 마치현, 토사자, 백렴, 조각, 자초, 충위, 금은화, 고삼, 감송향, 복분자

④ 여드름이 많이 곪고 화농된 경우

- 재료 : 금은화, 고삼, 감국, 감송향, 자초, 마치현, 백렴, 삼백초, 맥반석

⑤ 단순한 여드름(코 아래 부분으로 심하지 않는 경우)

- 재료 : 고삼, 포공녕, 삼백초, 상엽, 측백엽, 복분자

⑥ 여드름과 기미가 조금 있을 때

- 재료 : 고삼, 동과자, 작약, 현삼

⑦ 여드름에 이용하는 복용처방

- 재료 : 동규자, 백자인, 백복령, 동과자, 부평초

위의 재료를 배합하여 가루를 낸 후, 하루 3번 각 4g씩 따뜻한 물에 개어 마시는 것이 좋다.

한방팩 종류 중에서 응시백(매똥의 흰부분)을 이용하면 여드름으로 생긴 상처자국을 치료하는데 탁월한 효과가 있다.

⑧ 관리와 예방

여드름의 예방 및 관리는 우선 유분이 많은 화장품 사용을 자제한다. 화장 후 청결히 세척하고 가급적 인스턴트 음식 섭취를 금하고 비타민이 풍부한 녹황색 야채와 효소 등을 주로 섭취하는 식생활 개선을 하여야 효과를 볼 수 있다. 여드름 관리로는 전문화장품을 이용하여 과잉분비되는 피지와 묵은 각질을 제거하고 박테리아 성장을 억제하며 이로 인한 건조를 방지하기 위해 충분한 수분공급을 해주어야 한다. 스테로이드성 여드름 치료연고의 사용을 자제하여야 부작용을 방지할 수 있다.

(3) 기미

기미의 발생원인은 매우 다양하다. 임신, 출산 후에 기미가 잘 생기는데 이것은 어혈에 의한 것과 태아에게 뺏긴 영양분이 보충되지 않은 과정에서 형성되는 것이 많고 이외에도 자궁 혈액순환계통의 장애(생리통, 생리불순 등), 간의 기능장애, 정신적 스트레스, 강한 햇볕에의 과도한 노출 등이 기미를 일으키게 되는 것이다.

① 기미에 도움이 되는 한방팩

- 재료 : 익모초, 세신, 신이화, 천화분, 백지

위의 약재를 곱게 가루를 내어 개어 바른다. 처음에는 피부 속이 화끈거리는 느낌이 드나 관리 도중에 나타나는 일반적 현상이니 계속 사용해야 한다.

단방으로 사용할 수 있는 것으로는 백복령, 백부자, 백강잠 등의 약재가 있다. 이 중 한가지만 선택하여 곱게 가루를 내어 흰꿀에 개어 바른다.

② 일반적 기미

- 재료 : 속수자, 토사자, 흑축, 백강잠, 백봉령, 치자, 애엽, 신이, 활련초, 계란 흰자

위 재료를 혼합하여 계란 흰자에 개어서 팩을 한 후 20분 지나서 닦아낸다. 강하고 빠른 효과를 얻으려면 먼저 혼합한 재료를 사기 그릇에 넣고 미열로 서서히 가열하여 죽처럼 걸쭉하게 만든 다음 계란 흰자에 개어서 팩을 한다. 보다 약하게 적용시키려면 밀가루에 개어서 얼굴에 거즈를 깔고 사용한다.

③ 팩을 하였지만 더 이상 진전이 없을 경우

- 재료 : 속수자, 토사자, 백감장, 신이, 백봉령, 흑축, 애엽, 치자, 활련초, 천궁

④ 오래되고 깊은 기미

- 재료 : 속수자, 백감장, 신이, 세신, 반하, 토사자, 백부자, 애엽, 치자, 감초, 천궁, 황정

⑤ 단순한 기미(임신이나 출산 후 기미)

- 재료 : 백봉령, 세신, 신이, 천화분, 백지

재료를 혼합하여 건성인 경우에는 우유, 지성인 경우에는 요구르트에 개어서 팩을 한다. 그리고 잔주름이 있는 피부는 꿀에 개어서 사용한다. 피부가 따갑거나 화끈한 느낌이 있더라도 심하지 않으면 매일 사용한다.

⑥ 노화 피부의 기미

- 재료 : 백봉령, 백감장, 백부자, 흰꿀
- 강한 자극이 오는 약한 피부는 사용하지 않는다.

⑦ 거친 피부의 기미, 얼굴이 붓거나 배가 냉한 경우

- 재료 : 행인, 충위, 백봉령, 활랃초

재료를 혼합하고 우유나 계란 흰자에 개어서 얼굴에 팩을 한다. 피부가 윤택해지고 수분대사가 원활해진다.

⑧ 기미피부에 약간의 여드름이 있는 경우

- 재료 : 고삼, 작약, 동과자, 현삼

재료를 혼합하고 깨끗한 물에 개어서 얼굴에 팩을 한다. 약간의 맥반석을 넣고 팩을 하면 여드름이 제거된다. 처음에는 뾰루지가 1주 동안 나는 경우가 있으나 10일 정도 지나면 소멸된다.

⑨ 기미에 이용하는 복용처방

- 재료 : 동규자, 백자인, 동과자. 백복령

위의 재료를 같은 분량으로 가루 내어 골고루 섞은 후 식후 1/2 순갈씩 하루 3번 먹는다.

▶ 인체 방향에 따른 용어

인체의 절단면에 따라, 다음과 같은 방향에 대한 용어들이 생긴다.

- 근위(proximal) : 사지에서 흔히 사용되는 용어로, 몸통이나 기시 부위에 가까운 쪽
- 근막(fascia) : 각 근육의 표면이나 근속 전체를 싸는 결합조직 막으로, 근육을 보호함과 동시에 근육간의 중격으로서 근속을 구분한다.
- 건(tendon) : 골격근의 끝이 뼈에 붙는 질기고 단단한 흰색부분으로 많은 교원섬유로 이루어진 치밀 결합조직이며 신경과 혈관이 붙어 있다. 근육의 머리와 꼬리는 건으로 되어 있으며 골막에 부착한다. 폭이 넓은 건막(aponeurosis)을 이루는 경우도 있으며, 강한 끈 모양을 하고 있는 것도 있다.
- 내측(medial) : 정중면에 가까운 위치로, 새끼손가락은 손가락 중에서 가장 내측에 있다.
- 내(internal) : 장기에서 흔히 사용되는 용어로 장기의 내면 쪽을 말한다.
- 뒤, 후(posterior) : 인체의 뒷면에 가까운 위치로 일명 배측(dorsal)이라 한다.
- 밑, 하(inferior) : 발에 가까운 방향으로 일명 미측(caudal)이라 한다.
- 심(deeper) : 인체의 내부에 가깝게 위치하는 것
- 위, 상(superior) : 머리에 가까운 방향으로 일명 두측(cranial)이라 한다.
- 인대(ligament) : 뼈와 뼈를 직접 연결하여 관절을 보강하거나 관절운동을 제한하는 역할을 하며, 건과 같이 교원섬유가 풍부한 질긴 치밀결합조직이다.
- 앞, 전(anterior) : 인체의 앞면에 가까운 쪽으로 일명 복측(vientral)이라 한다.
- 외측(lateral) : 정중면에서 멀리 떨어진 위치로, 엄지손가락은 손에서 가장 외측에 있다.
- 외(external) : 내의 반대말로 장기의 외면 쪽
- 원위(distal) : 근위의 상대적 용어
- 천(superficial) : 인체의 표면에 가깝게 위치하는 것

▶ 경락마사지에서 사용되는 손 부위의 명칭

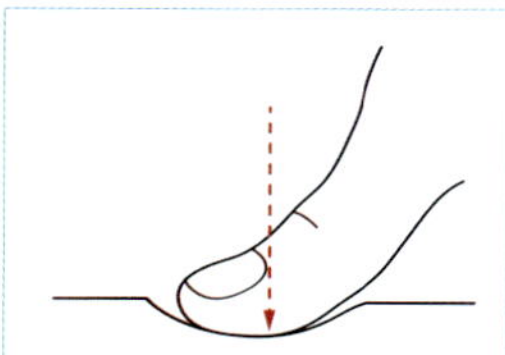

모지두

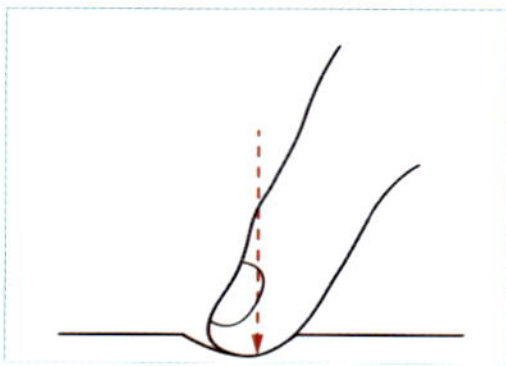

모지첨

· 모지두(拇指頭) : 엄지 손가락의 지문 부위
· 모지첨(拇指尖) : 엄지 손가락의 끝부분으로 신경선 위의 압박과 자극을 할 때 사용한다.
· 모지구(拇指球) : 엄지 손가락 밑 의 살이 많은 부위
· 수장(手掌) : 손바닥을 일컬으며, 이를 사용하여 압주는 것을 장압법이라 한다.
· 수근(手根) : 손바닥과 손목의 경계부위 근육이 많은 부위
· 소지구(小指球) : 새끼 손가락 밑쪽의 살이 두둑한 부위
· 수권(手拳) : 가볍게 주먹을 쥐는 상태로 손바닥 쪽으로 누르는 수기법
· 쌍무지(雙拇指) : 좌, 우 엄지 손가락을 포개어 누르는 방법
· 전 모지(全拇指) : 엄지 손가락의 모든 부분

《 ㄱ 》

· 가전상극(奸前上棘) : 장골앞, 윗쪽의 모가 난 부분
· 각막(角膜) : 눈의 동공 위에 씌워진 투명한 막
· 갑상선(甲狀腺) : 목에 있는 갑상선 호르몬(tyroxine)을 분비하는 곳
· 갑상연골(甲狀軟骨) : 후두(喉頭)를 이루는 오독뼈
· 강음화(降陰火) : 신화를 해소시킴
· 개규(開竅) : 심규, 즉 혈액순환을 원활히 함
· 개심규(開心竅) : 심장기능을 원활히 함, 개흉작용
· 거비시(擧臂時) : 팔을 들었을 때
· 거이열(去裏熱) : 내열을 제거함
· 거풍냉(去風冷) : 풍사나 궐냉을 제거함
· 거풍습(去風濕) : 풍사나 습사를 해소시킴
· 거흉격담어(去胸膈痰瘀) : 흉격의 가래나 어혈을 없앰
· 건망(健忘) : 기억력 부실로 잘 잊어버리는 것
· 건비(健脾) : 소화기능을 건실하게 함
· 건요퇴(健腰腿) : 허리와 하퇴부를 건실하게 함

· 견갑골(肩胛骨) : 어깨쭉지 뼈
· 견갑구(肩胛區) : 어깨쭉지
· 견갑극상와(肩胛棘上窩) : 견갑극 위쪽의 우묵한 곳
· 견갑동통(肩胛疼痛) : 어깨가 쑤시고 아픈 것
· 견관절(肩關節) : 어깨관절, 어깨관절은 5개의 관절(견갑상완관절, 견쇄관절, 흉쇄관절, 견흉관절, 상완상관절)을 총칭하며, 일반적으로는 상완골두와 견갑골의 관절와로 이어진 견갑상완관절을 말한다.
· 견단(肩端) : 어깨 끝부분
· 견배(肩背) : 어깨와 등
· 견배구급(肩背拘急) : 어깨나 등이 경련을 일으키는 것.
· 견배통(肩背痛) : 목뼈와 어깨 근육이 변형되면서 마치 거북처럼 머리가 앞쪽으로 구부정하게 튀어나오면서 생기는 어깨와 등의 통증
· 견봉(肩峰) 또는 견봉돌기(肩峰突起) 어깨위에 툭 튀어나온 곳. 일명 오훼돌기(烏喙突起)
· 견비(肩臂) : 어깨와 팔
· 견비통(肩臂痛) : 어깨앓이, 견통
· 견우투극천(肩霹透極泉) : 견우혈에서 극천혈방향으로 침을 놓는 것, 투자
· 견항(肩項) : 어깨와 목
· 결막(結膜) : 눈꺼풀 안쪽의 붉고 끈적끈적한 부분
· 결취(結翠): 근육이 당기고 무릎이 아프거나 오장(五臟)이나 위중(胃中)의 덩어리진 것
· 경(頸) : 목, 전경(前頸) 앞목, 측경(側頸) 옆목, 경추(頸椎) : 목뼈
· 경계정충(驚悸豌殆): 가슴이 잘 뛰고 놀라며, 마음이 불안한 것을 환자가 자각하고 있으나, 스스로 자제할 수 없는 증후
· 경골(脛骨) : 정강이 뼈
· 경근경련(頸筋痙攣) : 목의 근육이 경련을 일으킴
· 경림프선(頸淋巴腺) : 목에 분포된 림프선
· 경폐(頸閉) : 자궁질환으로 생리가 끊기는 것, 월경이 폐지된다는 뜻으로 무월경을 의미
· 경풍(驚風) : 고열 등으로 오는 경기, 전신경련
· 경함종(頸抶腫) : 목이나 아랫턱의 종기
· 경항강직(頸項强直) : 항강이라고 함, 목이 뻣뻣하여 옆으로 돌리기 힘든 것
· 경항강급(頸項强急) : 목이 몹시 땡기고 뻑뻑한 것
· 계늑(季肋) : 갈비뼈 끝 부분
· 고관절(股關節) : 넓적다리의 관절 일명 관관절 또는 대퇴관절(大腿關節)
· 고환(睾丸) 또는 정소(精巢) : 불알
· 골반강(骨盤腔) 또는 분강(盆腔) : 엉경이 속, 골반 사이 빈 공간

골반을 만드는 뼈는 다음과 같다.
관골(髖骨) – 좌골(坐骨)+장골(腸骨)+치골(恥骨)
골반(骨盤) – 2관골+천골(薦骨)+미골(尾骨)

· 골반부(骨盤部) : 엉덩이 부위
· 골증(骨蒸) : 음이 허하여 열기가 속으로부터 빠져나오는 증상, 폐결핵
· 공막(鞏膜) : 눈알의 흰부분
· 과관절(踝關節) 또는 족근관절(足根關節) : 발목관절
· 관골(顴骨) : 광대뼈, 협골, 협골궁
· 관궁(顴弓) : 광대뼈의 활처럼 구부러진 곳, 협골궁
· 관흉(寬胸) : 감정의 억제로 야기되는 기체를 소산시킴
· 관흉격(寬胸膈) : 흉격, 즉 심장기능을 원활히 함
· 관흉이기(寬胸理氣) : 심폐기능을 원활하게 함
· 광골(眶骨) : 눈두덩뼈
· 괵근연급(膕筋然急) : 오금지에 갑자기 쥐가 남
· 굉이두근건(肱二頭筋腱) : 이두박근에 붙어있는 힘줄
· 교근(咬筋) : 음식을 씹을 때 작용하는 근육
· 교회(交會) : 상호 교합 후 본래와 같은 방향으로 순행
· 구각(口角) : 입술의 양쪽 뾰족한 곳
· 구강(口腔) : 입안
· 구개(口蓋) : 입천정
· 구개수(口蓋蟲) : 목 젖
· 구규(九竅) : 인체에 있는 아홉개의 구멍 (두눈, 두귓구멍, 두콧구멍, 입, 음부, 항문)
· 구병체약(久病體弱) : 오랜병으로 몸이 약해짐
· 구순(口脣) : 입술, 상순 윗입술, 하순 아랫입술
· 구안와사(口眼喎斜) : 안면신경마비로 인해 구각의 변형을 일으킨 것
· 구치(臼齒) : 어금니
· 구치병(臼齒病) : 치열(齒列)의 양끝 후방에 있는 치아의 병
· 구혈(嘔血) : 구토시 피를 토하는 증세
· 굴슬시(屈膝時) : 무릎을 구부렸을 때
· 굴신불리(屈身不利) : 구부렸다 폈다의 동작이 어려운 것
· 굴주(屈糾) : 팔꿈치를 구부리는 것
· 굴주시(屈糾時) : 팔꿈치를 구부렸을 때
· 굴지악권시(屈指握拳時) : 손가락을 굽혀 주먹을 쥐었을 때
· 권골(䪼骨) : 광대뼈. 일명 협골
· 근(跟) : 발뒤축
· 근건(跟腱) : 발뒤꿈치 힘줄, 아킬레스건

· 근부각방(根部角嫉) : 뿌리쪽 각진곳의 옆
· 기와(嗜臥) : 기력이 없어 눕기를 좋아함
· 기절골(基節骨) : 손가락이나 발가락의 기초되는 뼈
· 기천(氣喘) : 가슴이 결리고 숨이 찬 증상

《 ㄴ 》

· 나력(㳻瀝) : 연주창, 결핵성 림프선염. 주로 오른쪽 겨드랑이에 발병하는 좀처럼 쉽게 삭지 않는 화농 종창을 말하며 멍울(結核)이라 한다. 멍울이 잇달아 생기는 것
· 난미염(蘭尾炎) : 충수염이나 맹장염
· 내과(內導) : 안쪽 복사뼈
· 내과첨(內導尖) : 안쪽 복사뼈의 한가운데
· 늑간(肋間) : 갈비뼈와 갈비뼈 사이
· 늑간극(肋間隙) : 늑골과 늑골 사이의 깊은 곳
· 늑간극중(肋間隙中) : 늑골과 늑골 사이의 깊은 곳
· 늑골(肋骨) : 갈비뼈
· 능사신지열(能寫身之熱) : 신열을 잘 해소시킴

《 ㄷ 》

· 단적(短赤) : 소변이 적고 색깔이 진한 증상
· 다몽(多夢) : 신경쇠약으로 꿈을 자주 꾸는 것
· 대변실금(大便失禁) : 대변을 참지 못하고 배설함
· 대전자(大轉子) : 대퇴골의 둥근 골두
· 대천문(大泉門) : 출생 후 정수리에 있던 숨구멍
· 대퇴(大腿) : 넓적다리
· 대퇴골(大腿骨) : 넓적다리뼈 일명 고골, 비골
· 대흉근(大胸筋) : 젖가슴을 이루는 근육
· 도한(盜汗) : 몸이 쇠약하고 잠을 잘 때에 식은땀이 나는 증세
· 독두(禿頭) : 대머리
· 동공(瞳孔) : 눈조리개속의 구멍
· 동자(瞳子) : 눈알의 검은 부분
· 동통(疼痛) : 신경자극으로 몸이 쑤시고 아픔
· 두개골(頭蓋骨) : 머리를 둘러싸고 있는 뼈로서 안면두개골, 뇌두개골로 나뉘어진다.
· 두발(頭髮) : 머리털
· 두운목현(頭暈目眩) : 눈앞이 아찔하고 머리가 어지러운 것

· 두정(頭頂) : 머리의 중앙부 즉 정수리
· 두항강통(頭項强痛) : 뒷머리와 목이 딱딱하게 굳으면서 아픈 것 ·
· 두항통(頭項痛) : 뒷머리와 목이 아픈 것
· 둔근(臀筋) : 볼기살
· 둔하횡문(臀下橫紋) : 볼기 아랫부분의 옆주름
· 둔횡문(臀橫紋) : 볼기에 있는 가로무늬

《 ㄹ 》

· 류머티즘(Rheumatism) : 자가 면역력의 이상으로 발생하는 질병

《 ㅁ 》

· 면부(面浮) : 얼굴이 붓는 것, 안면부종
· 면종(面腫) : 얼굴에 기미, 여드름, 버짐 등이 생기는 것
· 면협(面頰) : 뺨. 일명 시(媤)
· 모려(謀慮) : 무슨 일을 꾀하는 깊은 궁리
· 목내자초상방(目內昇稍上旁) : 눈의 안쪽꼬리의 약간 윗쪽
· 목시불명(目視不明) : 눈이 침침하고 밝지 못함
· 목예(目楞) : 깃털모양의 굳은살이 눈동자를 덮어 들어가는 병. 백예와 적예가 있음
· 목외자(目外昇) : 눈의 바깥쪽 꼬리
· 목적동통(目赤疼痛) : 안질에 속함. 눈곱이 끼고 흰자위에 붉은 핏줄이 생기며 몹시 아프거나 거추장스러운 것
· 목정시(目正視) : 눈을 바로 뜨고 정면을 바라봄
· 목현(目眩) : 눈앞이 캄캄한 느낌이나 물체가 흐릿하게 보이는 것
· 몽유(夢遺) : 꿈속에서 사정하는 것
· 무장신근건(精長伸筋腱) : 무지로 가는 긴 힘줄
· 무지내측(精趾內側) : 엄지발가락 안쪽
· 문치(門齒) : 윗이의 맨 앞에 있는 2개의 앞니
· 미골단(尾骨端) : 꼬리뼈 끝
· 미골첨(尾骨尖) : 꼬리뼈 끝부분, 미골단
· 미두(眉頭) : 눈썹의 안쪽 시작되는 부분
· 미릉골통(眉稜骨痛) : 눈위의 이마부분이 아픈 것, 양미간이나 미릉골이 아픈 것
· 미모(尾毛) : 눈썹, 미두(尾頭) 또 미모내측단(尾毛內側端) 눈썹 머리, 미초(尾稍) 또는 미모(尾毛)외측단 눈썹꼬리
· 미심(尾心) : 두 눈썹 사이의 중간점

《 ㅂ 》

· 박동처(搏動處) : 동맥이 뛰는 곳, 촉지되는 곳
· 배(背) : 등
· 배영불발옹저(背永不發臃疽) : 등에는 오래도록 종기가 생기지 않음
· 백대(白帶) : 자궁의 허냉으로 오는 대하증
· 번갈(煩渴) : 가슴이 답답하고 목이 마르는 증세. 또는 병적으로 갈증이 심한 증세
· 번위(暢胃) : 먹은 음식물이 소화되지 않고 토해내는 것
· 변당(便嬋) : 대변을 묽게 보는 것. 설사, 당설
· 보노손(補勞損) : 과로로 체력이 손실된 것을 보강함
· 보사(補瀉) : 허증(虛證)은 보하고 실증(室證)은 사하여 다스림. 경락의 흐름과 같은 방향으로 자극을 주어 경락에너지가 커지도록 하는 것(補)과 경락의 흐름과 역방향으로 자극을 주어 경락에너지가 낮아지도록하는 것(瀉)
· 보신익정(補腎益精) : 신정을 보강함
· 복강(腹腔) : 복복내의 빈공간, 복부 속
· 복고구(腹股溝) : 배와 허벅지 사이. 서혜부
· 복시(複視) : 한 물체가 여러개로 보임
· 복직근(腹直筋) : 배살
· 복창(腹脹) : 비장(脾臟)이 상하였거나 지나치게 성낸 것
· 부긴맥(浮緊脈) : 맥이 빠르고 긴박함
· 부비위(扶脾胃) : 비위기능을 북돋아 원활하게 함
· 부숙(腐塾) : 음식물을 죽과같은 상태로 변화시키는것
· 부완맥(浮緩脈) : 맥이 느리고 느슨함
· 부종(踔腫) : 발등이 붓는 것
· 부중허기약(扶中虛氣弱) : 비위허약을 북돋아 건전케 함
· 부토온비(扶土溫脾) : 비기를 온보하여 소화기능을 북돋아 줌
· 분문 경련(噴門痙攣) : 식도와 위가 이어지는 부분에서 일어나는 경련
· 불능굴신(不能屈伸) : 굽히고 펴는 것이 안되는 증세
· 불사음식(不思飮食) : 입맛이 없음. 식욕부진
· 불잉(不孕) : 불임증
· 붕루(崩漏) : 기능성 자궁출혈. 부인들의 하혈
· 비(鼻) : 코
· 비경(鼻頸) : 코 등
· 비골(彪骨) : 장단지 뼈
· 비골두(彪骨頭) : 장딴지 뼈의 머리 뼈
· 비공(鼻孔) : 비공 또는 비강(鼻腔) 코구멍

· 비괴(苞塊) : 중초의 기가 막혀, 답답하고 덩어리가 맺히는 증상
· 비근(鼻根) : 코의 맨 윗부분
· 비산통(譬邢痛) : 팔이 시큰거리고 아픔
· 비색(鼻塞) : 알레르기성 비염. 코가 막히는 것
· 비순구(鼻脣溝) : 코 옆의 고랑
· 비연(鼻淵) : 부비강염, 일명 축농증, 뇌루
· 비외전시(臂外展時) : 팔을 밖으로 폈을 때
· 비익(鼻翼) : 코의 양쪽날
· 비장근(彪腸筋) 또는 비복근(彪腹筋) : 장딴지 살
· 비장근(彪腸筋) : 장딴지 근육, 비천, 비복근
· 비중격(鼻中隔) : 코속의 칸막이
· 비첨(鼻尖) : 코끝
· 비통(臂痛) : 팔 동통
· 빈골(割骨) : 무릎종지뼈, 슬개골, 슬빈골
· 빈모(函毛) : 귀밑머리
· 빈발(函髮) : 구렛나루 머리털

《 ㅅ 》

· 사지무력(四肢無力) : 팔다리의 힘이 없고 피곤함
· 산기(疝氣) : 고환염과 같은 음낭부분의 병증, 산증
· 산어결(散瘀結) : 굳어진 어혈을 풀어줌
· 산울풍열(散鬱風熱) : 울결된 풍열을 소산시킴
· 산후혈운(産後血暈) : 산후에 빈혈로 어지러운 증세
· 삼각근(三角筋) : 윗팔 상부에 있는 삼각형의 근육
· 상기(上氣) : 피가 머리로 모여 얼굴이 붉어지고 두통, 이명 등을 일으키는 증세
· 상복부(上腹部) : 배꼽 위의 배
· 상복부창만(上腹部脹滿) : 윗배에 가스가 차는 증세
· 상악골(上顎骨) : 윗턱뼈
· 상완(上腕) : 윗 팔뚝 일명 상박(上膊), 상비(上臂), 굉(肱)
· 상완골(上腕骨) : 윗 팔뼈 일명 상박골(上膊骨), 상비골(上臂骨), 굉골(肱骨)
· 상완골(上腕骨) : 팔뼈, 굉골
· 상완동맥(上腕動脈) : 팔에 분포되는 동맥으로 다음과 같이 두 부분으로 갈라진다.
주와에서 척골동맥(尺骨動脈), 요골동맥(撓骨動脈)
· 상완삼두근(上腕三頭筋) : 윗팔 뒷부분의 근육, 삼두박근(三頭膊筋)
· 상완이두근(上腕二頭筋) : 윗팔의 알통, 일명 이두박근(二頭膊筋), 굉이두기(肱二頭肌)

· 상전장골극(上前腸骨棘) : 아랫배의 양쪽에 튀어나온 뼈, 치골결합의 가장 앞부분보다 전방에 위치하고 척추는 보통 치골결합과 수직선상에 놓이거나 약간 뒤쪽에 위치함
· 상지비통(上肢痺痛) : 상지가 저리고 아픈 증세
· 상지산마(上肢邢痲) : 팔이 시큰거리고 저림
· 상지신경(上肢神經) : 팔에 분포된 신경, 이 신경은 다음과 같이 갈라진다.
척골신경(尺骨神經), 정중신경(正中神經), 요골신경(橈骨神經)
· 상충(上衝) : 혈액이나 기운이 위로 치밀어 오름 ·
· 상치통(上齒痛) : 윗니 동통
· 서경부(鼠徑部) : 서혜부(筮蹊部), 사타구니. 일명 복고구(腹股溝), 고간(股間)
· 서근(舒筋) : 근육을 완해시킴
· 서근맥(舒筋脈) : 근육과 혈맥을 이완시켜 부드럽게 풀어줌
· 선골공(仙骨孔) : 선추에 있는 4쌍의 구멍. 천추공, 저후공
· 선기기(宣機氣) : 기능을 선통시킴. 기능을 원활히 함
· 선이규(宣耳竅) : 귀의 기능을 원활히 함
· 선통(宣通) : 원활히 소통시킴
· 선폐기(宣肺氣) : 폐기를 원활히 함
· 선하초(宣下焦) : 하초의 기능을 원활히 함
· 선흉협기체(宣胸脇氣滯) : 흉협의 기능장애를 해소시킴
· 설(舌) : 혀. 혀도 부분적으로 다음과 같이 이름한다.
┌ 설배(舌背) – 혀바닥
├ 설근(舌根) – 혀뿌리
├ 설첨(舌尖) – 혀끝
├ 설변(舌邊) – 혀 가장자리
└ 설저(舌底) – 혀밑 바닥
· 설강종통(設講腫痛) : 혀의 염증으로 강직되어 있음, 혀가 붓고 아픔
· 설계대(舌系帶) : 설소대. 혀밑 중간의 엷은 막
· 설골(舌骨) : 설근(舌根)의 밑에 있는 말굽모양의 오독뼈
· 설사열(泄邪熱) : 사기로 인한 열을 내려줌
· 설열기(泄熱氣) : 열기를 설하시킴
· 설태(舌苔) : 혀에 낀 이끼
· 설화소기(泄火疏氣) : 신열을 설하시켜 신기를 원활히 함
· 소갈(消渴) : 목이 말라서 물이 자꾸 먹히는 증세
· 소강상초역기(疏降上焦逆氣) : 상충하는 역기를 원활하게 하강시킴
· 소경사(疏僅邪) : 경맥의 사기를 소산시킴
· 소경조기(疏經調氣) : 경맥의 기를 조화롭게 소통시킴
· 소궐(蘇厥) : 한증이나 냉증을 해소시키는 것

· 소궐기(蘇厥氣) : 궐역된 기를 소통시킴
· 소궐역(蘇厥逆) : 의식을 잃어 인사불성인 것을 소생시킴
· 소궐열(蘇厥熱) : 궐역된 기를 소생시킴
· 소변불리(小便不利) : 배뇨시의 작열감이나 불쾌감 등을 모두 포괄한 것이며 오줌줄기가 가늘어 방울방울 떨어지는 세뇨(細尿), 화장실 출입을 잦게 · 만드는 빈뇨(頻尿), 배뇨를 시작하기까지 많은 시간이 소요되는 지뇨(遲尿), 오줌이 일단 마렵기 시작하면 도저히 참지 못하는 뇨급(尿急), 배뇨 후 곧바로 요의(尿意)가 있지만 실제로 오줌은 나오지 · 않는 재뇨의(再尿意) 등이 속함
· 소복창통(小腹創痛) : 아랫배가 찢어지듯 아픈 증상 ·
· 소복통(小腹痛) : 아랫배 통증 ·
· 소변빈삭(小便頻數) : 소변배설이 시원치 않아 오줌을 자주 배설함
· 소변적(小便赤) : 소변에 피가 섞여나오는 요혈
· 소사열(疏邪熱) : 열병으로 인한 병을 해소시킴
· 소설사열(疏泄邪熱) : 사기나 열기를 해소시킴
· 소수핍력(消警乏力) : 야위고 기운이 없는 것을 해소시킴
· 소심기(疏心氣) : 심기를 원활히 소통시킴
· 소아경풍(小兒驚風) : 어린아이가 경련을 일으키는 병
· 소아토유(小兒吐乳) : 젖먹이 어린아이가 먹은 젖을 토하는 일
· 소응어(疏凝瘀) : 뭉쳐진 어혈을 풀어줌
· 소지요측(小指橈側) : 소지의 요골측, 내측, 무지측
· 소천문(小泉門) : 출생 후 뒷머리에 있던 숨구멍
· 소표사(疏表邪) : 급성병을 소산시킴
· 소풍설열(疏風泄熱) : 열을 설하시키고 풍사를 소산시킴
· 쇄골(鎖骨) : 가슴위에 있는 빗장 뼈
· 쇠퇴마목(小腿麻木) : 다리가 저리고, 마비되는 병
· 수근관절(手根關節) 또는 완관절(腕關節) : 손목의 관절
· 수배(手背) : 손등
· 수배측완횡문(手背側腕橫紋) : 손등쪽 손목가로무늬
· 수심(手心) : 손바닥의 중간부분
· 수염(鬚髥) : 수염과 구렛나루
· 수장(手掌) : 손바닥
· 수장측완횡문(手掌側腕橫紋) : 손바닥쪽 손목 가로무늬
· 수적백육제(手赤白肉際) : 손등과 손바닥의 경계
· 수전(手顫) : 손이 떨리는 병, 수전증
· 수종(水腫) : 수분대사작용이 원활치 못하여 생기는 병, 부종이나 탈수, 습병, 신체 조직 사이의 공간이나 체강(體腔) 안에 림프액이나 장액(漿液)이 많고 고여서 몸이 붓는

병으로 신장이나 심장장애 또는 영양장애에서 옴
· 수지(手指) : 손가락 다섯 개로 다음과 같이 이름한다.
┌ 무지(拇指) – 엄지손가락
├ 시지(示指) – 둘째손가락
├ 중지(中指) – 가운데 손가락
├ 환지(環指) – 네째 손가락
└ 소지(小指) – 다섯째 손가락
· 순문급강(脣吻急强) : 갑자기 입술이 강직되는 것
· 슬개골(膝蓋骨) : 무릎의 뚜껑뼈, 속칭-종주뼈
· 슬괵산통(膝膕耶痛) : 무릎오금지가 시큰거리고 아픈 증세
· 슬와(膝窩) : 오금
· 슬와횡문(膝窩橫紋) : 무릎오금지의 옆주름, 괵횡문
· 승모근(僧帽筋) : 후두와 어깨를 연결하는 근육
· 시물모호(視物模糊) : 물체가 바로 보이지 않고 어른거림
· 시물불명(視物不明) : 눈이 침침하여 잘 보이지 않음, 목시불명
· 시신경위축(視神經萎縮) : 시력감퇴
· 식풍(局豊) : 풍사를 해소시킴
· 식풍양혈(局豊凉血) : 피를 맑게하여 풍사를 없앰
· 신교통(腎絞痛) : 신결석 등으로 신장이 몹시 아픈 병
· 신하수(腎下蟲) : 신기무력으로 신장다 아래로 처지는 병
· 신허증(腎虛症) : 비뇨생식기의 기능다 허약한 사람들에게 많이 나타나는 증상
· 실금(失禁) : 오줌을 참지 못하고 지르는 것. 유뇨
· 실면건망(失眠健忘) : 불면증과 건망증
· 실음(失音) : 목이 쉬어서 듣는 사람0 말을 잘 알아듣지 못하게끔 소리가 나오는 경우
· 심계(心悸) : 갑자기 가슴이 울렁거리고 두근거리는 증세
· 심동과속(心動過速) : 심장박동이 지나치게 빠른 것
· 심번(心煩) : 가슴이 답답한 증세
· 심통(心痛) : 갑자기 가슴이 아픔
· 심화 억제(心火抑制) : 숨이 찬 것

《 ㅇ 》

· 아관긴급(牙關緊急) : 경련 등으로 입이 꽉 다물어져 벌어지지 않는 증상
· 아장풍(鵝掌風) : 손바닥이 갈라지는 증상, 각화증
· 아통(牙痛) : 어금니가 아픈 것, 치통
· 악권(握拳) : 주먹을 쥐는 것

· 악하(顎下) : 턱밑, 일명 이하
· 안(眼) 또는 목(目) : 눈
· 안검(眼瞼) : 눈꺼풀, 상안검(上眼瞼), 윗 눈꺼풀
· 안검경련(眼瞼痙攣) : 안포경련, 아래, 위 안검의 떨림
· 안검하수(眼瞼下垂) : 눈을 뜨게 하는 상안검거근의 기능이 약해 눈을 충분히 뜨지 못하고 시야가 가려 생활의 불편을 야기하는 상태
· 안광(眼茪) : 눈두덩(눈알이 들어있는 곳)
· 안구(眼球) : 눈알
· 안자(眼昇) 또는 안각(眼角) : 눈가, 외자(外昇) 또는 외안각(外眼角) 바깥쪽 눈가, 내자(內昇) 또는 내안각(內眼角) 안쪽눈가
· 안질(眼疾) : 눈곱이 끼고 흰자위에 붉은 핏줄이 생기며 몹시 아프거나 거추장스러운 목적동통(目赤疼痛), 감안(疳眼), 결핵성 안질, 시신경 위축 등 눈에 병이 난 상태를 말함
· 애역(怒逆) : 딸국질, 흘역, 격기경련, 횡격막경련
· 액(腋) : 겨드랑이
· 액(額) : 이마
· 액각(額角) : 눈썹 위 각진 곳
· 액모(腋毛) : 겨드랑이 털
· 액발각(額髮角) : 이마 양쪽끝의 머리털이 난
· 액와(腋窩) 또는 액하(腋下) : 겨드랑이 움푹한 곳
· 액전횡문두(腋前橫紋頭) : 겨드랑이 옆주름의 앞쪽끝
· 액중선(腋中線) : 겨드랑이 정중에서 아래로 내려가는 선, 측정중선
· 액횡문(腋橫紋) : 겨드랑이의 가로무늬, 액횡문 앞쪽의 끝을 전액횡문단
· 양미간(兩眉間) : 두 눈썹사이
· 양위(陽萎) : 양기위축, 정력감퇴, 남성의 대표적인 성기능 장애로 음경이 발기가 되지 않아 성생활을 제대로 할 수 없는 상태를 말함
· 양혈(凉血) : 치질을 치료함
· 어복(魚腹) : 엄지손가락 손바닥쪽의 불룩한 근육
· 억병(跳病) : 화병, 심화병
· 연주창(連珠瘡) : 목부위에 단단한 멍울이 생겨 쉽게 삭지 않아 통증이 계속되는 연주나력(蓮珠沈瀝)이 터져 진물이 흐르고 자꾸 퍼져 나가는 부스럼
· 열격(悅膈) : 목이나 가슴이 메어 먹은 음식물이 도로 나오는 것
· 영기(錄氣) : 갑상선 질환, 갑상선염, 영류
· 영신청뇌(寧神淸腦) : 뇌기능을 맑게해서 정신을 안정시킴
· 오심(惡心) : 속이 울렁거리고 메시꺼운 증상
· 온양회궐(溫陽回厥) : 궐냉한 것을 따뜻히 하여 양기를 회복시킴
· 완굴근건(憮屈筋腱) : 손목을 굽히고 펴게 하는 힘줄

· 완횡문(惋橫紋) : 손목의 가로무늬
· 외과(外踝) : 바깥 복사뼈
· 외뇨도구(外尿道口) : 오줌의 배출구
· 외음부(外陰部) : 생식기 겉부분
· 요(腰) : 허리
· 요골(撓骨) : 앞팔에 있는 요뼈
· 요골경상돌기(撓骨經狀突起) : 요골 끝에 있는 툭 튀어나온 뼈
· 요뉴상(腰蚒像) : 갑작스런 충격으로 허리디스크가 눌려서 다치는 것
· 요도(尿道) : 오줌이 나오는 통로
· 요로감염(尿路感染) : 요도염(임질, 매독증)
· 요배통(腰背痛) : 등에서부터 허리에 걸쳐서 무겁고 아픈 증상
· 요선통(腰旋痛) : 허리가 아래쪽으로 묵직하게 빠지는 듯한 것
· 요저통(腰㽷痛) : 요추나 선추 등의 통증을 말함
· 요제복통(繞臍腹痛) : 배꼽둘레의 배가 아픈 것
· 요척강통(腰脊强痛) : 허리부분의 척추가 강직되고 아픈 것
· 요측(橈側) : 요골쪽, 무지측
· 요측연(橈側緣) : 요골쪽, 무지측 언저리
· 위과첨(外導尖) : 바깥 복사뼈의 한가운데
· 위중한창(胃中寒脹) : 급체로 인하여 위완이 차고 더부룩함
· 유뇨(遺尿) : 의지와 상관없이 오줌이 나오는 증상. 뇨실금
· 유두(乳頭) : 젖꼭지
· 유루(流淚) : 눈물
· 유륜(乳輪) : 젖꼭지 둘레에 있는 착색된 부분
· 유정(遺精) : 남자의 경우 정액이 자연적으로 흐르는 것
· 유양돌기(乳様突起) : 귀바로 뒤에 툭 불거진 뼈
· 유옹(乳癰) : 유종, 유선염
· 유조(遺早) : 조설정(早泄精), 조루(早漏), 성교시 사정이 병적으로 빠른 증상 ·
· 유즙소(乳汁巢) : 유즙의 정체로 멍울이 생긴 생태
· 융폐(蔿閉) : 방광 괄약근 긴장으로 소변배설이 안됨, 요폐
· 은진(色疹) : 두드러기, 담마진
· 음경(陰莖) 또는 옥경(玉莖) : 남자 생식기
· 음경통(陰莖痛) : 남자들의 생식기의 이상발기로 인한 통증
· 음랑(蔭郎) : 불알 주머니
· 음모(陰毛) : 생식기의 털
· 음양(陰大) : 음부가 가려운 증세, 음부 소양증
· 음정(陰挺) : 탈음, 자궁탈수

· 음종(陰腫) : 여자의 음부가 붓고, 아픈 병증
· 이(灑) : 턱. 일명 해(亥)
· 이개(耳介) 또는 이곽(耳廓) : 귀
· 이근(耳根) : 귀뿌리
· 이곽(耳廓) : 이개
· 이규(利竅) : 심규를 원활히 함, 여기에서는 개흉작용
· 이근후연(耳根後緣) : 귀뿌리 뒤쪽
· 이기관(利機關) : 하악부(아래턱 부위)의 기능을 원활하게 함
· 이기평천(利氣平喘) : 폐기를 원활히 하여 천식을 해소시킴
· 이농(耳聾) : 소리가 잘 들리지 않는 증세
· 이륜(耳輪) : 귓바퀴
· 이명(耳鳴) : 귀울림, 자기만이 아는 귀울림
· 이병(耳屛) : 이주, 귀구멍 앞의 돌기된 부분
· 이비위(理脾胃) : 비위기능을 조리함
· 이비조운화(理脾調運化) : 비의 운화기능을 조화롭게 함
· 이소(眉消) : 눈섭 꼬리 끝
· 이수(耳垂) : 귀의 늘어진 부분, 귀밥
· 이순구(灑脣溝) : 아래 입술 밑에 있는 턱의 고랑
· 이요척(利腰脊) : 허리부분의 척추기능을 이도시킴
· 이이규(利耳竅) : 귀의 기능을 원활히 함
· 이인지통(利咽止痛) : 목구멍의 기능을 원활히 하여 통증을 정상화시킴
· 이장(理臟) : 오장의 기능을 조리하여 원활히 함
· 이장화체(利腸化滯) : 대장 기능 문란을 정상화 시킴
· 이주(耳珠) : 귀앞에 고리처럼 생긴 가리개, 이병
· 이척요슬(利脊腰膝) : 척추, 허리, 무릎기능을 정상화시킴
· 이첨(耳尖) : 귀윗부분의 중점
· 이통(耳痛) : 귀의 통증
· 이하선(耳下腺) : 귀 밑 입속에 있는 것으로 침이 나오는 샘
· 이혈조기(理血調氣) : 기혈소통을 언활히 함
· 이협(利脇) : 옆구리의 기능을 원활히 함
· 익수장화(益水壯火) : 신수를 북돋아 심기능을 원활히 함 ·
· 인대(靭帶) : 끈모양이나 띠모양의 교질과 강력섬유로 된 매우 질긴 결합조직체. 관절의 운동 및 억제 또는 자궁이나 간장 등 내장기의 고정작용을 함 ·
· 인사불성(人事不省) : 정신을 잃고 의식을 모름
· 인후종통(咽喉腫痛) : 인후의 종양으로 인한 통증
· 잉부(孕婦) : 임산부

《 ㅈ 》

· 자간신(滋肝腎) : 신음을 자양시켜 간기능을 원활히 함
· 자수(鬄鬚) : 윗수염과 턱수염
· 자신윤조(滋腎潤操) : 신수를 자양하여 신기를 원활히 함
· 자익신음(滋益腎陰) : 신음 부족을 자양시킴
· 장경련(腸痙攣) : 장이 뒤틀림, 배탈
· 장골(掌骨) : 손바닥에 있는 다섯개의 뼈로 중수골(中手骨)이라고도 하며 제1장골(제1중수골), 제2장골(제2중수골), 제3장골(제3중수골), 제4장골(제4중수골), 제5장골(제5중수골)로 구분된다.
· 장구(張口) : 입을 벌림
· 장명(臟鳴) : 복부에서 꾸르륵 소리가 나는 현상으로 주로 장내에 가스가 많이 발생될 때 생기는 증상
· 장명복창(臟鳴腹脹) : 소화기질환(복창)
· 장통(臟痛) : 대장의 급성질환, 대하병
· 저후공(骶後孔) : 선추에 생긴 4쌍의 구멍, 선골공
· 적백육제처(赤白肉際處) : 발등살과 발바닥살의 경계선
· 적취(積聚) : 중초에 흔히 있는 병으로, 뱃속에 덩어리가 생기는 질환
· 전간(癲癎) : 간질
· 전광(癲狂) : 정신착란증, 정신 분열증
· 전광간증(癲狂癎證) : 정신병과 간질증
· 전근(轉筋) : 근육이 뒤틀림, 쥐나는것
· 전두(前頭) : 앞머리, 이마를 전액(前額)이라 함
· 전발제(前髮際) : 이마의 머리털이 난 경계선
· 전신도통(全身疼痛) : 온몸이 쑤시고 아픔, 몸살기
· 전완(前腕) 또는 전비(前臂) : 앞팔
· 전질(癲疾) : 전광이나 간질 등 정신질환
· 점자출혈(点刺出血) : 삼능침으로 점 찍듯이 쪼아서 피를 나오게 하는 것. 점 찍듯이 쪼아서 출혈시킴
· 정궁(精宮) : 고환, 남자생식기능
· 정이(燎耳) : 귀에서 진물이나 고름이 흐르는 것, 중이염
· 정충(踠殆) : 공연히 가슴이 울렁거리며 불안해 하는 증세
· 제와(臍窩) : 배꼽
· 제중방개(臍中莠開) : 제중양방, 배꼽의 안쪽
· 조기혈조체(調氣血阻滯) : 조체된 기혈을 조화시켜 원활케 함

· 조면(粗面) : 엉성하게 튀어나온 부분, 조륭부
· 조비기(調脾氣) : 비, 췌장의 기운을 조화롭게 함
· 조설(早泄) : 성교시 사정이 너무 빨리 되는 것, 조루증
· 조수도(調水道) : 신장이나 방광의 기능을 조화시킴
· 조열(潮熱) : 폐결핵으로 조석으로 미열이 나는 것
· 조운화(調運化) : 운행이나 흐름, 소통을 원활케 함 ·
· 조통혈(調統血) : 피의 흐름을 조화롭게 함
· 조포궁(調胞宮) : 자궁의 기능을 원활케 함
· 족근(足悶) : 발뒤꿈치
· 족근통(足悶痛) : 발바닥이 뜨겁고 발 뒤꿈치가 아픈 증상
· 족배(足背) : 발등
· 족배과관절(足背導關節) : 족관절
· 족부(足腑) : 발등
· 족심(足心) : 발바닥의 중앙부 움푹 들어간 곳
· 족심열(足心熱) : 발바닥에 열이 나는 증상, 족장열
· 족외본(足外暢) : 다리가 밖으로 틀어지는 병
· 족저(足底) : 발바닥
· 족적백육제(足赤白肉際) : 발등과 발바닥의 경계선
· 족지(足趾) : 발가락, 발가락 다섯개는 다음과 같이 이름한다.
  - 무지(拇指) – 엄지 발가락
  - 제2지(第二指) – 둘째 발가락
  - 제3지(第三指) – 셋째 발가락
  - 제4지(第四趾) – 넷째 발가락
  - 제5지(第五指) – 다섯째 발가락
· 족척(足稙) : 발바닥
· 종(踵) : 발뒤꿈치 뼈
· 주관절(綑關節) : 발꿈치 관절
· 주두(綑頭) : 팔꿈치뒤쪽의 돌출부. 일명 주응취돌기(綑鷹嘴突起)
· 주리(藺理) : 살결, 살갗에 생긴 자디잔 결
· 주비마목(周痺麻木) : 가끔 팔다리에 마비가 일어나고 근육이 굳어져 감각이 없고 운동이 부자연스러운 병
· 주와(綑窩) : 팔꿈치 안쪽 움푹한 곳, 주와에서–척골동맥(尺骨動脈)
· 주첨(綑尖) : 척골 주두의 중앙
· 주횡문(綑橫紋) : 팔꿈치에 있는 가로무늬, 이 주횡문의 안쪽끝을 주횡문내측(綑橫紋內側) 또는 주횡문척측단(綑橫紋尺側端)이라 하고, 주횡문의 바깥쪽 끝을 주횡문요측단(綑橫紋外側端)이라고 한다.

· 중서혼궐(中暑昏厥) : 일사병으로 혼절하여 정신을 잃음
· 중족골(中足骨) 또는 척골(蹠骨) : 발바닥에 있는 다섯 개의 뼈, 다음과 같이 이름한다.
  ┌ 제1중족골(第一中足骨), 제1척골(第一蹠骨)
  ├ 제2중족골(第二中足骨), 제2척골(第二蹠骨)
  ├ 제3중족골(第三中足骨), 제3척골(第三蹠骨)
  ├ 제4중족골(第四中足骨), 제4척골(第四蹠骨)
  └ 제5중족골(第五中足骨), 제5척골 (第五蹠骨)
· 중초(中焦) : 횡격막에서 제중까지의 상복부
· 중풍편탄(中風偏瘓) : 중풍으로 인한 반신불수
· 지갑(趾甲) : 발톱
· 지갑(指甲) 또는 지조(指爪) : 손톱
· 지갑각(趾甲角) : 발톱 뒤쪽에 있는 두 모퉁이
· 지갑각(指甲角) : 손톱 뒷부분의 두 도퉁이
· 지갑각방(趾甲角旁) : 발톱 각진 곳
· 지갑각방(指甲角旁) : 손톱의 각진 곳
· 지갑근(趾甲根) : 발톱 뒤의 뿌리
· 지갑근(指甲根) : 손톱의 뿌리 부분
· 지골(趾骨) : 발가락뼈, 지골도 부분적으로 다음과 같다
  ┌ 기절골(基節骨) – 첫째 마디의 뼈
  ├ 중절골(中節骨) – 둘째 마디의 뼈
  └ 말절골(末節骨) – 셋째 마디의 뼈
· 지골(指骨) : 손가락 뼈, 이 지골도 부분적으로 다음과 같이 이름한다.
  ┌ 기절골(基節骨) – 첫째 마디의 뼈
  ├ 중절골(中節骨) – 둘째 마디의 뼈
  └ 말절골(末節骨) – 셋째 마디의 뼈
· 지관절(指關節) : 손가락의 마디
· 지관절횡문(趾關節橫紋) : 발가락 마디의 가로 무늬
· 지관절횡문(指關節橫紋) : 손가락 마디의 가로 무늬, 이것도 수배측지횡문(手背側指關節橫紋), 수장측지관절횡문(手掌側指關節橫紋)으로 구분된다.
· 지권(肢倦) : 팔이나 다리가 힘이 없고 피곤한 것
· 지단(肢端) : 손가락 끝부분
· 지봉간(趾縫間) : 발가락과 발가락 사이
· 지첨(指尖) : 손가락 끝
· 지치(智齒) : 사랑니
· 직립수수(直立垂手) : 똑바로 서서 수직으로 손을 내림
· 진심(鎭心) : 마음을 진정시킴
· 질(膣) : 여자의 생식기, 외음부에서 자궁에 이르는 관 모양의 기관

《 ㅊ 》

· 창만(脹滿) : 창증으로 더부룩하여 그득하고 답답함
· 창통(脹痛) : 창증으로 더부룩하고 아픔
· 척골(尺骨) : 앞팔에 있는 자뼈
· 척골경상돌기(尺骨莖狀突起) : 척골 끝에 있는 툭 튀어 나온 뼈
· 척추(脊椎) 또는 척주(脊柱) : 등마루뼈로 경추(頸椎), 흉추(胸椎), 요추(腰椎), 척골(薦骨), 미골(尾骨)로 구성되어 있다.
· 척추극돌(脊椎棘突) : 등으로 튀어나온 흉추의 날카로운 돌기(突起)
· 척추방측(脊椎傍側) : 등뼈 양쪽
· 척측(尺側) : 상지 중앙에서 소지(小指)쪽
· 척측단(尺側端) : 척골측 끝, 외측단
· 척측연(尺側緣) : 척골쪽, 소지측, 천골공(薦骨孔) 또는 선골공(仙骨孔), 천골(薦骨)에 뚫려있는 8개의 구멍
· 첩모(睫毛) : 속눈썹
· 청담간담사열(淸泄肝擔邪熱) : 간담의 사열을 해소시켜 원활케 함
· 청맹(靑盲) : 시력감퇴로 인하여 모든 물체가 청색 또는 적홍색을 보임
· 청습열(淸濕熱) : 습사로 인한 열을 해소시킴
· 청신지(淸神志) : 정신이나 심기를 맑게 함
· 청심영신(淸心寧神) : 심신을 맑고 평안히 함
· 청심화(淸心火) : 심장의 열을 해소시킴
· 청허열(淸虛熱) : 이열을 해소시킴
· 초후(稍後) : 아주 조금 뒤쪽
· 총경동맥(總頸動脈) : 목으로 올라가는 동맥
· 최산(崔産) : 해산을 촉진시킴
· 최유(崔乳) : 젖을 잘 나오게 함
· 측두(側頭) : 옆머리 즉 쪽골
· 측복(側腹) : 옆구리 배
· 치골(恥骨) : 엉덩이 뼈로서 음부 부위 가운데 뼈
· 치골결합(恥骨結合) 또는 치골연합(恥骨聯合) : 좌우의 두 치골이 맞닿는 곳
· 치구(恥丘) : 불두덩, 일명 음부(陰阜)
· 치루(痔漏) : 항문과 항문주위에 농과 염증이 발생하는 병으로 항문 주위의 농양이 진행해 만성이 된 것
· 치아(齒牙) : 이빨, 상치(上齒) 또는 하아(下牙) 아랫이빨
· 치육(齒肉) 또는 치은 : 잇몸
· 치조(齒槽) : 이가 박혀있는 이틀, 상치조(上齒槽) 또는 상아상(上牙床) 위 이틀, 하치

조(下齒槽) 또는 하아상(下牙床) 아랫이빨
· 침골(枕骨) : 후두(喉頭) 베게가 닿는 곳의 뼈
· 침골외조융부(枕骨外條隆部) : 후두(喉頭)베게가 닿는 곳의 울퉁불퉁한 뼈

《 ㅌ 》

· 탄산(呑酸) : 위산과다로 인한 신트림
· 태위부정(胎位不正) : 태의 위치가 바르지 못한 것
· 태의불하(胎衣不下) : 아기 출산 후 태반이 나오지 않고 자궁 내에 머무르는 것, 태반잔류
· 통경(痛經) : 월경통, 생리통 ·
· 통경락기체(通經絡氣滯) : 경락의 기체를 해소시킴
· 통규총이(通竅聰耳) : 귀를 밝게 함, 귀의 기능을 원활히 함
· 통독맥(通督脈) : 독맥의 기능을 소통시킴
· 통유즙(通乳汁) : 젖을 잘 나오게 함
· 통이규(通耳竅) : 귀의 기능을 소통시켜 원활히 함
· 통장화체(通腸化滯) : 장이 막힌 것을 소통시킴
· 통하초(通下焦) : 하복부의 기능을 원활히 소통시킴
· 퇴동(腿疼) : 다리나 허벅지가 쑤시고 아픈 증세
· 퇴통벽족(腿痛躄足) : 다리가 아파서 일어서지 못함

《 ㅍ 》

· 편신소양(遍身瘙大) : 온몸이 가려운 병, 피부병
· 편탄(偏瘓) : 중풍으로 반신불수인 것
· 평자(平刺) : 누비듯이 침을 놓음, 횡자, 연피자
· 폐결(閉結) : 막히고 뭉침, 응결
· 폐로(肺銳) : 폐결핵
· 폐안곤란(閉眼困難) : 눈을 제대로 감지 못함
· 폭음(暴瘖) : 갑자기 목이 쉬고 말을 못하는 증상
· 폭음불능언(暴瘖不能言) : 갑자기 벙어리가 되어 말을 못함
· 풍진(風疹) : 주로 어린이들에게 생기 는 발진성 전염병

《 ㅎ 》

· 하복부(下腹部) : 배꼽밑의 배, 일명 소복(小腹)
· 하리(下痢) : 설사

· 하악각(下顎角) : 아래턱의 뼈가 튀어난온 곳
· 하악골(下顎骨) : 아래턱 뼈
· 하안검(下眼瞼) : 아래 눈꺼풀
· 하조태산(下調胎産) : 출산 후 몸순환을 조화롭게 하는 것
· 하지부(下肢部) : 다리
· 하지위비(下肢盼痺) : 하지가 절룩거리는 병
· 하초(下焦) : 제중이하의 하복부
· 하치통(下齒痛) : 아랫니 동통
· 하퇴(下腿), 소퇴(小腿) 및 각(脚) : 무릎밑의 다리
· 하함각(下抉角) : 아래턱의 각진곳, 하악각
· 학질(瘧疾) : 말라리아원충에 감염되어 일정한 사이(약 3일)를 두고 열 경련을 일으키는 병
· 항(項) : 뒷목
· 항강(項强) : 목이 강직되는 것, 경항강직의 준말
· 항문(肛門) : 똥구멍
· 해표열(解表熱) : 갑자기 생긴 열을 해소시킴
· 현부(玄府) : 체표의 땀구멍
· 현훈(眩暈) : 정신이 아찔아찔하고 어지러움
· 혈실(血室) : 자궁, 여자생식기능
· 협늑(脇肋) : 옆구리, 갈비뼈
· 협늑통(脇肋痛) : 옆구리가 아픈 증세
· 협동부득와(脇痛不得臥) : 옆구리가 아파서 눕지를 못함
· 협통(脇痛) : 갈빗대 있는 곳이 결리고 아픈 경우를 말함
· 호형(弧形) : 활처럼 휘어진 모양
· 혼궐(昏厥) : 갑자기 의식이 혼미하여 인사불성되는 증후
· 화담습(化痰濕) : 가래나 습을 해소시킴
· 화습열(化濕熱) : 습과 열이 결합된 병사를 해소시킴
· 화습체(化濕滯) : 수분대사를 원활하게 하는 것
· 화영혈(和營血) : 혈액순환을 조화롭게 함
· 화장부기(和腸䊔氣) : 장부기능을 조화시킴
· 화충맥(和衝脈) : 충맥의 기능을 조화시킴
· 황(肓) : 명치 끝, 격하(膈下)
· 황달(黃疸) : 피부, 눈, 소변 등이 누렇게 되는 증상
· 회음부(會陰部) : 항문과 생식기의 중간부분
· 횡격막(橫膈膜) : 가슴속과 뱃속을 갈라놓는 엷은 막, 속칭 명치, 일명 격(隔) 또는 격기(隔肌)

· 후결(喉結) : 기관과 설골 사이에 있으며, 공기가 통하고 소리를 내는 기관, 후두융기,
· 후궁반장(後弓反張) : 전신근육이 긴장발작, 사지가 뻣뻣하게 뻗고 등을 활처럼 뒤로 젖히는 상태. 파상풍, 간질, 뇌척수염이 원인
· 후두(後頭) : 뒷머리, 즉 뒷골
· 후두융기(喉頭隆起) : 앞목에 툭 튀어나온 뼈, 일명 후두결절(喉頭結節), 약칭 후결(喉結)
· 후발제(後髮際) : 뒷목, 머리털이 난 경계선
· 후정중선(後正中線) : 등부위의 정중앙에 있는 선
· 후함중(後陷中) : 뒤쪽이 들어간 곳
· 흉강(胸腔) : 가슴속
· 흉골(胸骨) : 가슴 한가운데 뼈로서 일생동안 적골수로 되는 뼈
· 흉막염(胸膜炎) : 늑막염이라고도 하며, 여러 원인에 의해 늑막에 발생하는 염증질환
· 흉민(胸悶) : 가슴이 답답하고 초조한 증상
· 흉민기단(胸悶氣短) : 가슴이 답답하고 숨이 가쁜 것
· 흉쇄유돌근(胸鎖乳突筋) : 머리와 목을 움직이게 하는 근육
· 흉협창만(胸脇脹滿) : 가슴이나 옆구리가 더부룩하고, 그득한 증세
· 흉협통(胸脇痛) : 가슴을 칼로 찌르는 듯한 통증

찾아보기

ㅁ

ㅂ

ㅅ

ㅇ

ㅈ

참고문헌

· 한의학 에세이, 지정옥, 동녘, 1994
· 음양오행으로 본 체질, 연상원, 다나, 1996
· 피부관리학, 차영애 외, 훈민사, 2002
· The book of shiatsu, Bodywork 교수연구회, 푸른의학, 1999
· 한방피부미용, 송점심, 효림, 1993
· 침구수혈해부도, 북경중의약대학 침구과, 일중사, 2001
· 한방간호학, 양경희 외, 현문사, 1998
· READING THE BODY, 오명숙, 푸른의학, 1999
· 임상침구유혈학, 이학인 외, 법인문화사, 2000
· 침구학, 침구 경혈학교실, 집문당, 1998
· 침구경락, 유태우, 음양맥진출판사, 1994
· 경락과 한방피부미용학, 김귀정 외, 수문사, 1999
· 경락원론, 박성기 외, 정문각, 2001
· 한국본 도감, 안덕균, 교학사, 1998
· 經穴 叢書, 安榮基, 成輔社, 2000
· Chinese Massage Manual, Li He, Lothian, 1999
· SHIATSU, Elaine Liechti, Element, 1999
· SHIATSU, Chris Jarmey&Gabriel Mojay, Thorsons, 1999
· http://www.samjinpharm.co.kr/plant.htm
· http://www.albiomed.com/contents/m1/m1_s2_ss12.htm
· http://nanum.pe.kr/nh4fr/fr0500.htm

저자소개 (가나다순)

김광옥(동주대학교)
김윤정(명지전문대학교)
김 훈(건양대학교)
김희진(동주대학교)
양현옥(원광보건대학교)
이승자(한라대학교)
장예선(제주관광대학교)
장정현(동의과학대학교)
정은영(제주한라대학교)
채순님(동원대학교)
최은영(한서대학교)

최신 경락학

2013년 3월 10일 초판발행
2018년 3월 10일 초판2쇄발행

지은이 : 김광옥, 김윤정, 김 훈, 김희진, 양현옥, 이승자,
장예선, 장정현, 정은영, 채순님, 최은영 공 저
펴낸이 : 이상태
펴낸곳 : 청구문화사
주소 : (03706) 서울특별시 서대문구 성산로11길 15
전화 : 02)332-0541 · FAX : 02)337-9577
등록 : 1990년 11월 2일 제9-247호

가격 30,000원

ISBN · 978-89-5616-527-1 93510